¿Qué quieres ser de mayor?

¿Qué quieres ser de mayor?

Cómo convertir la madurez en la mejor etapa de tu vida

Pere Estupinyà

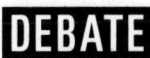

Papel certificado por el Forest Stewardship Council®

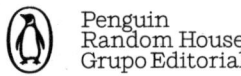
Penguin
Random House
Grupo Editorial

Primera edición: abril de 2026

© 2026, Pere Estupinyà Giné
© 2026, Penguin Random House Grupo Editorial, S. A. U.
Travessera de Gràcia, 47-49. 08021 Barcelona

Printed in Spain – Impreso en España

ISBN: 979-13-87904-10-4
Depósito legal: B-2.445-2026

Compuesto en M. I. Maquetación, S. L.

Impreso en Black Print CPI Ibérica
Sant Andreu de la Barca (Barcelona)

C 9 0 4 1 0 4

Para Ada y Eva,
por la paradoja de acortar mis telómeros
pero extenderme la vida.

A Pepita y a Pere por ser la mejor referencia,
a Jaume por nuestro cariño silencioso
y a Fazia por formar juntos un equipo
tan sólido, apasionado y longevo.

Índice

Introducción

La desaparición cultural de la vejez

Hace un par de veranos, Andrés me invitó a su fiesta de sesenta cumpleaños en una casa de campo a las afueras de Madrid. Me sorprendió, porque nos conocíamos solo por motivos profesionales, pero estaba claro que nos caíamos bien e interpreté el gesto como una invitación a dar un paso hacia la amistad. Acepté agradecido, aun pensando que, a mis cuarenta y ocho años, me podría sentir un poco desplazado en una fiesta de sesentones. Edadismo inconsciente. Yo trabajaba en un programa de televisión con treintañeros, y cuando viajábamos por rodajes y salíamos todos juntos a cenar no se me ocurría pensar que se sentían desplazados por estar con un casi cincuentón quince años mayor que ellos. ¿Por qué al revés sí ocurre? Seguramente fui víctima de la trampa cognitiva reflejada por un conocido estudio que preguntó a personas mayores si se sentían más jóvenes, acorde o más viejos de lo que correspondía a su edad, y casi el 70 por ciento dijo sentirse más joven, mientras que solo el 5 por ciento reconoció sentirse más viejo.[1] ¿Cómo puede ser? Pues porque estamos viviendo una revolución biopsicosocial rapidísima respecto al concepto de edad y etapas vitales. Nos mantenemos bastante más en forma, activos e inquietos que las generaciones anteriores, pero la imagen inconsciente que tenemos de alguien de cincuenta, sesenta o setenta años no es la de quienes hoy tienen esta edad, sino la de nuestros padres y abuelos. Por eso yo —y quizá tú también— me sentía más jo-

13

ven y próximo a alguien quince años menor que a alguien doce años mayor.

En cualquier caso, el hecho es que llegué a la fiesta y enseguida se me pasó la tontería. Lo primero fue constatar que el sistema cardiovascular y musculoesquelético de varios invitados e invitadas parecía estar en mejor estado que el mío. Me fijaba en la gente de pie tomando copas y conversando, y quizá algunas canas o arrugas sí podían revelar una edad mayor que la mía, pero se les veía sanos, estilizados, y algunos hasta marcaban una tensión en sus camisas y vestidos que denotaba horas de gimnasio. A cierta distancia, estos *sexigenarios* no parecían tan distintos de la gente de mi quinta. De hecho, empecé a hablar con una chica delgada de melena rubia-canosa, tez algo reseca y mirada intensa, que podía tener tanto cuarenta y cinco un poco descuidados como sesenta muy bien llevados, y sentí disonancia cognitiva.

De todas maneras, lo que más me sorprendió no fue el aspecto, sino la actitud. Tras un buen rato de cháchara y unas pocas cervezas con esos que al principio suponía mayores, ya no los veía diferentes a mí en absoluto. Casi al contrario; era un grupo dinámico, con conversaciones interesantes y espíritus tan vivarachos que hasta sentí cierta admiración. Sí noté diferencia cuando hablaban de la universidad o de los trabajos de sus hijos, pues mis dos niñas eran todavía muy pequeñas, pero me embargó una especie de envidia sana por lo orgullosos que estaban de haber superado con satisfacción esa etapa, y de encontrarse ahora liberados, con más tiempo para centrarse de nuevo en su vida, amistades, aficiones, parejas, deportes y proyectos personales.

Profesionalmente ocurría algo similar: yo estoy todavía en una fase de lucha constante, mientras que ellos ya habían cosechado sus éxitos, y si no lo habían hecho tampoco tenían la presión de conseguirlos. Se sentían activos y comprometidos, pero a la vez confiados y relajados. ¡Empezaba a pensar que en realidad esos sesentones y sesentonas estaban mejor que yo!

Por supuesto, salió varias veces el tema de la jubilación. Uno de ellos compartió su idea de hacer una hipoteca inversa para monetizar una propiedad y así aumentar su poder adquisitivo; otra dijo que se acogería a la jubilación parcial; una de setenta y tres años seguía como *partner* de su empresa sin ninguna intención de retirarse, y varios hablaron de sus diversos viajes y planes de ocio. Más en *petit comité*, el ámbito del ligoteo y las relaciones de pareja también ocupó un tiempo considerable de las conversaciones. Lo que estaba claro era que todos compartían una vitalidad y una ilusión muy significativas, e impropias de la mayoría de personas que tuvieron sesenta años unas décadas atrás. Eran como *gerontolescentes* entrando en una nueva etapa vital que en absoluto estaba ausente de retos, pero que, bien gestionada, podía ser maravillosa. De hecho, si definimos la vejez como la cuarta edad, y establecemos su inicio no en una cifra de años concreta sino en el momento en que empiezan los problemas de salud importantes y la dependencia, todo lo que viene antes es una tercera edad con un potencial de calidad de vida y bienestar nunca antes visto en la historia. Pensarás que quizá exagero y que hay personas con limitaciones físicas, económicas, emocionales, familiares y sociales muy considerables. Cierto; no pretendo ignorarlo. Pero todos los estudios que analizan la felicidad a lo largo de la vida observan que, estadísticamente, esta aumenta de manera muy considerable a partir de los cincuenta y cinco años, y que la esperanza de vida saludable crece aún más rápido que la esperanza de vida absoluta, que en España ya es de unos sorprendentes ochenta y cuatro años de media. Hay mucho tiempo ahí. Y con mayor calidad de vida de la que imaginamos. Lo que hace décadas era una excepción ahora empieza a ser la norma, y a la inversa.

Pero insisto: lo que más me despistaba no era el aspecto físico, sino el talante. Recuerdo charlar con una mujer con ligero sobrepeso, muy bien posicionada en el mundo académico, que se quejaba de ciertos achaques y que sí aparentaba los cincuenta y nueve años que tenía, pero que de repente me dijo: «El año

que viene soy yo quien cumple sesenta. No me lo puedo creer…
¡Con la de cosas que tengo que hacer!». Y este es justamente el
gran cambio. Cuando hablamos de longevidad solemos incidir
mucho en la salud, en los avances médicos, en que la esperanza
de vida no deja de aumentar y en que, gracias a unos hábitos más
saludables, las personas de sesenta, setenta u ochenta años de ahora están por lo general en mejor estado físico de lo que estaban
sus padres y abuelos. Eso es cierto, pero siempre hubo gente muy
longeva. La verdadera y principal diferencia es cultural y psicológica: cómo se perciben a sí mismos los mayores y las expectativas que tienen sobre su futuro. Sí, su futuro. Porque el futuro
que hace décadas vislumbraba una persona convencional al cumplir sesenta años era mucho más incierto, pasivo y plano de lo
que es ahora. Esa mujer de cincuenta y nueve años con tantas
cosas por hacer aún en el ámbito profesional posiblemente no
estaba mucho mejor de salud de lo que estaba su madre a su edad,
pero su mentalidad es otra completamente diferente. Y aunque
parece que os esté diciendo una perogrullada, no lo tenemos tan
asumido como creemos.

Durante la fiesta, un señor me comentó que llevaba varios
años jubilado y que nunca imaginó que iba a encontrarse tan
bien. Sorprendido, le pregunté: «Disculpa, ¿ya jubilado, dices?
¿Cuántos años tienes?». Y me respondió que tenía setenta y dos.
No podía creerlo. Por su constitución, postura corporal, tono
de voz y manera de vestir no encajaba para nada con la imagen
convencional —y obsoleta— de una persona de setenta y dos
años. Notó mi desconcierto, y me dijo que su secreto debía ser
genético, porque su padre tuvo muy buena salud hasta que falleció con noventa y dos años. «Aunque desde los sesenta ya llevaba vida de viejo», añadió. Al oír esto le comenté que, si él se
estaba cuidando más y llevando una vida más sana y activa que
su padre, entonces quizá llegaría a los cien. Puso cara de estupor.
Nunca lo había pensado. Incluso él tenía una visión anticuada
de la vejez, y no había asumido que los centenarios serán el seg-
mento poblacional que más crecerá en las próximas décadas,

y que a él mismo con setenta y dos años le podía quedar todavía mucha y muy buena vida por delante. «A ver si me llegan los ahorros», bromeó, tocando un tema peliagudo que también aparecerá más adelante.

Lo que iré argumentando a lo largo de esta obra, apoyándome en trabajos de gerontólogos, biólogos, psicólogos, médicos y sociólogos que investigan aspectos relacionados con la longevidad, es que la medicina y los sistemas de salud nos están regalando una cantidad y una calidad de vida que no imaginábamos, pero también que esto conduce a profundas transformaciones psicológicas y culturales. Quizá cuando lleguen al mercado tratamientos que reviertan el envejecimiento biológico, que también os comentaré, esto cambie aún más drásticamente, pero el planteamiento inicial del libro será concebir la existencia actual de una nueva tercera edad, antes de la cuarta, que para muchas personas será una larga etapa de salud, bienestar, actividad y realización personal. Una vez asumido esto, aprender a prepararnos física, psicológica y socialmente para disfrutarla al máximo. Y si eres de los que se preocupan por el envejecimiento poblacional, a raíz de un concepto llamado *morbidity compression*, te argumentaré que en el futuro probablemente haya más mayores pero menos viejos, y que, si dichos mayores asumen un papel responsable y participativo en la sociedad —deberán hacerlo—, podrán incluso contribuir a crear un mundo mejor.

No quiero parecer ingenuo. Obviamente, existen grandes retos a escala social, y a título individual podemos sufrir un accidente o recibir malas noticias médicas en cualquier momento. También está claro que infinidad de personas mayores viven con preocupaciones económicas, enfermedades crónicas, cargas familiares y problemas de todo tipo. Pero es incontestable que, por primera vez en la historia, un porcentaje inusitado de personas podemos esperar vidas más sanas, activas, felices y llenas de significado a partir de los sesenta o setenta años, y un futuro muchísimo mejor de lo que, por nuestra herencia cultural obsoleta, llegamos a imaginar. Pero para ello debemos plantearnos en muchos ámbitos diferentes qué queremos ser de mayores, y diseñar los hábitos, entornos y caminos que nos lleven hasta allí. Algo que, en cierta medida, yo ya había contemplado antes de asistir a la fiesta de aquellos *boomers* que aguantaron la juerga nocturna bastante mejor que yo.

LA SEMILLA DE ESTE LIBRO

Aquí encontrarás información, reflexión y consejos con base científica que te pueden ser útiles para plantearte qué quieres ser de mayor —tengas cuarenta, cincuenta o más de setenta años—, y cómo conseguirlo tanto en términos de salud física como de crecimiento personal, finanzas o estilo de vida. Pero, ya que estamos todavía en la introducción, permíteme que te cuente cuándo empecé a pensar seriamente «¿qué quiero ser de mayor?», y apareció en mi mente la idea de escribir este libro.

Fue cuando mi pareja se quedó embarazada. Resulta que yo tenía cuarenta y dos años, y hasta ese momento mi vida era un poco caótica. Acababa de regresar a España tras ocho años viviendo en diferentes ciudades de Estados Unidos; trabajaba como divulgador científico *freelance* en un mundo laboral muy inestable y, si soy honesto, no prestaba mucha atención a mi salud y a mis hábitos de vida. Me sentía bien y vivía el día a día sin pensar en el futuro, en parte porque mis circunstancias habían dado tantas vueltas inesperadas en lo personal y en lo profesional durante los años anteriores que era incapaz de intuir cómo, dónde y con quién estaría al cabo de cinco años. Lo digo de verdad. Me había instalado en Madrid porque allí asignaron a Fazia, funcionaria internacional que conocí en Washington D. C., sabiendo que a los cuatro años como máximo le tocaría cambiar de destino. De hecho, a los tres años nos mudamos a Buenos Aires. En el ámbito profesional había apostado todas mis cartas a un proyecto televisivo llamado *El cazador de cerebros*, que me fascinaba, pero que TVE iría decidiendo temporada a temporada si renovaría o no, y también había aceptado empezar una colaboración en un programa de la Cadena SER llamado *A vivir que son dos días*, cuyo título reflejaba bastante bien la actitud que seguía en aquel momento.

En cuanto a mi vida social, lo bueno de viajar es que vas acumulando amistades allí por donde pasas, y lo malo es que de repente las tienes a muchísimos kilómetros de distancia y no sabes a quién llamar un viernes para tomar algo. Con tantos movimientos, experiencias y alternancia de referencias culturales, a veces no sabes bien quién eres. ¡Como para preocuparse de quién quieres ser! Total, que mi vida era muy estimulante en cuanto a coyunturas y aprendizajes, pero tirando a descuidada en lo físico, lo emocional y lo económico. Dejaba el futuro en manos del azar y la necesidad, y ni se me pasaba por la cabeza dónde andaría o qué estaría haciendo a los sesenta o a los setenta años.

La llegada de Eva forzó un cambio de perspectiva, y la de Ada, cuatro años después, la acentuó. Ser padre cuarentón tiene algunas ventajas —algo que, como todo lo que menciono en esta introducción, ampliaré en capítulos posteriores—, pero también inconvenientes. Quizá el más inquietante de todos es pensar que cuando tus hijas vayan a la universidad tú ya serás «mayor». O peor aún, que cuando tengan nueve o diez años y quieran jugar y correr con su papi quizá estés un poco fastidiado de la espalda o falto de energía. Y más delicado todavía: yo, como autónomo, estaba acostumbrado a ajustar mis gastos en función de mis ganancias, pero eso ya no podía seguir siendo así. Tener hijas no era algo temporal como cualquier piso, relación esporádica o trabajo que había tenido hasta el momento. Ser padre había sido una decisión premeditada, pero la cercanía del nacimiento de Eva y el apego desmedido que iba sintiendo por ese ser aún desconocido hicieron que empezara a preocuparme mucho más en serio.

Entonces empecé a imaginar al Pere del futuro. El futuro de verdad; no los retos del próximo año o del siguiente, sino cómo quería estar yo con Eva y con sus posibles hermanas o hermanos a los sesenta, los setenta y pasados los ochenta. Porque, de todo lo que bailaba en mi vida en ese momento, lo único que esperaba que fuera eterno e inmutable era ser un buen padre para mis hijas y compartir la mayor cantidad y calidad de experiencias con ellas.

Mi primera decisión fue empezar a cuidarme en serio. Como hasta el momento no había tenido problemas de salud ni estado un solo día de baja, vivía muy despreocupado. Por ejemplo, análisis anteriores habían revelado un colesterol alto, pero hasta el momento el riesgo a largo plazo que implicaba no me había motivado lo suficiente como para sacrificar placeres o forzarme a ir al gimnasio sin ganas. Ahora era diferente, porque lo que iba comprendiendo poco a poco es que quería asegurarme de estar sano, fuerte, ágil y vital para disfrutar de mis hijas el máximo tiempo posible, y eso sí era una motivación poderosa para cuidarse. Y no fui el único. Recuerdo que cuando les dije a mis padres que esperábamos a nuestra segunda hija, Ada, mi madre se giró sonriente hacia mi padre y, con sus ochenta años, le dijo: «¡Pere gran! ¡Debemos llegar a los noventa!». A ellos, las nietas también les han dado un sentido vital y una motivación para vencer la desidia y llevar un envejecimiento más activo. «Motivación» será una palabra fundamental en este libro, más que otras como «verdura» u «omega 3».

Volviendo a mi plan, los pilares de la vida saludable ya los sabemos todos: buena alimentación, actividad física, sueño de calidad, reducción del estrés, conexiones sociales, gestión emocional... Aun así, yo quería afinar más y, gracias a mi formación científica, empecé a buscar investigaciones y artículos médicos más detallados sobre aspectos de ejercicio y nutrición personalizados, salud cognitiva, prevención de la fragilidad, la importancia de definir un rol vital, estrategias psicológicas para el crecimiento personal, opciones financieras para optimizar recursos, la relevancia de las conexiones débiles y del compromiso social... Poco a poco, para mi sorpresa, fui descubriendo un campo fascinante con infinidad de científicos que analizaban la longevidad desde miradas muy distintas, y que quizá no estábamos cubriendo bien desde el periodismo científico. Hablamos mucho de ricachones apostando por terapias futuristas que prometen extender la vida más allá de los ciento cincuenta años, o dietas sin fundamento que se viralizan por redes sociales, mientras que otros conceptos esenciales como los de geriatría, gerontología, *silver economy*, teoría de la desvinculación, optimización selectiva por compensación, *cohousing* o edad prospectiva nos suelen resultar lejanos. En realidad, a mí no del todo, porque durante los dos años que trabajé en el Instituto Nacional de Salud (NIH) de Estados Unidos en Washington D. C. hice varias colaboraciones con el Instituto Nacional del Envejecimiento (NIA). Pero todo solía estar centrado en el manejo y la prevención de enfermedades, y lo que yo estaba empezando a intuir eran unos cambios psicológicos, sociales y culturales de muchísimo mayor calado que los avances sanitarios.

El tema empezó a entusiasmarme, y decidí dedicarle el primer episodio de *El cazador de cerebros* invitando al grandísimo Carlos López Otín, que nos habló de la capacidad de modular el ritmo del envejecimiento y de fenómenos como la hormesis o la autofagia generada por el ayuno. Recuerdo tener entre mis manos a dos ratones de la misma edad: uno había recibido una terapia experimental antienvejecimiento y el otro no, y ver claramente cómo el pelaje del primero era más brillante y se movía con muchísimo más vigor. ¡Eso era lo que quería lograr, por mis hijas! También tuvimos a María Blasco hablándonos de los telómeros y, ya con la idea de libro en mente, entrevisté a Juan Carlos Izpisúa acerca de la reprogramación celular, a Manel Serrano sobre las células senescentes, a María Mittelbrunn sobre los procesos de inflamación crónica, a Yolanda Sanz sobre el microbioma; también estuvimos con el grupo de envejecimiento del CSIC con Gloria Fernández-Mayoralas en la parte psicológica, Lola Puga en la sociológica y Julio Pérez en la demográfica, con expertos en *silver economy* como Juan Palacios o Iñaki Ortega, con la gran gerontóloga Mayte Sancho o con la geriatra Cristina Alonso, que desde el principio me inundó de *papers*. Y muchos más, que irán apareciendo en páginas posteriores, junto a artículos científicos de revistas especializadas en longevidad como *Nature Aging*, *The Lancet*, *Journals of Gerontology* y muchas otras.

Y, cómo no, me puse a conversar con personas de edades y circunstancias muy diversas, que fueron reforzando mi cambio de perspectiva respecto a la madurez. «A veces me da cosa sentirme tan bien», me dijo Juanjo Millás durante una de nuestras conversaciones. Pero ni su caso ni lo que vi en la fiesta de cumpleaños de Andrés son una excepción. El salto que se ha producido en solo una generación es brutal. Cada vez vemos más cincuentones y cincuentonas rejuvenecidos, gente de sesenta y setenta con una energía y una vitalidad envidiables, personas de más de ochenta con comportamientos que hubieran sido inusitados para generaciones anteriores y, en general, con mucha mayor educación, disposición a aprender, competencias digitales y actitud ociosa y desenfadada, pero también comprometida. No son pocos, sino muchos. Además, aunque el edadismo persiste, la percepción social de los mayores también va evolucionando, ganando cercanía y perdiendo manierismos y condescendencia.

De hecho, cuando las encuestas preguntan «¿a qué edad se considera que alguien es viejo?», las respuestas señalan cada vez edades más altas. Y como ya comenté, por múltiples factores que analizaremos más adelante, los índices de satisfacción aumentan progresivamente a partir de los cincuenta y cinco años. Poco a poco se me fueron rompiendo muchos esquemas, y eso tuvo una clara consecuencia: mis ambiciones ante la pregunta «¿qué quiero ser de mayor?» se multiplicaron. ¡Qué hijas ni qué cuentos! ¡Fuera ya cursiladas! Es cierto que quería estar sano para disfrutar de ellas, pero ahora también le pedía al futuro muchísimo más que buena salud y visitas periódicas de mis niñitas queridas. Me di cuenta de que, si lo planificaba mínimamente, adquiría ciertos hábitos beneficiosos, trabajaba un poco en cuanto a crecimiento personal y me organizaba bien en lo social y económico, notaría las mejoras de manera inmediata, y encima la madurez podría convertirse en la etapa más feliz de mi vida.

Y claro, como divulgador que soy, no podía quedarme esta investigación solo para mí; tenía que compartirla con todas las personas de cuarenta para arriba que quisieran leerme. Así nació la misión de este libro: ir aprendiendo y difundiendo las enseñanzas más trascendentes para que cada uno pueda lograr su mejor presente y futuros posible. Pero es que además, como me ocurrió con mi libro *La ciencia del sexo*, a medida que me documentaba no dejaba de encontrar estudios y enfoques interesantísimos sobre el concepto de amistad, la edad como interocepción, la psicología del paso del tiempo, las carencias nutricionales más frecuentes en cada momento vital, la gestión de las normas sociales y, en general, el análisis académico de esta transformación social, cultural, demográfica y económica —pero también individual, física y psicológica— que es la reconceptualización de la tercera edad. Porque si el siglo XX supuso la primera revolución de la longevidad al duplicar la esperanza de vida en buena parte del mundo, la segunda revolución de la longevidad este siglo XXI debe ser —está siendo— transformar la forma en que envejecemos. En lo social, en lo cultural, en lo individual, pero también incluso en lo sanitario: la extensión de la salud debe ser el principal objetivo de la medicina y de la salud pública, por delante de la extensión de la vida. El tema era infinitamente más amplio e interesante de lo que había imaginado, y la idea inicial de buscar consejos prácticos enseguida quedó ampliada por una ambición divulgativa y reflexiva mucho mayor.

En los próximos años, la *silver economy* puede convertirse en la *golden economy*; necesitaremos ajustes en el ámbito laboral, afrontaremos retos demográficos hasta la llegada del rectángulo poblacional, el concepto de envejecimiento activo evolucionará hacia el participativo, cada vez habrá más voluntariado sénior con impacto social, y pronostico que el edadismo irá menguando, porque los mayores seremos cada vez más sabios, educados,

23

sanos, desenvueltos y confiados. Justo por esto, en el último capítulo argumentaré que debemos también asumir responsabilidades e invertir algunos aspectos del pacto generacional.

El cambio ya empezó hace un tiempo, e irá todavía a más. La idea de tercera edad como sinónimo de vejez ha quedado completamente desfasada. No tiene nada que ver una persona convencional de sesenta y siete años con un mayor enfermo o dependiente de noventa y tres. No pueden formar parte de la misma «tercera edad». Por eso, al conceptualizar la cuarta edad como el momento en que empieza la dependencia, la tercera pasa a ser algo diferente y único en la historia, que puede incluso forzar a modificar nuestro plan de vida. Sinceramente, ahora me sorprende que hasta hace poco tanto yo como amistades cercanas no tuviéramos asumido que, tras cuatro décadas haciendo lo más difícil (formarse, trabajar duro y criar unos hijos), pronto llegaría una etapa en la que podría haber mucho más que descanso y contemplación. Un período con salud, autonomía, capacidad y tiempo para dedicarnos a viejas o nuevas pasiones e incluso para reinventarnos si queremos. La pregunta «¿qué quieres ser de mayor?» es más pertinente que nunca. Debemos ser conscientes de esta prórroga hasta cierto punto inesperada, y actuar en consecuencia. De nuevo, sé que vivimos una época con grandes retos e incertidumbres, y que el azar nos puede deparar todo tipo de sustos y angustias. Pero, como dijo Winston Churchill: «El pesimista ve dificultades en cada oportunidad. El optimista ve oportunidades en cada dificultad». Tener una mirada optimista es fundamental, porque nos ofrece visión, motivación, dirección y confianza. Si a esto le añadimos conocimiento, introspección y planificación, el futuro empieza a ser mucho más interesante. Así que... ¡empecemos!

1

El espíritu no se arruga

Envejecer es como escalar una gran montaña:
mientras se sube, las fuerzas disminuyen, pero
la vista es más libre, más amplia y más serena.

INGMAR BERGMAN

Hay personas de edad difusa. Al conocerlas te haces una idea aproximada de cuántos años tienen, pero hay algo que te desconcierta. Algunas canas o arrugas delatan cierta madurez, pero su manera de hablar o de vestir hace que parezcan más jóvenes. O a la inversa.

Esto mismo me ocurrió con una de las primeras expertas que entrevisté para preparar este libro, y a la que me referiré con el pseudónimo de Mercedes. Me habían recomendado hablar con ella, ya que era presidenta de una asociación de mayores, y quedamos a tomar un café para que me explicara sus iniciativas sobre envejecimiento activo. Cuando nos vimos, enseguida percibí a Mercedes como una mujer elegante, con una mirada y una sonrisa muy agradables, una conversación elocuente, bonita melena negra, y que transmitía al mismo tiempo experiencia, serenidad y energía. Me pareció atractiva. No para mí, porque calculé que debía tener sesenta y tantos y yo estaba a punto de cumplir cincuenta, pero sí pensé que al futuro Pere de sesenta años le gustaría conocer mejor a una mujer como Mercedes. Incluso sentí como si a alguna parte de mi cerebro eso de la edad no le importara tanto.

Al cabo de un rato, la conversación se distendió, yo hablé de mis hijas y ella de sus nietos, con la coincidencia de que tenían edades muy parecidas. Y llegó la sorpresa. Mercedes me dijo que tenía setenta y seis años. ¡Guau! Miré su rostro con más detalle, como intentando imaginarlo sin maquillaje, y quizá sus rasgos sí podían ser los de alguien de setenta y seis años, pero su expresión no lo era en absoluto. Y su actitud, muchísimo menos. Minutos antes me había hablado del doctorado que estaba realizando, de los planes de futuro que le motivaban, y nos habíamos estado riendo de algunas aventuras.

Después de despedirnos, caminando de regreso a casa, no dejaba de darle vueltas al hecho de haber notado cierto interés por una mujer de setenta y seis años. No me molestó la situación; al contrario, simplemente me dejó un poco desconcertado. Pero luego pensé: ¿era esa la edad real de Mercedes? No digo que me engañara, porque obviamente había nacido setenta y seis años cronológicos atrás. Aun así, ¿define mejor a Mercedes esa cifra o la edad que yo percibía? ¿O la que ella sentía? ¿O el estado de sus células?

De repente pensé en mis abuelas cuando de niño me acompañaban al cole o preparaban la paella del domingo, y lo viejas que parecían (¿lo eran?) a una edad bastante menor que la de Mercedes. ¿En qué se diferenciaban? No creo que en sus células. La gran diferencia estaba en su mente y en lo que la sociedad esperaba de ellas. Ellas eran abuelas, solo abuelas; su papel era ayudar a los demás y pasar el rato. Y esperar. Con menos de setenta años.

Hasta el mundo científico las veía así. A principios de los años sesenta, los investigadores Elaine Cumming y William E. Henry publicaron la *disengagement theory* o «teoría de la desvinculación», en la que analizaron cómo a medida que las personas se hacían mayores se iban desinteresando y autoexcluyendo de manera progresiva y hasta voluntaria de ciertas actividades, roles sociales y relaciones personales. El trabajo fue trascendente, porque contribuyó a asentar la psicología del envejecimiento como disciplina científica, y porque interpretaba esta desvinculación social y emocional como un proceso natural, más acusado en unas personas que en otras, y beneficioso en el sentido de liberar roles para que los ocupasen los jóvenes, manteniendo así el equilibrio en la comunidad y permitiendo afrontar más tranquilamente el deterioro físico progresivo y el final de la vida. Así era como la sociedad —e incluso los científicos— percibían a los mayores.

La teoría de la desvinculación tuvo bastante influencia, pero a los pocos años empezaron a llegar las críticas. Que esta tendencia al pasotismo y a la resignación existiera no implicaba que fuera lo más deseable. Muchos autores —y también la sociedad— empezaron a rebelarse contra esta aceptación de la decadencia, y a finales de los sesenta el psicólogo Robert Atchley desarrolló la *continuity theory* o «teoría de la continuidad», sosteniendo que bastantes de nuestros rasgos y valores se mantienen inalterados a medida que envejecemos. Por ejemplo, la identidad personal, las creencias, muchos patrones de personalidad (como ser más o menos afable, terco, independiente o cariñoso) o ciertas habilidades que no se pierden mientras la salud y las condiciones externas acompañen. Pero, sobre todo, Atchley aseguraba que fomentar dicha continuidad conllevaba mayor coherencia vital, autoestima, resiliencia ante cambios, autonomía y, en definitiva, una visión más positiva y digna de la vejez.

Acentuando todavía más esta nueva mirada, en los años noventa nació la *successful aging theory* o «teoría del envejecimiento exitoso», formulada inicialmente por John Rowe y Robert Kahn, y que es otro modelo muy influyente en la gerontología contemporánea. La idea principal es que uno debe hacer todo lo posible por mantenerse activo física, mental y socialmente, y aspirar a un estado óptimo en edades avanzadas, porque la posibilidad de ser plenamente feliz en la madurez ya no era un privilegio de pocos, sino una meta claramente alcanzable para muchos. Este planteamiento recibió algunas críticas por mostrarse demasiado optimista, idealizar el envejecimiento y excluir a personas con limitaciones importantes, pero sí fue revolucionario porque desafiaba a la visión pasiva del paso del tiempo y proponía que muchos factores que contribuyen al envejecimiento (hábitos saludables, actitud mental o entornos adecuados) son modificables, por lo que no deberíamos entregarnos a un proceso tan conformista y aciago como la desvinculación, que, y esto es importante, empieza de manera silenciosa bastante antes de lo que imaginamos. De verdad, debes estar atento, y si en algún momento sientes que con el paso del tiempo todo te da un poco más igual, rebélate y no te desvincules de la sociedad ni de ti mismo. Haz como Mercedes. Hoy tienes una esperanza de vida quince años mayor que en la década de 1960.

Los estudios sobre envejecimiento han seguido avanzando muchísimo, con un enfoque no solo activo sino incluso participativo; lo iremos viendo a lo largo del libro, junto con consejos concretos para lograr este envejecimiento «exitoso» que todos deseamos y que está en parte —aunque no solo— en nuestras manos. En cualquier caso, esta evolución de marcos teóricos ilustra cómo han ido cambiando los conceptos de edad, de vejez y de plan de vida en unas pocas décadas. Volvamos entonces a preguntarnos cuál es la edad *real* de Mercedes. La respuesta más sencilla es el número de años que ha vivido, lo que se conoce como edad cronológica. Es una buena referencia, obviamente, pero admite muchos matices.

DECONSTRUYENDO LA EDAD

Desde la perspectiva fisiológica, los investigadores en longevidad tienen clarísimo que no todos envejecemos al mismo ritmo. En función de nuestra genética y de si llevamos una vida más o menos saludable, nuestros órganos y células van acumulando errores (envejeciendo) de manera más o menos rápida. Este grado de deterioro en el ámbito celular es lo que llaman edad biológica. Y se puede dar el caso —de hecho, se da— de personas que tienen sesenta años cronológicos, pero al medir indicadores de envejecimiento celular como los telómeros, marcadores de inflamación crónica o relojes epigenéticos descubren que la edad biológica de sus células es equivalente a la de alguien de cincuenta y cinco o de sesenta y cinco. Sin ir más lejos, a mis cuarenta y un años medí mis telómeros en un laboratorio especializado en envejecimiento y me salió una edad biológica de treinta y tres. Hay muchos otros indicadores de longevidad que podría haber medido y que posiblemente hubieran modulado este resultado, pero digamos que hasta ahora no he encontrado el incentivo para hacerlo.

Parece claro, entonces, que la edad no depende solo de los años que hayamos vivido. Pero es que tampoco depende solo del estado de nuestras células. Si te digo que la edad es un constructo social o que está en tu mente, es posible que sonrías y pienses que al cientificista de Pere se le está yendo la cabeza. Pero no es una tontería. Nos regimos por unas normas sociales que tienen más que ver con la cultura que con la biología, y estamos en plena transformación conceptual de las nociones de edad, etapa vital, vejez, y sobre todo de cuál debería ser el papel y el comportamiento social de una persona de sesenta, setenta o más de ochenta años. Cierto que los avances médicos y en salud pública son la base de la expansión de la longevidad que estamos viviendo, pero eso está forzando un cambio cultural más abrupto todavía, que conlleva un cambio psicológico en la manera como las personas se conciben a sí mismas. Y esto es lo que cuenta. Un famoso estudio derivado de la encuesta alemana de envejecimiento preguntó a más de 14.000 individuos varias veces durante veinticinco años «¿a qué edad consideras que alguien es viejo?», y observó que a lo largo del tiempo las respuestas eran cada vez más elevadas.[1]

No es que sea un relativista. Al contrario; como persona muy racional y empírica que soy, sí creo en la existencia de una realidad objetiva independiente de nuestra mirada. Pero en el caso concreto de la edad sí defiendo la subjetividad. Porque la fecha de nacimiento que pone en nuestro DNI es una referencia que nos sirve para organizar aspectos sociales como a qué edad podemos votar o tener descuentos en Renfe, pero lo que representa es muy moldeable culturalmente y, desde luego, no tiene por qué coincidir con el estado de tu cuerpo ni con las inquietudes de tu mente. Ni tampoco con cómo te perciba tu vecino. Las etapas vitales han cambiado muchísimo —y la que más, la vejez— en muy poco tiempo.

De hecho, mientras estaba documentándome para este libro asistí al congreso científico de la Sociedad Española de Geriatría y Gerontología y hablé con su presidente, José Augusto García Navarro, quien me anticipó que cuando los test para medir la edad biológica sean más precisos —ahora son más un divertimento y una curiosidad que otra cosa— podrá darse la situación de que alguien a quien se le quiera jubilar por superar cierta edad —por ejemplo— acuda a las autoridades alegando que está en plenas capacidades y que se le está discriminando por una edad cronológica que no es la real.

Falta bastante para llegar a esto, pero la idea es conceptualmente poderosa, y aunque sea a título individual, nos insta a empezar a deconstruir el concepto de edad. Una opción es que la edad cronológica no nos importe en absoluto; que cuando yo vea a Mercedes y sienta interés no me afecten los años que tenga o incluso los que aparente, y me fije en otras referencias, como la vitalidad o la desidia, que pueden encontrarse intercambiadas respecto a lo que se esperaría de una persona de setenta y cinco y otra de cincuenta.

Pero hay todavía más indicadores para evaluar el concepto de edad. Los geriatras argumentan que la vejez no es un número sino un estado físico; en concreto, hay quien defiende la noción de edad musculoesquelética. Al principio me sorprendió, pero luego entendí lo que quería decir: nuestra funcionalidad física influye muchísimo en nuestro comportamiento cotidiano, en nuestra autonomía y en cómo nos vemos a nosotros mismos. El día que nos duele algo nos sentimos mayores, y tras unas pocas sesiones de gimnasio, más jóvenes. En este sentido, la edad también sería interocepción (la capacidad de percibir señales internas de nuestro organismo como cansancio, malestares, hinchazón, rigidez, sofocos...) y algo de propiocepción (la capacidad de percibir la posición y el movimiento de las partes de nuestro cuerpo sin recurrir a la vista). Una buena propiocepción te hace sentir ágil, y si por interocepción no sientes dolores ni molestias, te sentirás joven, o, mejor dicho, serás «joven», quizá más joven que alguien con cinco años menos y peor estado musculoesquelético.

Según esta visión, hasta tu mente dependería de las señales que le envía tu cuerpo, haciendo que pienses, sientas y te comportes de manera diferente. Recuerdo perfectamente cuando un amigo mío se operó de cataratas con cincuenta y pocos años y me dijo que estaba fascinado por lo bien que veía tras la operación. Poco a poco, su visión había empeorado sin que él se hubiera dado cuenta, y ahora estaba eufórico, animado y «hasta se sentía más joven». Insisto: con la misma piel, arrugas, pancita y años, tanto cronológicos como biológicos, ganar calidad de visión le provocó un cambio de actitud que le hizo sentirse —o ser— más joven. Cambió la autopercepción de su edad: su edad psicológica.

Luego está la percepción externa de la edad. Si Mercedes no me hubiera dicho que tenía setenta y seis años, quizá le habría puesto sesenta y seis. ¿Qué debo hacer con esta discrepancia? ¿Me comporto con ella como si tuviera setenta y seis años o sesenta y seis? De nuevo, la opción más radical es comportarme con ella como me parezca, sin plantearme siquiera su edad. Pero entre asignarle setenta y seis o sesenta y seis, creo que debería considerarla de sesenta y seis. Y en muchos ámbitos que veremos más adelante, la sociedad también. Pero, sobre todo, es ella sin duda quien debe actuar como quiera, sin obligación de seguir las normas sociales con las que discrepe. Está claro que es imposible percibirse a uno mismo de manera objetiva e independiente del entorno. Yo en Perú me siento alto y en Holanda bajo, y si voy a una fiesta de cumpleaños de gente de treinta años me sentiré mayor, mientras que si voy a una con gente de sesenta me veré joven. Nada de esto implica, sin embargo, que deba comportarme de una u otra manera, ni que los asistentes a la fiesta o yo mismo debamos hacer juicios y asunciones rápidas en función de la edad. Hay muchísimas otras características que definen mejor quiénes somos.

Y, para rizar el rizo, está el concepto de edad prospectiva, cuyas tremendas implicaciones ampliaremos más adelante. Por el momento, basta decir que la edad no tiene por qué ser contemplada solamente como los años que ya hemos vivido, sino también como los que nos quedan por vivir. Es una cifra que ninguno de nosotros sabe con seguridad, pero las garantías de llegar a ochenta y cinco o noventa años con vitalidad y buena salud son mucho mayores ahora que antes. De verdad. La medicina maneja cada vez mejor las enfermedades, y según un estudio publicado en *The Lancet* en 2025, la probabilidad de morir antes de los ochenta años de patologías no transmisibles como el cáncer, la diabetes, el párkinson o enfermedades cardiovasculares, renales y respiratorias lleva décadas disminuyendo de manera continua en los países desarrollados.[2] No desestimemos esta mirada optimista: para ciertos aspectos de nuestra vida, puede ser más útil pensar y definirnos según la edad prospectiva que según la edad cronológica. No me lo invento: ha sido investigado en el marco de la teoría de la selectividad socioemocional y es clave en el nuevo paradigma de la longevidad.

En definitiva, si deconstruimos el concepto de edad nos daremos cuenta de que la cifra que respondemos cuando nos la preguntan, la fecha impresa en el DNI, nos sirve como referencia aproximada, pero que nuestra verdadera edad es difusa, indefinida, fluctuante, dependiente de factores biológicos, fisiológicos, psicológicos y socioculturales. Y esto tiene grandes implicaciones en nuestro plan de vida. Vivimos en un mundo nuevo con viejas normas y referencias culturales obsoletas que se resisten a desaparecer, pero cada uno de nosotros tiene la libertad de seguir las propias en lugar de las de los demás. Más todavía si consideramos lo siguiente.

LA CUARTA EDAD TRANSFORMA LA TERCERA

La tercera edad se ha considerado desde siempre como un sinónimo de vejez; la última etapa vital después de la infancia, la juventud y la adultez. Pero a mí es un concepto que me intriga, primero porque no sé cuáles son las dos primeras edades. Asumo que la segunda es la madurez, pongamos entre los treinta y los sesenta años, que es una etapa bastante heterogénea, pero muchísimo menos que la supuesta primera edad, de la que formarían parte un bebé, una niña de siete años, un adolescente de quince y una joven de veintitrés. Entiendo que por esto nunca se usan los términos de «primera edad» o «segunda edad». Pero en cambio sí se utiliza «tercera edad», como si «los mayores» formaran un grupo mucho más homogéneo. Y quizá así era hace décadas, pero ya no, de ninguna manera. No me parece mal que a un jubilado de setenta años, por muy en forma que esté, se lo conciba en una etapa vital diferente a la de un joven de treinta y cinco y se le ponga la etiqueta de tercera edad. Pero su situación no tiene nada que ver con la de un anciano de noventa y dos con una incapacidad y que vive en una residencia. El concepto de tercera edad debe reconfigurarse.

Por eso propongo establecer la existencia de una *cuarta edad*, cuyo inicio estaría determinado por el deterioro acusado de la salud y la funcionalidad que conduce a la dependencia. Es un matiz sutil pero muy importante, por dos motivos: primero, porque si reconocemos esta cuarta edad, entonces la tercera pasa a tener un significado completamente diferente al que tenía hasta ahora, tanto en el ámbito individual como social; segundo, porque nos permite preparar mejor los recursos necesarios para quienes formen parte de la cuarta. Reflexionemos sobre ello.

El inicio de la tercera edad es arbitrario y responde más a criterios sociales que biológicos: quienes proponen empezar a llamarnos «mayores» a partir de los cincuenta y cinco, como ciertas instituciones europeas o fundaciones como Ageingnomics, lo plantean más por motivos psicosociales que biológicos, argumentando que sobre los cincuenta y cinco años es cuando empiezas a preocuparte por tu jubilación y a planificar tu vida de mayor. Otros prefieren situar el inicio de la tercera edad en los sesenta o en los sesenta y cinco. En realidad no importa tanto, y claramente no está basado en ningún cambio físico que suponga un antes y un después, pero sí resulta útil para organizar prestaciones, servicios sociales o descuentos en museos. En cambio, el final de la tercera edad y el inicio de la cuarta sería una transición completamente diferente, pues no dependería de los años, sino de una situación muy concreta: la dependencia, es decir, la falta de autonomía. Dicha dependencia puede darse a causa de un acusado deterioro físico o mental, y empezar bastante antes de los ochenta o mucho después de los noventa, pero sí implicará nuevas necesidades, expectativas y una forma de vivir tan diferente de lo anterior que debería considerarse una nueva etapa vital.

Entre la tercera y la cuarta edad, muchas veces hay una etapa de transición que los geriatras llaman fragilidad o *frailty*, de la que hablaremos más adelante, y que suele definirse como la aparición de problemas físicos y musculoesqueléticos que, tratados a tiempo, son reversibles (de ahí su gran trascendencia), pero que, en caso de ser desatendidos, conllevan una progresiva pérdida de autonomía y de movilidad que suele acelerar el deterioro de la salud y la llegada de la cuarta edad. El concepto de fragilidad es muy relevante, porque no pone el foco en la enfermedad sino en la vulnerabilidad, la reserva fisiológica y la capacidad de llevar una vida normal. Puedes ser diabético, hipertenso, sentir dolores, necesitar audífono o estar cojo, pero mientras tengas la capacidad de mantener una vida normal y autónoma, seguirás en la tercera edad. En cambio, cuando empieces a perder mucha masa muscular por sarcopenia, sufras lesiones o dolores inhabilitantes, es decir, cuando aparezca el síndrome de la fragilidad, si no se toman medidas geriátricas para corregirlo se producirá una pérdida de actividad que desembocará en una dependencia y un envejecimiento acusados, y esto cambiará el modo en que somos percibidos, tanto socialmente como por nosotros mismos.

La cuarta edad es dura, y presenta diversas problemáticas y complejidades que son estudiadas muy a fondo por geriatras y gerontólogos. Para empezar, implica muchísimo menos bienestar, instaura nuevos modelos acerca de los cuidados, el uso de tecnología, los tipos de hogar adecuado y las maneras de enfocar los últimos años de vida. En todos los ámbitos, la cuarta edad es completamente diferente a la tercera. Escribiré sobre ella más adelante, pero ahora recordemos que el foco principal de este libro es, en cambio, la tercera edad «reconfigurada» que no existía en el pasado.

Fijémonos en la fuerza de los conceptos: al añadir la cuarta edad, la tercera pasa a ser concebida de manera totalmente diferente, mucho más parecida a la segunda, y con connotaciones positivas, pues no contiene el sufrimiento de la vejez, pero sí algunas ventajas respecto a la adultez. De repente, ser mayor o estar en la tercera edad ya no es sinónimo de ser viejo, sino de estar en una etapa en la que todavía se disfruta de una buena salud física, se vive liberado de los hijos y de las presiones laborales, se cuenta con experiencia, con un espíritu activo y con tiempo para uno mismo. Obviamente, puede haber preocupaciones y cargas de otros tipos, pero para muchas personas se trata de una etapa maravillosa, como reflejan todos los estudios que comparan el bienestar y la satisfacción a lo largo de la vida.

De hecho, el exresponsable del área de envejecimiento de las Naciones Unidas, el brasileño Alexandre Kalache, acuñó el término *gerontolescencia* para definir la transición entre la adultez y la vejez, presentándola como una etapa de plenitud en muchos sentidos. A mí me encanta el término, pero entendido más bien como un período corto de transición entre la madurez y la tercera edad, en el que se vive una explosión de ilusión y de vitalidad similar a la adolescencia, y que dura hasta que nos volvemos a tomar la vida con más calma. Pero lo más importante es que lo que llega tras esa *gerontolescencia* efervescente no es la vejez, sino una tercera edad todavía llena de salud, bienestar e implicación social, libre del edadismo y de las connotaciones negativas del pasado. Visto de esta manera, gracias a haber añadido conceptualmente la cuarta edad como una etapa más similar a lo que entendíamos por «vejez», ya no debemos sentir tanto reparo a la hora de definirnos como mayores o de asumir que estamos cerca o dentro de la tercera edad. Casi al contrario, puede significar que nos encontramos en un gran momento vital lleno de estímulos e ilusiones.

LOS MAYORES ESTAMOS MEJOR EN TODO

Inma es una gerontolescente. Con sesenta y un años, divorciada, hijos independientes y sueños laborales ya cumplidos, se siente mejor que nunca. Tiene un grupo sólido de amigas, una profesión que le gusta, tiempo para ella misma, momentos de paz o de diversión cuando desea, más y mejor sexo de lo que imaginaba, piso pagado y suficientes ingresos para ir tirando sin lujos pero con comodidad. Todo esto se traduce en una especie de satisfacción vital y seguridad en sí misma que le hace sentir muy bien. Tiene sus conflictos y momentos de bajón, como todo el mundo, pero dispone de autoconocimiento y de herramientas para afrontarlos mejor que hace veinte años. Incluso en lo físico, ahora practica deporte y no se autoengaña pensado que está mejor que a los treinta, pero sí considera que está mejor que a los cuarenta y cinco, cuando su vida era un estrés constante. Le pregunto si se siente mayor y responde que no. Le digo que, según algunas definiciones, se es mayor a partir de los cincuenta y cinco, y me responde que vale, que mayor quizá, pero que vieja, no. Está clarísimo. Entonces le pregunto qué quiere ser de mayor, y lo capta a la primera. Lo primero que piensa es en el aspecto sentimental. No tiene prisa por enamorarse, pero sí querría encontrar a alguien especial. Luego empieza a hablar de arreglar una casita que tiene en el campo, de viajes, de comprometerse más con una ONG en la que colabora...

Jordi y Mar llevan treinta y dos años casados y, tras mucho trabajar para apoyar a sus hijos, dejar atrás preocupaciones económicas y superar algunos conflictos de pareja, ahora sienten que tienen más tiempo para ellos mismos. Dicen que se están reenamorando, y que se lo montan muy bien juntos y por separado. Ambos están un poco desencantados con sus trabajos y tienen ganas de jubilarse. Van justitos de ahorros, pero con su pensión no pasarán apuros, «y la naturaleza es gratis», me dice Jordi, asegurando que cuando se jubile saldrá mucho más con su bici y su grupo de amigos. Mar expresa algunas reservas sobre qué hará con tanto tiempo libre, le pesa la incertidumbre del estado de salud de su madre, que ya empieza a necesitar atención y cuidados, pero dice que se está preparando para todo ello y que se siente con ganas de reinventarse, e incluso, quizá, de volver a la universidad.

Quizá me he pasado con el título de esta sección. Estar mejor «en todo» es una exageración, pero intentaré convencerte con datos de que al menos «en casi todo» sí es cierto, y para la mayoría de las personas. Porque el punto clave es que historias como las de Inma, Jordi y Mar hubieran sido excepcionales décadas atrás, y ahora son de lo más comunes. Las estadísticas se han invertido. Por supuesto que en el pasado siempre hubo personas longevas que escribían grandes obras literarias después de los setenta, o que simplemente vivían felices con una salud de hierro, pero no era lo más frecuente. Ahora estamos en la situación contraria. Sin duda hay personas que enferman o fallecen a edades tempranas, pero estadísticamente lo más frecuente es llegar a los setenta años con muy buena salud y mantener la vitalidad y las capacidades físicas y cognitivas en un estado muy aceptable hasta, como mínimo, los ochenta. Según el informe «Esperanzas de vida en España, 2022», del Ministerio de Sanidad, la esperanza de vida de las mujeres españolas en 2022 fue de 85,6 años y la de los hombres 80,3, y los años de vida saludable al nacer (no quiere decir sin enfermedad, pero sí libres de incapacidad) fueron de 81,2 en mujeres y 77,5 en hombres. ¿Te parece mucho? Pues no nos conformemos con esto, porque sube año tras año (salvo durante la pandemia de covid), y el margen de mejora es grande todavía. Tanto para los que ya sois séniors como para los que pronto lo seremos, en los siguientes capítulos buscaremos herramientas para expandir aún más la cantidad y la calidad de nuestra vida.

Los ejemplos de Inma, Jordi y Mar son intencionadamente comunes. En este libro no quiero recurrir a casos de personas supercentenarias que comen tres yogures al día, porque, sin su genética, tres yogures al día no te convertirán en supercentenario. Tampoco quiero hablar de personas que escalan montañas con casi noventa años, porque, si bien son tremendamente meritorias, no creo que sean tan inspiradoras como las historias exitosas de personas más convencionales y cercanas a nosotros. A los superhombres y supermujeres extraordinarios los podemos admirar, pero no necesariamente imitar. En cambio, hay gran cantidad de hombres y mujeres anónimas de los que podemos aprender muchísimo.

Déjame que, en lugar de casos concretos o argumentos biensonantes, intente demostrarte de una manera mucho más científica, con datos y estudios, que los mayores estamos mejor en casi todo. Empiezo con una encuesta que preguntaba a voluntarios de diferentes franjas de edad si sentían que tenían limitaciones físicas para trabajar o llevar una vida independiente realizando todas las tareas domésticas. Hasta los setenta años, el porcentaje de gente que se declaraba capaz de trabajar y de vivir de manera independiente superaba el 95 por ciento, luego iba bajando al 90 por ciento entre los setenta y los setenta y cuatro, al 85 por ciento de setenta y cuatro a ochenta, al 75 por ciento de ochenta a ochenta y cinco, y al 50 por ciento en mayores de ochenta y cinco. Las encuestas siempre tienen un margen de error y cambian en función del muestreo, pero los números son tan contundentes que no dejan lugar a dudas: estadísticamente, la amplia mayoría de personas de entre sesenta y cinco y ochenta y cinco años se siente capacitada para trabajar y llevar una vida independiente. Es decir, que no está tan mal como nos dicen los estereotipos. Y esto son datos de hace unos años; la tendencia, como digo, es a mejorar continuamente. Si, como yo, tienes cincuenta y pocos, estás en relativa buena forma y te cuidas un poco, prepárate, porque tienes muchas probabilidades de estar *on fire* hasta mucha más edad de lo que imaginaste. Ya hablaremos de las implicaciones sociales y económicas de todo esto, claro, pero te avanzo que esta nueva longevidad conllevará más oportunidades que inconvenientes.

Continúo con un marco teórico que desarrollaré más adelante: la teoría de la optimización selectiva con compensación, o *selective optimization with compensation theory*, desarrollada en los años noventa y confirmada por diferentes experimentos y autores, que describe cómo las personas mayores pueden adaptarse y mantener un buen funcionamiento a pesar de las pérdidas relacionadas con la edad. La estrategia implica enfocarse en áreas importantes de la vida (seleccionar), mejorar las habilidades y recursos disponibles (optimizar) y ser estratégicos ante las deficiencias o limitaciones (compensar). Esta teoría cubre muchos aspectos, pero lo que viene a decir es que, sí, aunque quizá la rigidez en los dedos no te permita tocar el piano tan rápido como antes, puedes disfrutar lo mismo o incluso más tocando piezas más sencillas. El sexo en la madurez es menos frecuente y vigoroso que en la juventud, pero quienes lo practican no sienten que lo disfruten menos. Algunos mayores tienen que ir al baño más a menudo, pero hay cosas peores. Si sabemos compensar las pérdidas de la edad, pueden llegar a no afectar en absoluto a nuestro bienestar. Las enfermedades discapacitantes son otra historia, pero incluso ahí hay margen de aplicar la optimización selectiva por compensación.

Sé que esto no prueba todavía que los mayores estén mejor que los jóvenes y que prometí convencerte con datos, no con teorías. Para ello, quiero sacar a colación un famoso estudio publicado en 2008 por Blanchflower y Oswald titulado «Is well-being U-shaped over the life cycle?» («¿Sigue el bienestar forma de U durante la vida?»), en el que, tras analizar una enorme cantidad de datos intergeneracionales, concluyeron por primera vez de manera empírica que el bienestar de las personas empezaba a incrementarse a partir de los cincuenta y cinco años.[3] Eso llamó mucho la atención, pues era coherente con el hecho de que las etapas intermedias de la vida coinciden con los momentos de mayor presión familiar y laboral. A partir de ahí, se llevaron a cabo numerosas investigaciones independientes para contrastar los resultados, e innumerables estudios y metaanálisis en diferentes países occidentales han demostrado esta forma de U del bienestar, según la cual entre los cuarenta y los cincuenta suele estar nuestro mínimo, y a partir de los cincuenta y cinco o los sesenta nuestra felicidad va aumentando progresivamente. En el capítulo de la crisis de la mediana edad profundizaré en ello, porque ahora querría continuar con un artículo publicado en 2022 en *JAMA*, que me parece todavía más revelador. Se titula «National Data on Age Gradients in Well-being Among US adults»,[4] y analizó los parámetros de: 1) felicidad y satisfacción; 2) salud mental y física; 3) sentido y propósito; 4) carácter y virtud; 5) relaciones sociales estrechas, y 6) estabilidad financiera y material a lo largo de cinco generaciones: la generación Z (18-25 años), los *millennials* (26-41), la generación X (42-57), los *boomers* (58-76) y la generación silenciosa (mayores de 77). Como una imagen vale más que mil palabras, es mejor dejar aquí los resultados gráficos:

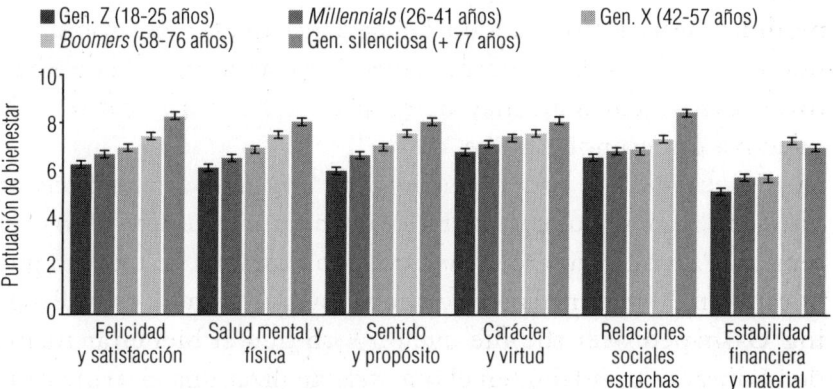

Fuente: Chen, Y. *et al*. (2022). «National Data on Age Gradients in Well-Being Among US Adults», *JAMA Psychiatry*, vol. 79, n.º 10, pp. 1046-1047.

GRÁFICO 1. Bienestar por grupos de edad en una muestra representativa de adultos de Estados Unidos.

Son resultados de Estados Unidos, y seguramente cambiarán en diferentes sociedades, pero no de manera significativa y, desde luego, no a peor en una sociedad como la española, que protege a sus mayores más que la estadounidense. Las conclusiones, como se ve, son clarísimas: todos los parámetros analizados crecen notablemente con la edad. Sorprende muchísimo los ínfimos valores de felicidad, salud mental y relaciones sociales de la generación Z; a uno le entran ganas de ampliar información y escribir otro libro a partir de unos datos tan preocupantes, que parecen apuntar a un hundimiento de la felicidad entre los más jóvenes. Pero, en lo que respecta a los *boomers* y la generación silenciosa, la de los mayores de setenta y siete años, es alucinante cómo tanto estos tres parámetros como la estabilidad financiera, el propósito vital y la virtud se encuentran por encima de los valores durante la mediana edad, incluso crecen a medida que aumenta. Es posible que, si hubieran incluido el grupo de los mayores de noventa años, se hubiera observado un descenso, pero estaréis conmigo en que el gráfico sí permite afirmar al menos que los mayores están mejor en todos los aspectos del análisis.

Pues bien, no se trata de un estudio aislado. Antes incluso de los estudios que postulaban la curva en U de la felicidad, dos de las primeras personas en advertir que los mayores estaban más satisfechos y gozaban de un mayor bienestar que los jóvenes a pesar de tener cuerpos en peor forma fueron los investigadores Daniel Mroczek y Christian Kolarz, en un estudio de 1998 que llegó al *The New York Times* con el ilustrativo título «¿No eres feliz? Simplemente espera». Apropiándome de esta expresión, te diría que no te limites a esperar, porque, si pones un poco de tu parte, puedes ser una persona todavía mucho más feliz, sana y longeva. Veremos cómo.

La psicóloga Laura Carstensen, directora del Stanford Center on Longevity, es una de las investigadoras cuyos trabajos más he leído para escribir este libro, pues se trata de un verdadero referente en el estudio psicosocial de la longevidad. Carstensen no se conforma con describir este aumento de la felicidad, y quiere analizar y entender los factores que lo provocan. De todos ellos, según su *socioemotional selectivity theory* o teoría de la selectividad socioemocional, el pilar fundamental es la mayor capacidad de los séniors para regular sus emociones. Eso les hace ser mucho más estables emocionalmente, tener más sensación de gratitud, satisfacción y bienestar, estar más dispuestos a ayudar y a perdonar, además de ser más sabios y experimentados. Obviamente, como decía antes, los mayores van perdiendo funcionalidad física, pero mantienen la suficiente para adaptarse, hacer lo que quieran y disfrutarlo. De hecho, hasta en un parámetro como la soledad, Carstensen demostró que los mayores sanos se sienten menos solos que la gente joven.

En un trabajo reciente publicado en *Gerontologist*, Carstensen demuestra que, a excepción de las demencias, los adultos mayores sufren menos psicopatologías de cualquier tipo que los perfiles equivalentes de mediana edad.[5] El estudio suscitó polémica porque cuestionó algunas asunciones sobre el declive de la salud mental de los mayores; no obstante, con sustento en gran cantidad de estudios independientes, el trabajo argumenta que los síntomas de algunas enfermedades mentales van suavizándose con la edad, observa menores niveles de preocupación, violencia y tristeza, mayor satisfacción marital y mejoras en todos los factores relacionados con el control emocional que comentábamos antes. Incluso durante la pandemia de covid, a pesar de que la enfermedad afectó más a los mayores, estos experimentaron menos emociones negativas y más positivas que las poblaciones jóvenes. Estamos hablando de medias estadísticas, y obviamente habrá infinidad de casos individuales que no se correspondan con ellas, pero Carstensen termina el artículo usando la expresión *the paradox of aging* («la paradoja del envejecimiento»), refiriéndose a la constatación de que, a pesar del deterioro que sufren los mayores en aspectos como salud, estatus o participación social, sus índices de bienestar son considerablemente superiores en todos los ámbitos respecto a los de las personas de mediana edad. De nuevo, no diría que están mejor en todo, pero sí en casi todo.

LAS SEIS REGLAS DE ORO DE LA LONGEVIDAD

Tiendo a leer cosas sesudas y a teorizar, pero no quiero perder de vista el objetivo inicial de este libro, que no es otro que ayudarte (a ti y a mí mismo) a averiguar qué pasos debemos dar para tener la vida más larga y satisfactoria posible.

En este sentido, uno de los primeros artículos científicos que leí para documentarme se titulaba «Dimensions of Preparation for Aging: A Systematic Review». Un *review* es una revisión meticulosa hecha por científicos expertos en un campo determinado sobre todo lo mejorcito que se ha publicado en dicho campo. Como fuente de información, es maravilloso, y el título, «Dimensiones en la preparación para el envejecimiento», encajaba plenamente en lo que yo pretendía desarrollar. Además era actual (2022) y estaba muy bien escrito. Lo único que me sorprendió fue que no era muy citado. El número de citas es cuántas veces otros científicos han referenciado un artículo determinado en sus propios artículos, y en el mundo académico se utiliza como una manera de interpretar lo relevante que es un trabajo. Si mucha gente lo cita, es que aporta algo novedoso e interesante. Este tenía un número de citas discreto, y mi interpretación posterior tras haber leído mucha más información sobre preparación ante el envejecimiento es que en realidad no aportaba nada muy original; era un excelente resumen de cosas que ya se sabían y sobre las que hay poquísima discrepancia. ¿Por qué te lo cuento entonces? Porque esto refleja que las reglas de oro para la longevidad están muy bien establecidas, y antes de desmenuzarlas una por una en los siguientes capítulos, no está de más que las anticipemos aquí para empezar a tener cierto sentido práctico. Sin más dilación, las seis dimensiones más importantes para prepararse ante la fabulosa tercera edad 2.0 que nos espera son, según este artículo y el consenso de muchos otros:

1. *Salud física*: adquirir hábitos saludables para mantener el cuerpo en el mejor estado posible.
2. *Salud psicológica*: prepararse psicológicamente para seguir afrontando el crecimiento personal y la vida con sentido y satisfacción.
3. *Solvencia económica*: calcular las necesidades económicas previstas y prepararse financieramente.
4. *Vivienda*: planificar dónde se quiere vivir tras la jubilación y en qué tipo de hogar.
5. *Preparación social*: disponer de una comunidad de amistades y de personas afines con la que tejer una red de conexiones estable y dinámica.
6. *Ocio*: interesarse por aficiones, actividades o planes de futuro que ocupen con sentido el tiempo libre del que se dispondrá.

Como veis, no es una lista muy original, pero la verdad es que estos seis puntos nos proporcionan un marco muy sólido para ser más ambiciosos e ir profundizando en cada uno de ellos en los próximos capítulos, entrando al detalle, buscando información novedosa, sugiriendo recomendaciones concretas y ampliando la mirada a otras visiones y experiencias. Os propongo una cosa de momento: empecemos reflexionando sobre si tenemos alguna de estas seis reglas de oro un poco descuidada. En serio; hacedlo. Yo le dediqué un buen rato, y vi que sí estaba prestando atención y preparándome bien en los aspectos de salud y ocio, pues por mi trabajo y tipo de vida creo que estaré preparado socialmente sin necesidad de esfuerzo extra, pero me di cuenta de que, como autónomo, no me estaba preparando nada bien financieramente, y de que como siempre he sido muy estable a nivel psicológico, nunca he terminado de integrar en mí mismo los consejos que tantas veces como divulgador transmitía a otros. Por eso, escribir este libro me ha ayudado tanto en términos de desarrollo personal. Hay aspectos como dónde querré vivir que no tengo nada claros, y que quizá no me importan mucho todavía porque sé que las preferencias irán cambiando. Aun así, el simple hecho de ir planteándome opciones a medida que iba escribiendo ha sido un ejercicio interesantísimo.

Un matiz: aunque solemos contemplar estas dimensiones de preparación para el envejecimiento como un trabajo que cada uno de nosotros debe hacer por su cuenta, el entorno importa y también hay muchísimas iniciativas desde el sector público y fundaciones o entidades privadas que fomentan el envejecimiento activo y saludable, que luchan contra la soledad no deseada, que ofrecen infinidad de ofertas de ocio y, obviamente, servicios sociales cuando llega el caso de la dependencia. Además, poco a poco se está viendo un cambio de enfoque muy interesante que también fomento en este libro: cuando se habla de preparación para el envejecimiento, no se piensa solo en solucionar problemas relacionados con la soledad, la pobreza, el edadismo o la salud mental o física, sino en ofrecer una mirada positiva de la tercera edad aportando información, empoderamiento y oportunidades para disfrutarla. Existen programas de educación financiera, de apoyo a emprendedores sénior, de participación en voluntariado y otras muchas iniciativas que convierten a los mayores en personas más felices y también más integradas y útiles en la sociedad. Son los conceptos de nueva longevidad o de economía plateada (*silver economy*), en referencia al tono de las canas, que también desarrollaré más adelante.

De momento, sugiero pensar en cada una de estas seis dimensiones de preparación respecto al futuro, junto con muchas otras subdimensiones, como el ámbito familiar, el entrenamiento cognitivo, la nutrición personalizada, la espiritualidad, las hipotecas inversas, la sexualidad o la importancia del propósito. Porque una conclusión clara del *review* es que las personas que invierten cierto tiempo preparándose para los retos y las oportunidades del envejecimiento disfrutan de más calidad y satisfacción de vida y sufren menos ansiedad y deterioro físico, social, económico y emocional. Merece la pena, sobre todo si pensamos en nuestra edad prospectiva.

EDAD PROSPECTIVA: CONTAR AÑOS POR DELANTE

Uno de los artículos científicos más citados para señalar el cambio cultural tan transformador que estamos viviendo a raíz del aumento de la longevidad es «Remeasuring Aging» («Remedir la edad»), publicado en la revista *Science* en septiembre de 2010. En él, los autores proponen el concepto de edad prospectiva, que consiste en contar y considerar los años que nos quedan por delante en lugar de los años ya cumplidos. Si reflexionamos sobre ello, se trata de una mirada completamente nueva: no pensar ni actuar en función de cuántos años tienes, sino de cuántos años calculas que te quedan.

Por supuesto, a todos nos puede atropellar un coche mañana o recibir malas noticias médicas antes de lo esperado. Pero lo cierto —y revolucionario— es que la mayoría de nosotros podemos dar por «bastante probable» que alcanzaremos edades inusitadas en generaciones anteriores. Yo, por lo que estoy conociendo de mi cuerpo, cerebro y hábitos gracias a este libro, y contemplando los avances médicos que vendrán, calculo mi edad prospectiva en noventa y cinco años, y espero estar en buena forma hasta los noventa. ¿Pueden detectarme un cáncer de mal pronóstico a los setenta? Sí; incluso antes. Pero quizá también puedo tener mejor suerte, acceder a avances médicos que aún están en fase de investigación y convertirme centenario. Lo de llegar a los noventa y cinco es un cálculo realista, e incluso diría que tirando a conservador. Claro, pensar así tiene implicaciones.

La confianza en ser longevos es el gran cambio que estamos viviendo. Hace unas décadas, superar los ochenta era excepcional, pero ahora es lo previsible para alguien que se cuide un poco, siga las revisiones y recomendaciones médicas y tenga una genética corriente. Y si la tiene privilegiada, como la mayoría de los centenarios, entonces a los ochenta es un chaval. Asumiendo esto, lo que proponen los autores del estudio es que cada persona, en función de su estado físico y sus expectativas de vida media aproximada, calcule cuál es su edad prospectiva: los años que le quedan por vivir. Esto, que parece un detalle frívolo y de relevancia dudosa, en realidad tiene un profundo impacto en cómo concebimos nuestra vida y la de los demás.

Por ejemplo, tengo un muy buen amigo, profesor de secundaria de cincuenta y pocos años, que siempre ha parecido más joven, que hace deporte y se mantiene en plena forma, cuyos padres y abuelos son longevos, y que por su carácter tranquilo nunca ha sufrido de estrés. Un día le pregunté «¿Qué quieres ser de mayor?» y puso cara de incomprensión. «¡Que qué harás cuando te jubiles!», insistí, a lo que respondió: «No lo sé, mudarnos al pueblo, imagino, que allí se está muy bien». Entonces le hice ver que, dadas sus características, cuando se jubilara podría tener por delante una edad prospectiva de al menos treinta años extra. Toda una vida. Puso cara de no haberlo pensado nunca en estos términos, y enseguida dijo: «Ya, pero puede pasar cualquier cosa...», a lo que respondí: «Sí, pero estadísticamente lo más probable es que tengas esas tres décadas por delante. Ponle al menos dos —que no es poco— en buenísimo estado. ¿Qué vas a hacer con ellas? ¿Qué quieres ser de mayor?». Se quedó dudando, no dijo nada, pero me aseguró que lo pensaría.

En realidad lo que le ocurrió a mi amigo es muy común: todos sabemos que la esperanza de vida está aumentando y que quizá viviremos mucho más de lo previsto, pero no lo tenemos tan asumido ni integrado en nuestro plan de vida como deberíamos. Es comprensible, porque tenemos unas referencias culturales anticuadas, porque preferimos apreciar cada día el hecho de estar aquí sin pensar tanto en el futuro y porque no queremos pasarnos de optimistas por si la incertidumbre nos traiciona y se truncan nuestros sueños. Pero si esto ocurre, mala suerte. Ya nos decepcionaremos. Podría ser peor el arrepentimiento de no haberse preparado mejor para aprovechar al máximo la edad prospectiva.

La teoría de la selectividad socioemocional (TSS) también analiza este fenómeno, y argumenta que, a medida que vamos percibiendo nuestro tiempo de vida como más limitado, de forma consciente o inconsciente priorizamos objetivos, actividades y relaciones más cómodas, emocionalmente complacientes y que nos den satisfacción inmediata respecto a otras que requieren más esfuerzo y actitud exploradora, como aprender cosas nuevas, hacer planes ilusionantes a medio plazo, perseguir ideales o expandir nuestras redes de amistades.[7] Es una especie de «envejecimiento psicosocial», como si inconscientemente pensáramos que, «para lo que queda, no merece la pena». Esta es una gran trampa cognitiva, porque si nos sentimos viejos a los setenta y cinco y pensamos que ya estamos en el tiempo extra, quizá nos apalancaremos, hasta agradecidos de haber llegado hasta esa edad con buena salud. Pero si percibimos el tiempo como algo expandido en lugar de limitado y calculamos que nuestra edad prospectiva es todavía de quince o veinte años más, podemos pensar: «¡eso es mucho!». No quiero fomentar rupturas, y lo comento medio en broma, pero ¿cuántas parejas siguen unidas a disgusto «porque a esas edades no vale la pena separarse» y, si les hicieras pensar que les quedan como mínimo veinte años juntos, echarían a correr? Que cada uno haga lo que quiera, faltaría más, pero por lo menos seamos conscientes de que, considerando nuestra edad prospectiva, deberíamos sentirnos y comportarnos como más jóvenes de lo que dicta nuestra edad cronológica. Porque, además, si nos resistimos a claudicar ante este aspecto de la selectividad socioemocional y llevamos vidas más desafiantes que nos impulsen a actitudes más saludables y beneficiosas, incluida la predisposición a crear nuevos vínculos sociales, esta edad prospectiva aumentará todavía más.

A mí, esta mirada temporal expandida me ha reconfigurado bastantes planes de futuro. Un ejemplo es el siguiente: a mis treinta y tres viví uno de mis mejores años personales y profesionales, cuando pasé un año becado en el MIT bajo el programa Knight Science Journalism Fellowship, diseñado para apoyar a periodistas científicos que estuvieran en mitad de sus carreras, con ya cierta experiencia pero mucho tiempo por delante para utilizar lo aprendido y mejorar su forma de transmitir la ciencia a la sociedad. Fue una experiencia maravillosa. Tanto, que cuando dejé Boston pensé en aplicar más adelante a un programa parecido que había en Harvard. ¿Qué ocurrió? Pues que la vida te va llevando de un sitio a otro, van pasando los años, y te presentas con cincuenta pensando que ya se ha pasado la oportunidad, porque por temas familiares no podrías antes de los cincuenta y cinco o cincuenta y seis, y con una visión anticuada de jubilarte a los sesenta y cinco ya no merece la pena. Pero, claro, ahora que como autónomo veo que mi edad laboral prospectiva supera los setenta, y que, de hecho, calculo estar aprendiendo y divulgando ciencia de una u otra forma durante bastantes años más, vuelve a tener sentido presentarme. Es más, no lo descarto.

Esta influencia de la TSS sobre la manera de concebir el tiempo prospectivo es aplicable a otras circunstancias, como, por ejemplo, cuando vivimos en ciertos lugares sabiendo que es temporal. He residido en varias ciudades y países diferentes, y siempre me ha ocurrido algo que imagino que algunos de vosotros también habréis notado. Por no cambiar de ejemplo, fui a Boston sabiendo desde el principio que pasaría solo diez meses, y eso condicionó que mi actitud vital fuera muy diferente al inicio de la experiencia que al final. Me refiero a que cuando empiezas una beca así, llevas uno o dos meses y todavía te quedan ocho o nueve por delante, estás entusiasmado, sintiéndote como en la infancia, con un gran nivel de apertura ante amistades nuevas e inmerso en una continua e intensa búsqueda de aprendizaje. En cambio, cuando llevaba siete u ocho meses allí y quedaba poco para irme, empecé a notar cierta desgana. No era por aburrimiento, pues en aquel entorno siempre se podían aprender cosas nuevas y conocer a gente interesante; era más por esa trampa cognitiva de sentir que ya queda poco respecto al total de «la vida» en Boston. Recuerdo que un día, sin conocer todavía el concepto de edad prospectiva, pensé: «¿Y si me hubieran dado una beca de dos meses en el MIT, que es justo lo que me queda? Seguro que la aprovecharía al máximo desde el primer día hasta el último, ¿no?». Mi tiempo prospectivo en el MIT era de dos meses, y daba igual si antes había estado ocho, cuatro o veinticinco, porque, igual que la vida, esa aventura maravillosa se iba a acabar y tocaba sacarle el mejor partido.

Obviamente, cada situación es diferente, y no es lo mismo conocer a una persona que te cae bien en una fiesta cuando tienes nueve meses por delante que cuando sabes que te vas a ir a las pocas semanas y no te dará tiempo a construir una amistad o un romance. O cuando vas a cambiar de trabajo por desmotivación y tanto la empresa como tú sabéis que, cuanto antes ocurra, mejor. Pero, en situaciones felices, es mejor tratar de mantener la ilusión hasta el final. Escribí un artículo hace tiempo, a partir de los trabajos en *behavioral economics* de Daniel Kahneman, en el que sugerí que, cuando viajamos por turismo, deberíamos dejar algo ilusionante para el último día. Si te fijas, hacemos lo contrario. Vamos a Nueva York y gastamos todos nuestros cartuchos las primeras jornadas. Si alguien te propone distribuirlo mejor y visitar el Empire State el último día, seguro que piensas que es demasiado arriesgado por si llueve o por si «pasa algo». Como con la vida. Pero rebélate contra este exceso de cautela y, si el pronóstico no es de lluvia, asume que no va a llover y guarda esa ilusión para el último día; de esa manera podrás mantener el entusiasmo del viaje intacto hasta el último momento. El pequeño riesgo merece la pena. Siempre he tenido esta actitud; de hecho, una de las amistades más significativas que hice en los dos años que viví en Buenos Aires la conocí tres semanas antes de irme, y algo parecido me ocurrió en Boston.

Volviendo a cómo enfocar qué quieres ser de mayor, la recomendación es la misma: calcula tu edad prospectiva y confía en alcanzarla o incluso en superarla. Claro que puede pasar cualquier desgracia, pero lo más probable es que llegues ahí, y ese pensamiento, por sí solo, ya hará que inconscientemente te afecte menos la selectividad socioemocional. Además, sabiendo que tenemos esta tendencia natural a acomodarnos y a desinteresarnos por lo nuevo o lo difícil a medida que pasan los años, nos queda la opción de rebelarnos proactivamente y de apreciar la edad prospectiva que tenemos, de no rehuir emociones complejas y tener actitudes que suponen un poco de esfuerzo, cuyo premio no es inmediato pero cuya recompensa será mayor.

Mundo nuevo, reglas viejas: pon tú las normas

Una de las investigadoras más interesantes que he entrevistado en *El cazador de cerebros* es la psicóloga especializada en cognición social Susan Fiske, reconocida con infinidad de premios por su contribución al estudio de cómo se forman los estereotipos, cómo estos se convierten después en prejuicios y cómo terminan generando discriminación.

La visité en Princeton, y ella misma se puso de ejemplo, diciendo que años atrás la invitaban a infinidad de eventos y cuando iba por el campus la gente la trataba con admiración. Ahora, a sus setenta y un años y con un aspecto envejecido por los problemas de movilidad que le ocasiona un párkinson incipiente, la perciben y tratan como a una vieja. «Percibir» y «tratar» no deberían acompañarse. Fiske acepta que cuando alguien la ve piense de inmediato que responde al estereotipo de señora mayor. Es normal; es lo que es, y lo asume, pero también se pregunta por qué hablan con ella como si fuera menos inteligente de lo que era una década atrás, cuando lo cierto es que sigue intelectualmente activa y publicando en revistas de alto impacto. Eso es un prejuicio que ya no resulta tan aceptable, porque, aunque hubiera una ligera correlación estadística entre un estereotipo —persona mayor, inmigrante, obeso, pijo, catalán— y ciertas características —tacaño, trabajador, clasista, limitado—, cuando conoces a alguien con dicho estereotipo no debes caer en el prejuicio de asignarle automáticamente una u otra característica. Esa persona siempre es mucho más, y la estaremos catalogando de una manera extremadamente simplista e injusta. Y por descontado, es muchísimo más inaceptable caer en la discriminación de negar un trabajo, hablar con superioridad o tratar de un modo diferente a alguien de otro estereotipo, porque eso ya es racismo, sexismo o edadismo.

Entendamos lo que quiero decir: si tienes una *startup*, estás buscando un ingeniero informático y te llegan dos currículums, uno de Irlanda y otro de Paraguay, no pasa nada si tu primer pensamiento es que el de Irlanda debe de ser mejor. Pero no decidirás automáticamente basándote solo en eso, porque es injusto y porque sabes que te puedes equivocar. Lo que harás será revisar su currículum y dimensiones de personalidad y analizar en profundidad quién es el mejor candidato. Cuando tengas toda esa información, si la procedencia todavía pesa más que otros factores, entonces estarás siguiendo un prejuicio y posiblemente ejerciendo una discriminación.

Volviendo al edadismo, Fiske entiende que si va a una tienda la perciban como una señora mayor, porque, en sociedades complejas como las que vivimos, cruzándonos con tantas personas diferentes cada día, según su teoría es normal que formemos y nos guiemos por estereotipos rápidos, ya que no tenemos tiempo de saber quién es cada persona que entra en una tienda. Y, hasta cierto punto, también es normal que prejuzguemos a partir de información escasa y superficial como la manera de hablar, de vestir o el aspecto físico. Sin embargo, debemos ser conscientes de que nuestro cerebro sigue inconscientemente estos atajos para ayudarnos a tomar decisiones rápidas a partir de información superficial, y que, por tanto, a menudo se equivoca, de modo que ese prejuicio no debe quedarse encallado. Por eso a Fiske no le sorprende tanto cómo la tratan en el súper, pero sí cómo la tratan sus compañeros de universidad, que la conocen de maravilla, y aun así caen en el edadismo.

¿Adónde voy con todo esto? Pues bien, primero quiero explicarte esta relación entre estereotipos, prejuicios y discriminación para ver si, conociendo estas trampas cognitivas que todos sufrimos, aunque sean naturales, podemos contrarrestarlas. La educación es eso: resulta más natural tirarse un pedo si tenemos ganas, pero aprendemos a controlarnos. Además, es necesario ilustrar lo impregnado socialmente que está el edadismo, a pesar de que la generación actual de mayores ya sea muy diferente a la de sus padres y abuelos. Los séniors de ahora son educados, digitales, están en buena forma física y cognitiva y son mucho más activos y comprometidos que los de hace treinta años, pero el estereotipo que tenemos de alguien mayor sigue anclado en la imagen del pasado. Bueno, quizá no para ti ni para mí, pero para la mayoría de personas e incluso instituciones sí, y es algo que debe corregirse.

Pero hay una tercera conclusión de todo esto. ¿Por qué tirarse un pedo en público está mal visto? Porque es lo que los sociólogos llaman una norma social o *social norm*. Las normas sociales son una especie de reglas conductuales no escritas que se consideran compartidas por un grupo social determinado. En España, por ejemplo, nos saludamos dándonos la mano o dos besos, y la primera vez que en Estados Unidos fui a besar la mejilla de una compañera que me acababan de presentar, ella apartó la cara como pensando «¿qué hace este?». Es una norma social apartarse a la derecha al subir escaleras mecánicas sin caminar, o vestir elegante si vas a una boda. Nuestro comportamiento está profundamente condicionado por muchísimas normas sociales, en ocasiones ni nos damos cuenta de ellas, y algunas pueden ser herencias del pasado que van perdiendo sentido, como, por ejemplo, que a la hora de ligar las chicas se contengan de dar el primer paso, porque la norma social es (o era) que debería hacerlo el chico. O, sin ir más lejos, esperar que una persona mayor se comporte en la actualidad como una persona mayor de antes. Ahí es donde quiero llegar cuando vinculo los conceptos de estereotipo y de norma social.

A veces el mundo cambia más rápido que las leyes y las normas sociales que construimos, y precisamente eso es lo que está ocurriendo con la longevidad. Un artículo de 2025 publicado en *The Guardian* titulado «You might live to be 100. Are you ready?» («Podrías vivir cien años, ¿estás preparada?») explica que, según varias proyecciones, una de cada seis personas nacidas hoy en Occidente será centenaria, convirtiéndose este en el grupo de edad que crece más rápidamente, y sugería que necesitamos una conversación individual y social sobre esta cuestión. Porque no solo se está estirando la esperanza de vida o *lifespan*, sino también la esperanza de vida en salud o *healthspan*, y eso tiene enormes implicaciones en cómo organizamos aspectos sociales como las pensiones, en cómo nos percibimos a nosotros mismos y al resto de gente mayor y qué normas sociales debemos reconsiderar.

Pero el cambio cultural va muy lento, mucho más lento que el cambio físico y psicológico de los nuevos séniors. Por tanto, lo que te sugiero es que de mayor no hagas demasiado caso de las normas sociales cuando interfieran en tu visión de la vida.

No digo que te tires pedos, pero sí que no te cohíbas a la hora de vestirte y actuar como te dé la gana en los bares o gimnasios, a pesar de que no corresponda con el estereotipo y la norma social que se espera de alguien «mayor». O trabaja en lugar de jubilarte, si es lo que quieres. De hecho, esto de que la etapa de máxima intensidad laboral coincida con la etapa de máxima intensidad familiar y luego pare todo de golpe es un constructo social desfasado; deberíamos trabajar un poco menos entre los treinta y los sesenta y un poco más a partir de entonces, cuando mantenerse activo es tan positivo. Yo ya he decidido hacerlo así. Pero os lo cuento en el cuarto capítulo.

Hasta cierto punto, los verdaderos rebeldes no son los jóvenes, a quienes ya se les presuponen inconformismos y rupturas de normas, sino los mayores, que deben luchar contra los convencionalismos, el edadismo y un conservadurismo más arraigado en su estereotipo. Por eso está muy bien que sean más descarados y que se comporten más libremente, aunque rompan alguna norma social.

No creáis que esto lo digo de manera baladí. Dejadme introducir aquí el trabajo de la gerontóloga suiza Alexandra Freund, que lleva más de treinta años investigando los procesos psicológicos que guían el cambio de comportamiento individual a lo largo de la vida, y que también se ha convertido en una de mis principales referencias en este libro. Alexandra investiga qué hace que terminemos siendo como somos, y por qué a los veinte años nos comportamos de una manera, a los cuarenta de otra y a los sesenta de otra. Está claro que hay factores intrínsecos (salimos de fiesta loca a los veinte porque tenemos más energía que a los sesenta), pero también los hay extrínsecos (se asume que salir de fiesta es cosa de jóvenes y por eso lo hacemos «cuando toca»). Es lo que Freund llama *age related expectations* o «expectativas relacionadas con la edad», que nos influyen inconscientemente en más dimensiones de las que imaginamos.

Pero en la ecuación de Freund también aparecen los *personal goals* u «objetivos personales» (aquello que deseamos hacer), y eso no siempre coincide con las expectativas relacionadas con la edad. Entonces, lo que Alexandra plantea es que todos creamos una representación mental de nosotros mismos a una edad determinada —por ejemplo, yo puedo imaginar cómo quiero verme, ser o comportarme a los sesenta años— a partir tanto de las normas sociales y expectativas relacionadas con la edad como de las motivaciones o aspiraciones personales. Esto siempre ha sido así, pero hace unas décadas las primeras pesaban mucho más que ahora, especialmente en los mayores. Pocos jubilados de hace treinta años se atrevían a salir de su estereotipo.

Obviamente, este conflicto entre lo que toca hacer y lo que queremos hacer también aparece en otras etapas vitales, pero, si lo pensamos bien, ¡resulta que los mayores son los más libres! Los jóvenes pueden desear caminos alternativos, pero normalmente carecen de libertad financiera para hacerlos realidad, y los adultos tienen demasiados líos como para rebelarse en el ámbito laboral o relacional. La presión social es más intensa. En cambio, llega un momento en que ya no temes las consecuencias de saltarte normas, porque no van a echarte de ningún trabajo ni te importa tanto la opinión de los demás. Es entonces cuando puedes decidir inclinar la balanza hacia tus anhelos y matricularte en la universidad pasados los setenta, montar una empresa, ir a un local liberal o bailotear en un concierto rodeado de jóvenes si es lo que te apetece. O incluso replicar sin complejos y actuar con superioridad cuando te sientas más sabia y empoderada. Si haces esto, sabes que quizá te señalarán y juzgarán, pero cada vez nos importa menos, porque llega una edad en que nuestras prioridades y nuestros objetivos personales están por encima de las expectativas sociales y de lo que piensen los demás. Eso no es romper normas por ser asocial, sino rebelarse ante un mundo nuevo con reglas viejas, luchar contra el edadismo y adelantarse al cambio cultural que se está gestando. Porque el espíritu no envejece.

LA EDAD SON SENSACIONES

Ya hemos comentado que la edad entendida como el número de años transcurridos desde que naciste es solo una referencia, porque tus células pueden envejecer biológicamente más o menos aprisa, tu comportamiento coincidir más o menos con el estereotipo de tu edad y tu mente sentirse más o menos joven. Pero esta edad subjetiva, el cómo nos percibimos a nosotros mismos, es más relevante de lo que parece, y merece la pena que lo analicemos.

Primero, está contrastadísimo que la mayoría de adultos nos percibimos más jóvenes de lo que somos. Una investigación danesa calculó que a partir de los cuarenta años la gente se siente de media un 20 por ciento más joven de su edad cronológica (esto significa sentirse de cuarenta y ocho a los sesenta),[8] y la encuesta alemana de envejecimiento lo redujo a un 11,5 por ciento (de cincuenta y tres a los sesenta), pero apuntando que es un fenómeno creciente. Al compararnos con otros, el estudio que cité en la introducción («How Old Do I Look? Aging Appearance and Experiences of Aging Among U.S. Adults Ages 50-80») concluyó que el 59 por ciento de las personas se sienten más jóvenes que las de su edad, el 35 por ciento igual y solo el 6 por ciento mayores.[9]

Argumento que este autoengaño ocurre porque nos comparamos con estereotipos estéticos y conductuales del pasado (nuestros padres) en lugar de tomar como referencia los modelos actuales (la gente de nuestra quinta). Pero lo interesante es que esto, en el fondo, puede ser beneficioso. Julie Ober Allen, la autora de este último estudio, asegura que «sentirse mayor y sufrir edadismo tiene una relación inversa con la salud mental y física», y que, al contrario, percibirse más joven ayuda a sentirse mejor y conduce a llevar vidas más activas y sanas.[10] Pero ¿de qué depende esta edad subjetiva? ¿Solo de la estética, o también de ciertas sensaciones corporales internas?

Hay algo muy enigmático en la relación cuerpo-mente. Aunque el vínculo que ahora estoy analizando es mente-comportamiento-cuerpo, cuando en *El cazador de cerebros* exploramos esa conexión bidireccional entre lo que ocurre en nuestro cerebro y lo que ocurre en nuestro cuerpo vimos cómo las enfermedades alteran nuestras emociones y nuestra manera de ser, pero también cómo nuestro estado mental influye en la fortaleza del sistema inmune, en la inflamación crónica y en muchos otros parámetros fisiológicos. Sumando todo esto, tanto lo conductual como lo fisiológico, no es descabellado pensar que cuidar tu aspecto o tener comportamientos juveniles lleve a que te sientas más joven, y que eso mejore tu salud y bienestar.

No soy un gran entusiasta de la medicina estética ni de los productos de belleza, ni en general del culto al cuerpo por motivos estéticos, pero de repente veo que cuidando tu imagen puedes no solo parecer más joven, sino a largo plazo también serlo. Reconozco que a partir de los treinta y cinco años mi pelo fue perdiendo densidad de manera progresiva, y llegó un punto en que noté que estaba empezando a afectar a mi autoestima, a cómo me percibía y comportaba, así que a los cuarenta y cinco años, cuando vivía en Buenos Aires, aproveché el confinamiento por la pandemia de covid para hacerme un trasplante capilar (sí, había algunas clínicas abiertas de extranjis, y me dijeron que con alta demanda). El hecho es que dicha «mejora» estética posiblemente me rejuveneció tanto de aspecto como de espíritu y conducta, y por tanto también de salud. Sin ir más lejos, varios artículos científicos, incluida una revisión reciente,[11] demuestran que hacerse una cirugía estética o cuidar el aspecto mejora la calidad de vida, reduce la ansiedad, aumenta la autoestima y la sociabilidad. Un estudio llegó a comprobar que, en pacientes con diferentes enfermedades, el uso de cosméticos para mejorar el aspecto hacía que la adherencia a tratamientos médicos fuera mayor.[12]

El asunto es delicado, porque la importancia de la estética es algo muy personal, y si se pierde el control los beneficios desaparecen y llegan las obsesiones e inseguridades. Pero aunque es cierto que teñirse las canas o maquillarse las arrugas no cambia el estado de las células, sí conduce a llevar una vida más activa y social con más hábitos de autocuidado, que quizá a medio plazo sí rejuvenece también tu cuerpo. Insisto, si no necesitas cremitas para sentirte joven y vital, fabuloso. Mejor así. Pero si una ayudita contribuye, considéralo, y ponte sin reparos ese vestido o esa camiseta que te favorece y te hace más joven. Sentirte joven de espíritu es saludable.[13]

Por otro lado, la edad subjetiva no solo depende del aspecto, sino también de sensaciones corporales internas (interocepción). ¿Cuántas veces nos duele la cabeza con solo dos vasos de vino o nos molestan las articulaciones al mínimo movimiento y decimos «ya estoy viejo»? O al contrario: hay gente que empieza a cuidarse y hacer ejercicio a una edad avanzada y de repente dice que físicamente está igual o mejor («me siento más joven») que años atrás. En el mundo de la gerontología existe actualmente una tendencia a correlacionar la edad y la salud con la funcionalidad, y, en este sentido, la fuerza y agilidad que tengamos y las señales internas que percibamos de nuestro cuerpo pueden ser más definitorias de la edad subjetiva personal que la imagen reflejada en el espejo. Una cosa es cómo te ves y otra cómo te sientes. Ambas sensaciones están relacionadísimas, como acabo de comentar, pero merece la pena separarlas, porque este concepto de edad como interocepción no está tan extendido, y quizá sea el más determinante de todos.

Espero haber deconstruido en este capítulo los diferentes significados del término *edad*, argumentado que la vejez no son números sino estados y percepciones y convencido de que da igual si lo llamamos *gerontolescencia*, mayores, séniors, *sexigenarios*, *viejóvenes*, maduros o lo que sea; lo importante es asumir que tenemos muchas posibilidades de alcanzar una vida más larga y sana de lo que imaginamos, con una etapa de plenitud y oportunidades que hace unas décadas solo estaba reservada a unos pocos, y que, teniendo esto en cuenta, es casi obligado plantearnos: «¿Qué quiero ser de mayor?». En los siguientes capítulos abordaremos los diferentes ámbitos desde los que puede responderse esta pregunta y aprenderemos cómo lograr nuestros objetivos. Para empezar a orientarnos, terminemos con una recomendación genérica que nos puede ayudar mucho a organizar ideas y prioridades, a definir qué queremos ser de mayores y a diseñar la manera de llegar a serlo.

CÓMO CREAR UN PLAN DE VIDA

Si te propongo crear tu «plan de vida», corremos el riesgo de escribir algo parecido a esa lista de deseos de año nuevo, de los que con suerte cumples la mitad. Pero si nos lo tomamos en serio, hay mucha investigación confirmando que diseñar un *life plan* o plan de vida —en otras palabras, plantearse «¿qué quieres ser de mayor?»— contribuye al autoconocimiento y ayuda a clarificar los valores que realmente te importan, a establecer prioridades, a dirigir mejor tus acciones, a sentirte más libre, a lograr objetivos, a tener una visión clara de cómo quieres que sea tu futuro, a sentirte más motivada y optimista y, en última instancia, a tener mejor salud, mejores conexiones sociales, más seguridad económica y vivir más y mejor. En función de tu personalidad, tu plan de vida puede ser más estricto o más flexible, pero es importante que sepas que, más allá de si lo cumples o no, el hecho de invertir tiempo de calidad reflexionando sobre estos términos ya ofrece beneficios.

¿Qué es un plan de vida?

Un plan de vida es una especie de hoja de ruta que sirve para conocer en profundidad cómo quieres que sean los años que tienes por delante, prepararse para los cambios que vendrán, controlar tu destino y planificar acciones para lograrlo.

La mayoría de nosotros nunca hemos pensado de manera estructurada qué queremos ser de mayores, y eso conlleva que no tengamos tanto control sobre nuestro futuro como querríamos. Tomamos decisiones cortoplacistas que nos permiten navegar bien por el día a día y sentirnos a gusto, pero en realidad estamos dejándonos llevar por la corriente, tomando decisiones que quizá no son las más acertadas a largo plazo y corriendo el riesgo de quedar desprevenidos ante los cambios económicos, de salud, familiares, emocionales o sociales que irán llegando. Un ejemplo muy claro son las personas —generalmente hombres— que no planean cómo quieren que sea su vida después de jubilarse y durante los primeros meses sufren —ellos y sus personas cercanas— una crisis que los deja bastante desanimados por un tiempo indefinido. Y eso que sabemos de sobra que, por ejemplo, una «socialización anticipatoria» (aumentar o fortalecer las redes de amistades) ha demostrado reducir el estrés ante cualquier transición vital.

Por eso es tan importante empezar a plantearse pronto qué queremos ser de mayores. Un informe llamado «Life Plan in the Age of Longevity: Insights for Boomers»[14] del Stanford Center for Longevity empieza recordándonos que una mujer de sesenta años con buena salud tiene un 50 por ciento de posibilidades de superar los noventa años, un 33 por ciento de superar los noventa y cinco y un 14 por ciento de pasar de los cien. En hombres la probabilidad es un poco inferior, pero los porcentajes irán subiendo para ambos géneros. Sin embargo, cuando los investigadores contrastan estos buenos datos de esperanza de vida con los datos económicos, se dan cuenta de que solo el 30 por ciento de los estadounidenses de cincuenta y cinco años tiene suficientes ahorros para vivir de manera digna durante sus últimas décadas. Este informe de Stanford y otros que he leído, como el «Life Plan for the Life Span»[15] de la APA (Asociación Americana de Psicología), recomiendan plantearse un plan de vida entre los cincuenta y los sesenta años.

Sé lo que estás pensando: entre que el futuro es incierto, que tenemos preocupaciones más urgentes, que el mundo está volviéndose loco y que nos incomoda muchísimo pensar cómo seremos de mayores, hacer un plan de vida no es algo que nos resulte emocionalmente agradable. De nuevo, con la longevidad que nos espera, prepararse es la clave para aumentar las probabilidades de disfrutar de una madurez saludable, cómoda y feliz.

Puntos clave del plan de vida

Todo plan de vida debería abordar al menos estas seis dimensiones, que, como se notará, están en sintonía con las seis reglas de oro de la longevidad mencionadas anteriormente:

1. *Salud y bienestar*: qué hacer para que tu cuerpo y tu mente estén lo más sanos y vitales posible, y para mantener aspiraciones que te hagan sentir motivado y optimista.
2. *Finanzas*: cómo querrías gestionar tu vida laboral, tu jubilación, y qué ahorros necesitarás para las necesidades previstas de la vejez.
3. *Hogar*: decidir dónde y cómo quieres vivir. Tener claro si quieres seguir en tu ciudad y vivienda actuales o si preferirías mudarte en algún momento a un entorno diferente.
4. *Vida familiar*: reflexionar cómo quieres que sean tus relaciones de pareja y familiares.
5. *Conexiones sociales*: crear redes tanto de amistades estrechas como de conexiones cordiales, y empezar a vincularse a actividades comunitarias.
6. *Aficiones y crecimiento personal*: cultivar nuevas aficiones y aprendizajes que te diviertan y contribuyan a un envejecimiento activo y participativo.

Algo interesante que tener en cuenta es que en el punto de las aficiones —en realidad también en todos los demás— puedes usar como referencia a tu «yo aspiracional» más que a tu «yo real». Me refiero a que, durante nuestra vida, todos hemos acumulado sueños que parecen haberse quedado atrás, y quizá ahora sería el momento de cumplirlos. Un ejemplo: muchos de nosotros sentimos una preocupación genuina por el medioambiente y nos gustaría comprometernos más activamente con el problema. Nuestro «yo aspiracional» es el de un activista medioambiental, pero nuestro «yo real» es el de un tipo ocupado con mil fregados que lo máximo que hace por el planeta es compartir mensajes en redes sociales. La oportunidad de reinventarse y de ser esa activista, ese músico, ese viajero, voluntario, emprendedora, experta en quesos o lo que sea que siempre has querido ser, está ahí, frente a ti. Esto mismo aplica incluso con la aspiración a cumplir roles diferentes dentro de tu propio ámbito laboral. De alguna manera, tener objetivos es más importante que conseguirlos.

Pasos a seguir para crear un plan de vida

Todo esto es un trabajo individual, o quizá de pareja en algunos aspectos, pero las guías sugieren seguir esta serie de pasos para facilitarte el proceso:

1. *Evalúa tu situación actual:* debes conocer bien tu estado de salud, tu situación financiera, qué te gusta y qué no de tus condiciones de vida, trazar un mapa de conexiones sociales y analizar qué aspectos contribuyen a tu realización personal. Puedes incluso calificar la satisfacción en cada área con una escala del 1 al 10 para identificar aquellas que necesitan una mayor atención.
2. *Definir objetivos*: resulta sumamente útil establecer objetivos específicos, medibles, alcanzables, relevantes y delimitados en el tiempo para cada dominio. Por ejemplo, perder cinco kilos en x meses y mantenerse así, o ahorrar una cierta cantidad al año para tu jubilación.
3. *Priorizar áreas*: concéntrate en las áreas de tu vida que para ti tienen una puntuación más baja en términos de satisfacción.

4. *Definir acciones*: establece qué pasos seguirás para alcanzar los objetivos. Por ejemplo, ir tres días a la semana al gimnasio, programar controles médicos regulares, consultar a un asesor financiero o apuntarse a cierta actividad en grupo.

5. *Revisión y actualización*: es bueno revisar el plan periódicamente, cada año o después de eventos importantes, para ajustarlo a los cambios inesperados o corregir aquello que no funcione. La flexibilidad es crucial para garantizar que el plan siga siendo relevante.

Preguntas difíciles que debemos hacernos

Para que quede todavía más claro, es útil hacerse una serie de preguntas sobre asunciones y expectativas que fuercen primero a una reflexión y luego a una respuesta. Algunas de las siguientes preguntas han sido extraídas del documento de la APA citado anteriormente:

1. *¿Cuánto tiempo es probable que viva?* Todos podemos sufrir un problema de salud inesperado, pero lo cierto es que, si tienes cincuenta o sesenta años, la probabilidad de llegar en buen estado a los ochenta y cinco es más alta de lo que imaginas, y ser conscientes de nuestra edad prospectiva cambia la perspectiva respecto de aquellos que no se lo habían planteado.

2. *¿Qué es lo que te ilusiona de envejecer?* Cuanto más optimista sea la respuesta, mejor preparada estarás para afrontar los desafíos positivos y negativos del envejecimiento. Las personas con percepciones más optimistas sobre el envejecimiento reportan una mejor salud funcional y viven más que aquellas con percepciones menos optimistas. Si eres escéptico y crees que hay autoengaño en este planteamiento, porque en realidad esto

de envejecer es un fastidio, recuerda las estadísticas que demuestran que los índices de bienestar aumentan después de la crisis de mediana edad. La madurez puede ser una época fabulosa, llena de libertad y oportunidades. Planteártelas te ayuda no solo a cumplirlas, sino, y lo que es aún más importante, a reforzar esta actitud positiva que te hará seguir un envejecimiento más activo, sano y feliz.

3. *¿Cómo puedo aprovechar al máximo la experiencia y la sabiduría que he acumulado durante mi vida?* Valora tus fortalezas y poténcialas: ellas te ayudarán a compensar posibles pérdidas en otras áreas, como los tiempos de reacción físicos y mentales más lentos. Nuestro cerebro no estará tan fresco como el de un treintañero, pero en general está amueblado con mejores recursos. Para muchos aspectos vitales, la experiencia sí marca la diferencia.

4. *¿Cómo puedo maximizar mis funciones cognitivas (como la memoria y la resolución de problemas) a medida que envejezco?* Las investigaciones demuestran que una mente activa, el ejercicio físico y una amplia vida social permiten maximizar las habilidades cognitivas y de memoria. Lo ideal es que esto lo consigamos sin esfuerzo, sin que represente una obligación. Por tanto, buscar aficiones, deportes o *hobbies* que nos motiven y desafíen a nuestro cuerpo y cerebro suele ser la mejor estrategia.

5. *¿Qué aspectos de mi salud física debo mejorar, y cómo?* Debes analizar si estás comiendo todo lo sano que deberías, si puedes hacerte revisiones médicas más exhaustivas, si necesitas suplementos específicos, si el ejercicio que haces es suficiente y adecuado para ti, si duermes bien, si manejas adecuadamente el estrés, y muchos otros aspectos que analizaremos en profundidad más adelante.

6. *¿Dónde y cómo querré vivir?* Debemos plantearnos si cuando tengamos libertad querremos vivir en zona urbana

o rural, en un tipo de vivienda o en otro, en una ciudad específica, o si preferimos alternar varios entornos diferentes. O incluso plantearse pasar unos primeros años en un sitio y luego en otro. Es importante ser conscientes de que, a medida que nuestras prioridades y necesidades cambien, debemos cambiar también nuestro entorno por uno que nos permita acceder a los servicios que requiramos, pero también hay que recordar que esto puede tardar mucho en ocurrir.

7. *¿Seré feliz con mi estado actual familiar y romántico?* Este es uno de los puntos más conflictivos, especialmente para algunas parejas cuya relación está deteriorada. Estos casos resultan más difíciles de valorar, porque siempre hay que tener en cuenta los condicionantes de soledad, cuidado mutuo o aspiraciones vitales que involucran.

8. *¿Cuáles son mis valores?* Aprender, ayudar, disfrutar... Debes preguntar a tu corazón cuál es esa esencia que te empuja y te satisface de una manera casi espiritual. No es fácil, porque el día a día trae demasiado ruido como para afrontar el autoconocimiento profundo, pero se trata de buscar motivaciones o misiones aspiracionales. Por ejemplo, «contribuir a proteger al planeta». Después, ante cualquier misión, tendrás que definir tu rol (activista, filántropo...), el impacto que querrías lograr y qué acciones emprenderás para conseguirlo. Deberías poder rellenar varias frases con esta estructura: «Soy una ___ que hace ___ para conseguir ___». Este ejercicio ayuda a saber quiénes somos, qué queremos ser de mayores y cómo podemos lograrlo.

9. *¿Tendré suficientes recursos económicos?* Este también es un tema delicado, porque, como veremos más adelante, llevar vidas intensas cargadas de ocio y actividades implica un gasto mayor que el de las generaciones anteriores, que llevaban retiros más pasivos. Saber cómo ahorrar e invertir es fundamental.

10. *¿Cuándo y por qué querré o podré dejar de trabajar?* Cada persona es un mundo, pero cada vez hay más profesionales que no quieren una jubilación total y buscan seguir activos laboralmente, eso sí, con menos presión y más vocación. Por eso, es importante conocer tus opciones y reconocer lo bueno y lo malo que supone el trabajo en tu vida.

11. *¿Qué tipo de amistades y actividades sociales me motivan más?* De nuevo, muchas veces socializamos por inercia con las amistades más cercanas, cómodas y fáciles de mantener. Para un buen bienestar, esto no es suficiente y requiere de nosotros una reflexión sincera.

12. *¿Qué sueños del pasado podría retomar?* Soñar no es ingenuo. Quizá en el pasado tuvimos grandes ilusiones que en algún momento dimos por perdidas porque no éramos conscientes de la cantidad y la calidad de los años que tendríamos a nuestra disposición de mayores. Revivamos esos sueños. Algunos pueden ser más ambiciosos, como dar la vuelta al mundo, montar una empresa o convertirse en actriz *amateur*, y otros más banales como aprender a hacer paellas o ligar todo lo que no ligaste de joven. No nos obsesionemos, pero tampoco nos cohibamos.

Esta lista no está cerrada ni pretende ser definitiva. Puede ampliarse todo lo que queramos. Es un simple ejercicio para definir una visión poderosa de cada área, interiorizar nuestros estados real y aspiracional, crear nuestro plan de vida y volvernos artífices de nuestro propio futuro. Por cierto, varios estudios en el contexto de la *goal setting theory* («teoría del establecimiento de metas») demuestran que si defines y escribes tus objetivos tienes el doble de posibilidades de cumplirlos que si solamente los piensas.[16] Así que no te despistes…

2

Psicología: el gran cambio de mentalidad

> Al envejecer se tiene más prudencia y se hacen más locuras.
>
> François de La Rochefoucauld

Un domingo de marzo de 2025 fui a la Cadena SER para participar, como cada semana, en la sección de ciencia de *A vivir que son dos días.* Al llegar al estudio, Isa, guionista del programa, me presentó a sus tíos, que estaban de visita. «Os escucho cada domingo, y por tu voz y tu manera de hablar te hacía más mayor», me dijo su tía. «Bueno, soy mayor, ¡ya he cumplido los cincuenta!», respondí con una sonrisa, y esperando ese «pues no lo pareces» que tanto nos reconforta. Pero no dio tiempo, porque Isa se apresuró a decir: «¡Bah! Esto no es nada... A los cincuenta se es joven todavía».

Por aquel entonces ya andaba escribiendo este libro, y me asaltaron dos pensamientos. El primero fue darme cuenta de lo fácil que me resultó definirme como alguien mayor, cuando poco tiempo atrás me hubiera resistido a abandonar la etiqueta de joven. Vi que estaba perdiendo el edadismo y ganando una mirada positiva de la madurez, empezando a verla como una etapa en la que estaba entrando con más ilusiones que miedos. El segundo fue todavía más significativo: «¿En qué momento de la historia dejamos de considerar mayor a una persona de cincuenta años?». Hace solo unas pocas décadas, cualquier persona de cincuenta años era un señor o una señora y hace siglos un viejo o una vieja, si es que vivía todavía. Ahora ya no es así. Y este es el gran cambio sociocultural que estamos viviendo: ver a una persona de cincuenta años como alguien joven y a una de más de sesenta o de setenta como alguien con plenas capacidades físicas, cognitivas y conductuales para hacer lo que quiera en el ámbito laboral, lúdico, relacional y vital, como cualquier persona de menor edad.

Sin dejar del todo *A vivir*, recuerdo otra anécdota parecida durante una cena con Juan Luis Arsuaga y Juanjo Millás en un restaurante de Valencia tras un evento que tuvimos en el Oceanogràfic. Estábamos los tres enzarzados en disquisiciones sobre las etapas de la vida, cuando de repente Juanjo dijo que estábamos cenando «dos viejos y un chico». Yo me puse a reír, pero Juan Luis saltó indignado: «¡De ninguna manera! ¡Setenta no es nada, se pueden hacer muchísimas cosas todavía!». Y terminamos la noche emplazándonos Juan Luis y yo a una aventura que años atrás se hubiera considerado solo apta para jóvenes (como nosotros).

Porque esa es la actitud vital apropiada: pensar que todavía podemos hacer todo lo que nos apetece. Seguramente no como a los treinta años, claro, pero sí adaptándolo y disfrutándolo incluso más. Y esto nos debe motivar a la hora de cuidarnos y preparar lo mejor posible tanto nuestros músculos y arterias como nuestras neuronas y pensamientos para la etapa tan bonita que nos espera. Pero ¿lo hacemos?

En 2025, el centro de investigación Ageingnomics de la Fundación Mapfre publicó el barómetro «Séniors y Salud en España» a partir de una amplísima encuesta realizada a personas de entre cincuenta y cinco y setenta y cinco años, y observaron un detalle muy significativo: cuando se les preguntó cuánto cuidaban su salud del 0 al 10, respondieron un 7,5 de media. Al consultar cuánto cuidaban la alimentación, salió un 7,4. Pero a la pregunta sobre cuánto cuidaban su salud emocional, la respuesta fue un 4,4. Esto es tremendamente revelador. Estamos bastante bien concienciados para cuidar nuestro cuerpo y nuestra salud física, pero suspendemos a la hora de cuidar nuestra mente, autoconocimiento y desarrollo personal, aspectos que son fundamentales para vivir con satisfacción. Por eso, al contrario del orden que podría parecer lógico, este libro sitúa el capítulo de la psicología antes que el de la salud. Porque la principal revolución de la nueva longevidad no está en los cromosomas o en las mitocondrias, sino en las ideas y las actitudes. Centenarios y personas muy longevas siempre ha habido, pero que en la actualidad tanta gente se perciba joven a los setenta y cinco es algo inaudito en la historia de la humanidad.

Optimización selectiva por compensación («geriatrizar mi barco»)

José «Pepe» Viñas es uno de los investigadores más reconocidos en envejecimiento saludable. Fui a la Universitat de València a entrevistarle sobre sus estudios de fisiología, pero en realidad lo que me encandiló fue lo que hizo con su barco. Resulta que a Pepe le encanta navegar, tiene su barquito en un pueblo de la costa valenciana, y se escapa con él siempre que puede. Quienes hayáis subido alguna vez a un velero os habréis fijado que solo el hecho de entrar desde el puerto ya resulta complicado, y luego moverte por dentro puede ser tedioso, resbaladizo e incluso peligroso si el mar está bravo. A sus casi ochenta años, la familia de Pepe empezaba a pedirle que dejara de ir solo con el barco por miedo a que se cayera o le pasara algo. ¿Qué hizo él? Geriatrizar su barco, modificarlo para que dejara de ser peligroso para una persona de su edad: instaló una pasarela, sitios de los que agarrarse, etc. El concepto es tan sencillo como poderoso: no dejar de hacer algo que te gusta por el mero hecho de que empiece a resultarte difícil, sino adaptarlo para que se vuelva fácil.

Parece obvio, pero no lo es. Por ejemplo, en gente que practica mucho deporte se observa que, a medida que ven sus capacidades mermadas, cambian su actividad física preferida por otras «más adecuadas» para su edad. Eso es una opción, claro, pero si lo que realmente te apasiona es un deporte o una actividad física determinada, no lo dejes, y busca la manera de adaptarla para poder seguir practicándola.

Poniéndonos formales, esto es lo que propone el modelo de optimización selectiva por compensación (*selective optimization with compensation*, o SOC), publicado inicialmente por los investigadores en psicología del desarrollo Paul y Margret Baltes a finales de los años noventa, como marco conceptual para definir estrategias que sirvan a las personas para adaptar las actividades cotidianas a los retos del envejecimiento y mantener su funcionalidad a pesar de las pérdidas propias de la edad. Ya sé que este término puede parecer bastante críptico, pero simplificándolo mucho, la estrategia de optimización selectiva por compensación consiste sencillamente en concentrarse en áreas que resultan relevantes para nuestra vida (seleccionar) y mejorar nuestras habilidades y recursos disponibles (optimizar) para remediar ciertas limitaciones que surgen con el envejecimiento (compensar). Por ejemplo, si para un músico tocar el piano es parte fundamental de su vida, pero empieza a notar que la agilidad de sus dedos está disminuyendo, en lugar de frustrarse y dejarlo o asumir que debe reducir su grado de exigencia, puede seleccionar piezas de música que no requieran movimientos rápidos, fijarse más en la expresividad que en el virtuosismo o incluso simplificar pasajes de piezas complejas. Como hizo Pepe con su barco, nunca debería dejar de tocar el piano o sentir que lo hace peor y disfrutar menos.

Lo mismo aplica en la vida profesional. Si de repente irrumpe la revolución digital en una empresa y una persona mayor nota que su capacidad para aprender nuevas tecnologías ha disminuido, puede enfocarse en áreas de su trabajo en las que la experiencia tiene más valor (selección), actualizar sus habilidades en esas áreas específicas mediante cursos o práctica (optimización), o usar herramientas de asistencia tecnológica (compensación). La optimización selectiva por compensación le permitirá seguir siendo un empleado excelente. Porque lo que logramos depende tanto de nuestra capacidad intrínseca como de los retos del entorno, y el mensaje principal es que cuando aumentar significativamente lo primero no es una opción, reducir lo segundo sí lo es. De nuevo, se trata de geriatrizar un barco si se desea seguir navegando.

Ya sé que parece simple, pero déjame que te lo complique diciéndote que en realidad no es la única estrategia que se puede seguir para afrontar los retos del envejecimiento, pues los científicos hablan también de la ARP o *age-related preparation* («preparación asociada a la edad»). La ARP consiste en anticiparse a los cambios antes de que lleguen las dificultades. Un ejemplo muy claro es ahorrar cuando tienes recursos económicos sabiendo que en la jubilación tendrás una menor pensión. En otros ámbitos, Pepe también podría haber asumido que en un momento determinado navegar sería un problema, e ir desarrollando poco a poco otra pasión menos exigente hasta llegar a sustituirla. Tomar una decisión u otra no es ser un cobarde o un inconsciente, ni se debe juzgar a la ligera. Alguien que juega al fútbol puede pensar que el riesgo de lesión aumenta y decidir cambiar de deporte, mientras que otro no abandonará el fútbol y, anticipando las dificultades, buscará campos más seguros, compañeros y liguillas menos competitivas, y hará ejercicios y estiramientos específicos para reducir el riesgo de lesión.

Tanto en una situación como en otra, los expertos utilizan una nueva expresión para referirse a esta anticipación de problemas futuros asociados al envejecimiento y su gestión antes de que se manifiesten. Lo llaman *proactive coping* o «afrontamiento proactivo», una estrategia que implica planificar, establecer metas, potenciar habilidades y buscar información y recursos que ayuden a las personas mayores a mantener su independencia, bienestar y calidad de vida a medida que envejecen. Es lo contrario al *reactive coping* o «afrontamiento reactivo», que consistiría, por ejemplo, en pedir ayuda para que alguien haga algo por ti cuando la situación se pone difícil. Está claro que también es una opción, y que Pepe podría contratar a alguien para que le llevara en su barco, pero no es lo mismo, y cuando los investigadores contrastan ambas estrategias se dan cuenta de que, por ejemplo, en el ámbito del hogar, adaptar los entornos y fortalecer habilidades para ganar autonomía mejora la sensación de bienestar, reduce el estrés y aumenta la resiliencia.[2]

Al final es una decisión personal que depende de cuánto valoras seguir haciendo algo, de cuánto estás dispuesto a sacrificar y, según los autores del trabajo en ARP, también de tu personalidad, capacidades cognitivas, clase social, educación, estructura familiar, recursos económicos y acceso a servicios comunitarios. Nada es tan simple, pero recuerda que sí tienes margen de decisión; una alpinista puede dejar de subir montañas y contentarse con pasear por la naturaleza, puede entrenarse duro para seguir conquistando picos asumiendo el riesgo, o puede decidir subir montañas más fáciles utilizando ayuda si la necesita. Hay personalidades más propensas a seguir una estrategia u otra, y lo más probable es que no siempre elijamos en la misma dirección.

En cuanto a la motivación y la satisfacción vital, parece que la optimización selectiva por compensación es la estrategia ideal, pero no la más frecuente, porque no solo depende de nosotros sino también del edadismo y de los mensajes que llegan de nuestro entorno, muchas veces inocentes y bienintencionados, pero en ocasiones dañinos. El hijo de ese abuelo que coge la azada en su huerto y le dice que deje de hacerlo porque se hará daño, no lo hace por maldad, todo lo contrario, pero no le está ayudando porque le quita ilusión, autonomía y le hace sentir viejo. A veces parece que cuando alguien se hace mayor tenemos permiso para volver a tratarle como a un niño y decirle lo que puede o no puede hacer. Y aunque sí es cierto que este momento llega, no debemos precipitarlo más de la cuenta.

Con las expectativas y las normas sociales ocurre algo parecido. Ya os hablaré más adelante de la sexualidad en la madurez, que da mucho juego, pero en esto también funciona la estrategia de optimización selectiva por compensación. Hay quienes aparcan el sexo a pesar de disfrutarlo, quienes sustituyen coitos acrobáticos por prácticas menos intensas pero igual de satisfactorias (o incluso más) y quienes recurren a la ayuda química para mantener el listón bien alto. La decisión debe depender exclusivamente de ti. Si algo te importa poco, no ocurre nada por dejarlo pasar, pero si algo te gusta, no lo sacrifiques y sé creativo a la hora de buscar la manera para seguir disfrutándolo.

Geriatrizar un campo de fútbol

Casi todo lo que comento en este libro implica tanto una responsabilidad individual como una colectiva. Si un ayuntamiento prohíbe las tiendas de comida basura cerca de las escuelas, los alumnos comerán menos porquerías. En este sentido, el modelo SOC también puede aplicarse a otras áreas más sociales, como al ámbito empresarial. Una investigación lo aplicó en departamentos de recursos humanos de diferentes compañías para mejorar el bienestar y el rendimiento de los empleados más sénior: en un hospital con el colectivo de enfermeras, y vio que tanto bienestar como rendimiento mejoraban si se seleccionaban, optimizaban y compensaban ciertas tareas.[3] Otros, sin ir más lejos, lo ven como una oportunidad de negocio en el marco de la *silver economy*, y se lanzan a diseñar productos y experiencias optimizadas para las personas mayores.

Espero que cada una y cada uno de vosotros esté pensando qué cosas ha abandonado o está a punto de abandonar y que quizá después de leer esto se plantee retomarlas. A mí, por básico que parezca, me ocurre con el fútbol. De joven me apasionaba jugar al fútbol, llegué a ser el máximo goleador de mi equipo, y seguí jugando cuando me mudé a Washington D. C. Pero lo dejé de manera radical cuando decidí vivir en Estados Unidos, ya que no disponía de seguro médico y los gastos hospitalarios de una eventual lesión me hubieran arruinado. Mucho después intenté retomarlo a mis cuarenta y bastantes, pero cuando a medio partidillo me di cuenta de lo que había perdido, me frustré y no jugué más. Comprendí que no podía hacerlo como antes, seguía dándome miedo la posibilidad de lesionarme, e inconscientemente lo di por perdido a pesar de que me hubiera encantado volver a jugar. Llegué a sustituirlo por el pádel (que es divertido, pero ya ves), y mientras escribo estas líneas regresa la esperanza. ¿Y si hubiera una liga sénior con normas diferentes, donde cualquier contacto fuera falta y además estas se tiraran sin barreras, el suelo fuera de un material más benévolo con las articulaciones, y los fabricantes deportivos sacaran unas protecciones o zapatillas especiales para evitar lesiones? ¿Y si de repente pudiera volver a correr detrás de un balón? Sin duda me haría feliz y me motivaría para entrenar y estar más en forma. Me lo apunto.

LA CRISIS DE LOS CUARENTA TAMBIÉN SE RETRASA

La crisis de los cuarenta ya nunca llega a los cuarenta. A los cuarenta la gente está *on fire* y con mil obligaciones y distracciones como para preocuparse por el sentido de su vida. De hecho, poco a poco el concepto se ha ido sustituyendo por «la crisis de los cincuenta», pero ni siquiera así parece encajar. Quizá el término inglés *midlife crisis* («crisis de mediana edad») sea más adecuado, ya que no se circunscribe a una edad determinada sino a una sensación subjetiva de «momento extraño» a nivel vital por la que se supone que todos pasamos tarde o temprano. Pero ¿lo hacemos?

La expresión *midlife crisis* fue acuñada en 1965 por un psicoanalista canadiense llamado Elliot Jaques para describir una

76

etapa de autoevaluación ante la sensación de haber superado ya la mitad de la vida, de ansiedad relacionada con no haber cumplido con ciertas expectativas, con la llegada de los primeros signos de envejecimiento y una mirada turbia y desganada hacia el futuro, plagada de las presiones laborales y familiares que se suelen acumular entre los cuarenta y los cincuenta. En realidad, Elliot Jaques solo lo planteó como una idea a partir de sensaciones personales, citando casos de músicos y artistas cuya creatividad se estancó en el ecuador de sus vidas, pero sin investigarlo a fondo ni apoyarlo empíricamente. Aun así, la expresión enseguida cobró popularidad, empezó a aparecer en películas, se hizo un hueco en la cultura popular y, como ocurre a menudo con el efecto placebo, muchas personas empezaron a experimentar una crisis de los cuarenta que no hubiera sido tan acusada si el término no hubiera existido.

Digo «tan acusada» porque algo de razón sí tenía. Estudios posteriores que investigaron la existencia y las características de la crisis de mediana edad sí la caracterizaron como un fenómeno que se da en muchas personas —no en todas— en algún momento entre los cuarenta y los cincuenta y cinco años, que resulta más frecuente en hombres que en mujeres, y en el que «los hombres en particular dejan de perseguir activamente sus metas y pasan a revisar sus logros, evalúan lo que han y no han conseguido, y a veces toman medidas drásticas para cumplir alguno de sus sueños», dice la revisión bibliográfica más exhaustiva sobre el tema.[4]

Por supuesto, esta definición resulta demasiado genérica, pero el artículo profundiza y explica que el fenómeno puede desencadenarse por muchos motivos: hay quien la sufre tras una crisis fuerte de pareja o por la saturación de obligaciones y la pérdida de libertad que implican los requerimientos familiares, en algunos casos el desánimo se dispara de repente tras una decepción laboral o personal, para otros es un proceso continuo de descorazonamiento, y también hay muchas personas que no la sienten nunca. Porque en realidad no existe ningún proceso biológico que marque que a los cuarenta o a una edad determinada deba aparecer una crisis de identidad o algo por el estilo. Es cierto que las mujeres suelen sufrir fluctuaciones emocionales al ritmo de sus alteraciones hormonales durante la menopausia y que los hombres experimentan más desánimo y menos vigor a medida que la testosterona va bajando, pero eso no conlleva necesariamente una crisis existencial. Si es que llega, la crisis se da por la sensación de que el tiempo está pasando y algunos sueños de juventud van alejándose, que los embrollos laborales y familiares en los que nos hemos metido nos roban grados de libertad, y que el espejo se convierte en un traidor abominable. Pero todo esto es relativo.

Ya sé que el consejo de ver el vaso medio lleno en lugar de medio vacío es muy cutre, y no se trata de autoengañarnos pasándonos de optimistas, porque después el golpe con la realidad es más fuerte. Pero quienes investigan la *midlife crisis* la plantean, efectivamente, como una cuestión de perspectiva. Argumentan que podemos enfocarnos en lo negativo: «Una época de mayor responsabilidad financiera tanto por los hijos como por los padres, donde se empieza a notar una disminución de la resistencia física y la salud, con una meseta profesional acompañada de decepción, aburrimiento y frustración, pérdida emocional cuando los hijos abandonan el hogar y/o mueren los progenitores, una etapa de la vida matrimonial carente de emoción», como en lo positivo: «Un período de libertad personal con máximo rendimiento y mayor estatus en el trabajo, buena salud física, vida marital revitalizada después de que los hijos se hayan ido del hogar, y redes sociales en expansión». Aquí lo importante es que la mayoría de veces no todo es tan blanco o tan negro, y que muchos de los factores que nos condicionan no dependen de nuestras actitudes y decisiones. Pero otros sí.

Vayamos poco a poco y analicemos primero ese aspecto tan interesante de que los hombres y las mujeres viven esta «crisis» de maneras diferentes. Mi interpretación, tras haber leído bastante al respecto, es que no depende de ningún factor biológico o psicológico propio de un género u otro, sino de qué actitudes y contextos suelen estar más presentes para los hombres o para las mujeres. Por ejemplo, uno de los factores que más influye en la aparición de la crisis de mediana edad es haber dado mucha importancia al trabajo y al éxito laboral y llegar a un momento de estancamiento, quizá incluso de retroceso o sensación de inseguridad ante la llegada de jóvenes más capaces, lo que lleva a la decepción por la impresión de perder ese tan preciado estatus. Tradicionalmente, esto ha sido más propio de los hombres, en cuya formación de la identidad la carrera profesional ha tenido más peso, y ha podido contribuir a la estadística de que estos sufren más la crisis de mediana edad que las mujeres. Pero, siendo un factor con tanta carga cultural, a medida que las expectativas laborales de hombres y mujeres se van igualando, poco a poco el papel de este aspecto será menor en la crisis de mediana edad.

Otro factor que apuntan los investigadores para justificar la diferencia en la crisis de mediana edad es que los hombres reprimen más sus emociones y les cuesta más buscar ayuda frente al estrés o la ansiedad que a las mujeres. Además, ellas suelen contar con redes de apoyo emocional más fuertes. Hay mucho de norma social en esto, y la tendencia vuelve a ser la de parecernos cada vez más. Incluso se dice que ambos géneros sienten inseguridad por la pérdida de atractivo físico, pero que en los hombres es más acusada porque las mujeres han sufrido presión desde más jóvenes y, por tanto, han desarrollado una mayor resiliencia. De nuevo, tal y como avanzan las sociedades occidentales, eso no depende del género sino de la personalidad de cada uno.

También se perciben diferencias en la manera de responder a estas «crisis de mediana edad», que, según un estudio, solo el 10-15 por ciento de las personas experimentan de manera genuina e intensa. Las investigaciones apuntan a que los hombres suelen reaccionar con mayor impulsividad (cambios de trabajo, compras compulsivas, relaciones extramaritales) y las mujeres tienden a adoptar estrategias más reflexivas y a buscar apoyo social o terapéutico.

Dicho esto, ¿qué factores pueden intensificar la crisis? Pues los previsibles: el estrés continuado nos hace percibir el mundo de manera más negativa que estando calmados, las personalidades con mayor neuroticismo y tendencia a la ansiedad también suelen tener una interpretación más oscura de la realidad, mientras que rasgos como la extroversión, la alta autoestima y la sociabilidad parecen ser protectores. Un estudio coreano correlacionó la cantidad de responsabilidad y el estrés familiar con la intensidad de la crisis, otro concluyó que las tensiones financieras acentúan de manera crítica la crisis de mediana edad y otro apuntó al historial psicológico: las personas que ya han sufrido crisis previas de identidad no desarrollan resiliencia, sino todo lo contrario, la siguiente crisis les afecta más. Asimismo, se especula que estar insatisfecho en una relación es peor que estar soltero o en una relación satisfactoria, y que la emancipación de los hijos puede implicar tanto una liberación como un síndrome de nido vacío. Lo que sí se ve como un agravante es convertirse en la «generación sándwich» y cargar con el estrés del doble cuidador cuando coincide la necesidad de ocuparse al mismo tiempo de hijos y de padres.

No pretendo hacer un análisis académico del tema y no me voy a obsesionar con elaborar una lista exhaustiva de causas y soluciones, entre otras cosas porque no es un asunto tan bien definido. Sin embargo, imagino que mientras leías lo que acabo de escribir te habrán pasado cosas por la cabeza, y eso en sí ya es positivo y nos sirve para ir planteando capítulos posteriores en los que ahondaremos en la necesidad de crear una nueva narrativa interior, fomentar la conexión social, abrazar el cambio, el aprendizaje y la autenticidad, usar el ejercicio físico para mejorar nuestra mente, y, aunque suene un poco de Perogrullo, esperar a que pase esta época difícil sabiendo que —al menos estadísticamente— la satisfacción vital aumentará en la siguiente.

Permíteme una reflexión final sobre la caricatura de la crisis de mediana edad que tenemos en mente: un señor de cincuenta y cinco años comprándose un coche deportivo o tonteando con mujeres más jóvenes «ahora que todavía hay tiempo», o señoras vistiéndose de manera más juvenil de lo que las normas sociales caducas dictaban. Normalmente la gente se mofaba de esas personas «demasiado mayores» para dichos comportamientos. Ahora no, o por lo menos no deberíamos, porque hacerlo es edadismo. Creo que deberíamos dejar de criticar que alguien se compre un coche deportivo cuando le dé la gana o que una mujer o un hombre sientan interés por personas de menor edad. Cada uno hace lo que quiere cuando quiere, y decide si se siente o no «demasiado mayor» para cambiar de trabajo, ir a la universidad, apuntarse a *crossfit*, vestirse como quiera o bailotear como un loco o una loca. ¿Verdad que si alguien se compra un deportivo a los treinta y cinco no diremos que tiene la crisis de los treinta y cinco? Pues si lo hace a los cincuenta, tampoco. La crisis de mediana edad no es eso.

El miedo a envejecer y la sensación de que nos queda menos tiempo para cumplir todos nuestros sueños sí puede ser un fenómeno propio de la mediana edad, pero percibirlo como crisis o como motivación depende en parte de cómo lo afrontemos. Sintámonos libres de mirar hacia adelante con ilusión, de replantear nuestra narrativa interna, de trabajar nuestro crecimiento personal, y al mismo tiempo de no pensar que es tarde para comprarnos un deportivo si es lo que siempre hemos querido, salir con nuestras amigas sin preocuparnos de lo que opinen las de nuestras hijas, ante la posible crisis de los cuarenta o los cincuenta, aplicar una de las frases más famosas de Carl Jung: «La vida realmente comienza a los cuarenta. Hasta entonces, solo hacemos investigación».

EL ROL VITAL (LLÁMALO *IKIGAI* SI QUIERES)

A lo largo de mi carrera como divulgador, calculo haber entrevistado, con mayor o menor profundidad, a más de mil científicas y científicos de cualquier disciplina que imagines, desde neurocientíficos de primer nivel hasta investigadores que estudian el crecimiento de las trufas. En muchas ocasiones me preguntan cuál ha sido el que más me ha impactado, y suelo responder que Paul Zamecnik.

La historia se remonta a enero de 2009 en Washington D. C., cuando intentaba ligar con una chica contándole que era periodista científico, y de repente me dijo: «Entonces deberías conocer a mi abuelo». Le pregunté por qué, y respondió: «Tiene noventa y seis años y sigue investigando en Harvard. Descubrió algo llamado ARN de transferencia. Estuvieron a punto de darle el Premio Nobel». Os prometo que mi atención giró radicalmente, y a las pocas semanas estaba en el laboratorio de Paul Zamecnik, en el Massachusetts General Hospital de Boston, a punto de vivir un momento inolvidable. Lo primero que me encandiló fue estar hablando con alguien nacido en 1912, que tenía cuarenta años y ya era catedrático de Biología cuando Watson y Crick descubrieron la estructura en doble hélice de la molécula del ADN, que me contaba de primera mano cómo reaccionó la comunidad científica a ese anuncio y que, en definitiva, había vivido en persona toda la historia de la genética y la biología molecular del siglo XX. Intelectualmente, era una oportunidad maravillosa.

Pero tan increíble o más era estar con alguien de noventa y seis años con una lucidez excepcional, y apasionadísimo por lo que hacía. Recuerdo que en un momento de nuestra conversación llegó un mensajero con una caja y Zamecnik exclamó entusiasmado: «¡Han llegado!». Después pasó a explicarme que eran las células de un paciente con fibrosis quística y cáncer de páncreas, con las que haría unos experimentos, ya que él pensaba que en ambas enfermedades intervenía una misma mutación genética que él quería intentar modular con un ARN mensajero. Aluciné con la ilusión que transmitían sus palabras y, de manera muy respetuosa, le pregunté qué le motivaba a seguir investigando a su edad. Me miró con cara de sorpresa, como si la respuesta fuera muy obvia, y me dijo: «Bueno, es que es muy interesante..., y además puede ayudar a mucha gente». Entonces comprendí que la edad no contaba para él. Pero decidí seguir insistiendo, y le dije: «Claro, claro..., pero ¿no pensó nunca en jubilarse?». Respondió algo así: «Mira, cuando se acercaba la edad de mi teórica jubilación logramos por primera vez insertar un pedacito de gen humano en una bacteria, y más tarde en el núcleo de una célula animal. ¿Cómo vas a parar en ese momento? ¡Las posibilidades que se abrían eran increíbles!».

Dejadme que introduzca un concepto que desarrollaré a continuación, porque Zamecnik reflejaba el *ikigai* perfecto: hacía algo que amaba, que se le daba bien, le pagaban por ello y era útil para el mundo. Y eso, seguramente, fomentó su longevidad. No sabemos cuánto hubiera vivido Paul Zamecnik si se hubiera jubilado y dejado la ciencia a los sesenta y cinco o los setenta años, ni si hubiera sido más o menos feliz, pero todas las investigaciones sobre la importancia del rol vital en la esperanza y la calidad de vida apuntan a que su vida hubiera sido peor y más corta.

Zamecnik falleció el 27 de octubre de ese mismo 2009 y, según el obituario que le dedicó *The New York Times*, hasta tres días antes de su muerte estuvo «trabajando» en su laboratorio. Entrecomillo lo de trabajar porque lo que Zamecnik estaba haciendo no era un trabajo, sino cumplir su rol vital o *ikigai*.

Busca tu «ikigai»

Ikigai es un concepto que viene de la cultura japonesa y se suele traducir por «la razón de vivir». Pero el éxito de la expresión no viene del significado en sí, que no es tan original, sino de la manera en que se ha formulado la búsqueda del *ikigai* a partir de cuatro factores. Todos tenemos actividades o aficiones que amamos, tareas en las que somos especialmente buenos, trabajos por los que nos pagan y hacemos cosas que ayudan a los otros. Pero todos estos aspectos no siempre coinciden. Podemos tener un trabajo muy lucrativo pero que no nos apasiona, ser muy buenos en algo que nos confiere cierto estatus pero que no aporta nada al mundo, o cualquier otra combinación que imagines.

La búsqueda del *ikigai* es la búsqueda del punto en el que todo confluye. Es aquella actividad, misión o rol vital que amas, se te da bien, beneficia al mundo, te resulta lucrativa y hace que te despiertes cada mañana con una razón de ser. No es fácil encontrarlo, pero si tras mucha introspección logras definir tu *ikigai*, le dará un sentido, realización personal y satisfacción a tu vida que dispararán tu bienestar, y seguramente también tu salud y tu longevidad. De hecho, un estudio publicado en 2022 en una revista médica del grupo *The Lancet* observó que las personas japonesas mayores de sesenta y cinco años con *ikigai* tenían un 31 por ciento menos de riesgo de desarrollar discapacidad funcional, un 36 por ciento menos de demencia, mayores índices de satisfacción y menores índices de depresión y desesperanza que las personas sin *ikigai*.[5] Una observación curiosa del estudio fue que el beneficio del *ikigai* era mayor en hombres que en mujeres, y en personas con nivel socioeconómico alto que bajo. Y no es una investigación aislada. Otro estudio previo, publicado en 2009 a partir de datos de más de 30.000 hombres y 43.000 mujeres japonesas, ya había observado que tener *ikigai* estaba asociado con menos accidentes cardiovasculares y menor mortalidad en general, concluyendo que el efecto psicológico positivo del *ikigai* se vinculaba con una mejor salud.[6] Muchos otros estudios han confirmado estos resultados.

Pero ¿qué es exactamente esto del *ikigai* o el rol vital? ¿Hay ejemplos? Pues mira, la verdad es que, leyendo sobre el tema, me ha parecido bastante subjetivo. Algunos dicen que el *ikigai* es una «motivación para levantarte con ilusión cada mañana», y que puede ser algo tan simple como reunirse a tomar té con las amigas o ir al huerto a cosechar hortalizas. Yo, si te soy sincero, nunca me había planteado cuál es mi rol vital o *ikigai*, y cuando escribir este libro me impulsó a hacerlo, enseguida pensé en la divulgación científica como algo que me apasiona, que se me da bien, que tiene impactos positivos y que me da ingresos. Quizá el de otra persona sea cocinar, hacer voluntariado, ser entrenador de algún deporte, cuidar a sus nietos, proteger animales, pintar o tocar el piano. Y otros no lo tendrán claro.

De hecho, no creo que sea fácil tener un rol vital o *ikigai*, por lo que decía antes de que la mayoría de actividades que hacemos en nuestra vida adulta son más bien complementarias entre sí y no están tan conectadas como nos gustaría. Por un lado ganamos dinero, por otro tenemos aficiones, por otro hacemos cosas que tienen sentido hacia los demás, y quizá tenemos algún talento por explotar que ni siquiera reconocemos como tal. No quiero parecer un pseudoexperto en crecimiento personal, pues en el fondo tengo algunas reservas intelectuales con el tema de la autoayuda, pero el concepto tiene su lado positivo, y ahí está la misión que te encomiendo: intenta reflexionar, solo o con personas de gran confianza, hasta encontrar tu *ikigai*. Y si no lo encuentras, trabaja poco a poco en la construcción de uno. Lo mejor es empezar identificando algo que ames y que se te dé bien para, a partir de ahí, empezar a pensar cómo hacer que tenga un impacto positivo en otras personas, quizá incluso logres construir un proyecto que te ayude a rentabilizarlo. En el capítulo 5, cuando hable del papel social participativo que pueden tener los nuevos séniors, esto cobrará todavía más sentido.

Reconozco que la parte económica es la que más me chirría del modelo. Imagino que lo incluyen porque si no es rentable toca dedicar tiempo y esfuerzo a otras tareas que dan dinero pero no satisfacción, y lo ideal sería que todo confluyera. Pero no quiero presionarte; incluso si no logras el *pack* completo, el día tiene muchas horas, y no veo imprescindible que el *ikigai* requiera rentabilidad económica. De hecho, muchos de los ejemplos de *ikigai* que he leído de la cultura japonesa no la tienen. Busca el tuyo sin esta restricción.

Motivación: el factor clave

De acuerdo, reconozco que el rol vital o *ikigai* entendido como aquello que da sentido a tu vida son palabras mayores y que no es fácil de encontrar simplemente levantando los ojos del papel durante unos minutos. Te dejo la inquietud en algún rinconcito subconsciente de tu cerebro mientras paso a recomendarte algo mucho más fácil de conseguir. Déjame que te lo presente con un caso parecido al de Zamecnik, pero con un matiz diferente.

Conocí a Roy Glauber en junio de 2017, en Harvard. Habíamos terminado los rodajes de *El cazador de cerebros*, nos quedaba una tarde libre y, cuando el equipo se fue a celebrarlo, tuve que decirles: «Yo me uniré luego, he quedado con el único científico vivo que participó en el Proyecto Manhattan que desarrolló la primera bomba atómica». Glauber tenía noventa y un años, había recibido el Premio Nobel en 2005 por sus investigaciones en física cuántica, y quedar con él fue tan fácil como enviar un correo electrónico cuatro días antes presentándome y diciéndole que me gustaría conversar con él aprovechando que estaba en Cambridge. Accedió de inmediato. Los premios Nobel son menos distantes y pretenciosos que la mayoría de *influencers*.

El profesor Glauber ya no hacía investigación, pero le motivaba moverse en el ambiente académico de la universidad, leer trabajos de otros científicos, conversar con personas que le contaran cosas interesantes y explicar su experiencia en Los Álamos a quien quisiera escucharla. Lo primero que me contó fue cómo le reclutaron siendo un joven doctorando que destacaba en matemáticas, invitándole a una reunión secreta en Chicago y luego metiéndole en un tren que le llevó hasta un sitio desconocido. Añadió infinidad de anécdotas sobre la vida en ese pueblo que no aparecía en ningún mapa y se había creado de la nada en medio del desierto de Nuevo México solo para diseñar la bomba atómica, donde familias y niños convivían alegremente. También enfatizó el papel de Oppenheimer, rememoró las sensaciones turbadoras cuando presenciaron la brutal explosión de la primera prueba nuclear que hicieron en el desierto, y las incertidumbres que tuvieron antes de usarlas en Hiroshima y Nagasaki. Igual que con Zamecnik, eran momentos históricos contados por alguien que los vivió en primera persona. Fabuloso. Estuvimos juntos más de una hora, y al despedirme le dije que la primera vez que oí su nombre fue durante una visita que hizo a Barcelona a un centro de investigación llamado ICFO. Glauber lo recordaba perfectamente, me dio recuerdos para Lluís Torner, y me encomendó que le dijera que estaría encantado de regresar. De hecho, me explicó que en esos momentos lo que más le animaba era viajar, conocer gente diferente, ver viejos amigos, y que en concreto le apetecía mucho volver a Barcelona.

En ese momento no supe interpretarlo en el contexto del envejecimiento, pero esta ilusión de tener objetivos concretos que te hacen vivir motivado, siendo mucho más sencilla que el *ikigai*, también contribuye al bienestar y a la longevidad. Roy Glauber falleció en diciembre de 2018 a los noventa y tres años sin haber regresado a Barcelona, pero el plan de hacerlo contribuía a mantenerle motivado y con ganas de vivir. Estar motivado —aquí está la clave— condiciona un estilo de vida más activo y saludable en lo físico, en lo mental y en lo social.

La persona que quizá ha investigado más a fondo dicha relación entre la motivación y la longevidad es Alexandra Freund, una reconocida gerontóloga e investigadora de la Universidad de Zúrich, especializada en el estudio de las dinámicas y factores que influyen en el desarrollo humano durante la etapa adulta. Tras haber investigado en instituciones como Stanford o el Max Planck, Freund se ha convertido en una referencia en la psicología del envejecimiento. Para mí ha sido uno de mis grandes descubrimientos mientras preparaba este libro. Quizá su artículo más citado es «Motivation and Healthy Aging: A Heuristic Model»,[7] que plantea un modelo en el cual la motivación actúa como pieza central del envejecimiento saludable.

En realidad es algo que ya anticipamos al concluir que, ante un bache o un momento difícil, tanto profesional como personal, es mejor afrontarlo que intentar esquivarlo, y que cultivar una fortaleza interior que mantiene tus ilusiones intactas es lo que más ayuda a mirar al futuro con optimismo. Hay algo de trampa cognitiva en pensar que tras una etapa complicada vendrán momentos mucho mejores, y en imaginarnos viajando de Boston a Barcelona a los noventa y un años como si no hubiera dificultades, pero esta misma actitud nos ayuda a asumir los sacrificios que toca hacer con estoicismo, esperanza y motivación. Para muchos investigadores como Alexandra Freund, la motivación más importante incluso que la salud o el poder adquisitivo. Estar motivado por ciertos planes de futuro empuja a la acción y fomenta sutilmente el cuidado físico y mental, una vida social activa, el uso positivo de la tecnología, la atención a las finanzas y, en definitiva, sentirse bien y llevar un envejecimiento saludable.

Lo que ocurre con la motivación es que se trata de un estado emocional y, como tal, no puedes decidir sentirla cuando te apetezca. Lo que sí puedes hacer, en cambio, son cosas que provocan su aparición. Según el modelo de Alexandra Freund, la clave de la motivación está en tener objetivos. No pretendo describir aquí el modelo a fondo ni entrar en los detalles metodológicos, pero la idea de esta autora es que, efectivamente, contar con objetivos crea un estado alto de motivación basal que condiciona todo tu día a día. Es decir, que la motivación puntual que sientes en un momento determinado hacia un objetivo concreto trasciende dicho objetivo y se convierte en un estado que te hace sentir más motivado en general, modulando inconscientemente hábitos que de manera directa o indirecta están relacionados con lograr estas metas.

Si lo piensas bien, esto tiene muchísimas derivadas. Por un lado, va en contra del concepto de paz interior entendido como un estado más bien contemplativo, en el que todo está equilibrado y no necesitas nada. Esto puede sonar muy zen, y sin duda reducir los niveles de estrés, pero, según este modelo, también puede conducir a una pasividad contraria al concepto de envejecimiento activo, que es el actual paradigma de envejecimiento saludable.

Por otro lado, la idea de que tener objetivos genera motivación parece muy obvia, pero en el argumentario de Freund hay un matiz interesante. Es lógico pensar que tener el objetivo de sacarte una carrera de adulto te forzará a estudiar y a ejercitar la mente, y que plantearte hacer el Camino de Santiago te forzará a comer sano y a entrenarte para cumplir el objetivo. Lo que propone el modelo de Freund es más profundo, porque no concibe la motivación como una herramienta para conseguir objetivos, sino como un estado beneficioso en sí mismo, por todo lo que conlleva de manera indirecta. Esto marca qué tipo de objetivos son mejores y, atención, no coincide con la perspectiva predominante entre los gurús que exploran la relación entre motivación y objetivos. Me explico.

Los objetivos pueden ser de muchas tipologías: pueden ser más concretos, como terminar una maratón, o más abstractos, como hacer más deporte o disfrutar de las nietas. También hay objetivos intrínsecos, como lograr algo para uno mismo, extrínsecos, como hacerlo para los demás, y otros más centrados en el proceso (ir a la universidad de mayores) o en el desenlace (sacarse una carrera). Además, los objetivos están dirigidos unas veces a conseguir algo positivo (ahorrar) y otras a evitar algo negativo (no quedarse en números rojos).

En este sentido, la mayoría de gurús del *management* y la autoayuda recomiendan tener objetivos muy concretos y bien definidos, porque así es más fácil dirigir los esfuerzos y trazar una estrategia para lograrlos. Hablan de la motivación como un ingrediente fundamental para conseguir objetivos, porque para ellos lo fundamental es ayudarte a alcanzar tus metas. Lo que aquí planteamos es diferente: lo más importante no es cumplir los objetivos, sino el hecho de tenerlos y lo que este hecho implica. En este sentido, según Freund, los objetivos abstractos pueden ser los más útiles, porque dan dirección, significado y tienen más potencial de trasvase a otras áreas de la vida.

Exagerando un poco, es como si lo ideal fuera tener objetivos a largo plazo y ligeramente ingenuos, como soñar con ser un escritor de éxito, imaginar las carreras de las nietas, plantearse viajar al mayor número posible de países diferentes o montar una compañía de teatro *amateur*. Son objetivos tan ambiguos que quizá solo los lograrás de manera parcial y nunca tendrás la sensación de haberlos cumplido, pero que generarán en ti la ilusión de perseguirlos y, por tanto, un estado basal de motivación que te empujará a llevar una vida sana y activa, conduciéndote a un envejecimiento saludable. El interés de todo esto está en que implica ir más allá de disfrutar del día a día y de lo que haces. Gozar de los pequeños placeres de la vida está muy bien, y no tener preocupaciones también, pero acumular objetivos a medio o largo plazo sienta todavía mejor. Esa sería la recomendación principal: incluso si te ves en circunstancias o momentos vitales que no te permiten perseguir tus sueños, nunca los abandones. Acumúlalos, porque, los cumplas o no, te van a ayudar a generar este estado basal de motivación hacia el futuro que permea a todo lo demás.

Permíteme que elabore este punto con una referencia personal, a pesar de que no tendrías por qué identificarte con ella. Siempre he sido un motivado de la vida, pero ahora estoy en una fase en la que me muevo mucho más por obligaciones del presente que por ilusiones futuras. Es lo que toca. Cuando eres joven y no tienes compromisos puedes soñar con escribir un libro (mi caso) y permitir que todo lo demás se adapte a eso. Pero ahora, en plena mediana edad, con hijas pequeñas y presiones laborales varias, el objetivo de escribir un nuevo libro sobre un tema que me enamora compite directamente con el tiempo dedicado a las niñas, al trabajo, a la vida de pareja, a las amistades o incluso al autocuidado. Cuando toca elegir, la obligación de cumplir un *deadline* o de acompañar a tus hijas a cierta actividad se impone frente a objetivos futuros y personales que pueden esperar. Muchas veces, estas obligaciones llevan —consciente o inconscientemente— a rutinas de descanso o hábitos alimentarios poco saludables. Hacer las cosas por obligación es la antítesis de la motivación, y condiciona un estado basal de despreocupación personal que también trasciende a otros ámbitos.

¿Qué hacer en estas circunstancias? Lo primero es no desdeñar del todo los objetivos que en un momento pueden parecerte inalcanzables o incluso contraproducentes por la presión que te imponen, porque, si los acumulas y los emplazas al futuro, serán una bendición —aunque no los cumplas— para tu larga, sana y feliz madurez. Lo segundo, utiliza esos mismos principios para marcarte objetivos más inmediatos y fáciles de cumplir, que te ayudarán a sobrellevar mejor el presente, porque quizá, en lugar de quitarte tiempo, te sirven para optimizarlo.

¿No te ha pasado alguna vez que, en un momento álgido en lo profesional, cuando estás motivadísimo por un proyecto concreto, eres más resolutivo para todo lo demás? Incluso te sacas de encima las tareas pesadas o aburridas de manera mucho más rápida, eficiente y exitosa, porque estás en un estado de alta motivación que trasciende al objetivo principal. Puede que hasta soluciones problemas que llevan tiempo embarrancados porque, inconscientemente, sientes que así podrás concentrarte más en tu objetivo prioritario. Cuando estás motivado, tu energía se multiplica, y lo mismo ocurre al revés, cuando la falta de objetivos mina tu ilusión y te cuesta ponerte a hacer cualquier cosa, por mucho que se acerque el temido *deadline*.

De hecho, resulta paradójico: puede que encuentres más fácilmente tiempo para ir al gimnasio cuando más compromisos y menos tiempo tengas, pero más motivado estés, que al revés, cuando tienes tiempo libre pero estando de bajón. Obviamente, la fuerza de voluntad individual es un factor fundamental a la hora de realizar unas acciones y evitar otras, pero el mensaje de Freund que quiero compartir es que tu estado interior te dirige también a unas acciones u otras, y que vivir con motivación basal te confiere un estado que te lleva por sí solo a tomar decisiones beneficiosas para tu bienestar.

Insisto en esta idea, que me parece muy poderosa: tener objetivos concretos, factibles y bien definidos, como dejar de fumar, hacer ayuno intermitente durante dos meses o ir tres veces a la semana al gimnasio, es la mejor estrategia para cumplirlos. Sin embargo, tener además objetivos abstractos, como disfrutar con las nietas, no evita la sordera de las personas mayores, pero hace que se espabilen, se cuiden más y envejezcan mejor. Incluso los objetivos fantasiosos que no sabes si podrás realizar tienen sus ventajas. Confieso que mi actitud previa ante estos últimos era olvidarlos o sustituirlos para evitar la decepción de no haberlos cumplido; ahora he recuperado algunos, sabiendo que seguramente no los alcanzaré nunca... quién sabe. Los objetivos no dejan de ser constructos dinámicos que cambian con el tiempo y, de momento, me ofrecen optimismo y motivación.

Maneras de fomentar la motivación

Voy a intentar ir de lo abstracto a lo concreto. No es fácil, porque la ciencia de la motivación investiga qué es lo que la gente desea y teme, cómo estas ilusiones y miedos se transforman en objetivos, cómo se comportan las personas para perseguirlos o desentenderse y cómo evolucionan con el tiempo. Pero, claro, los investigadores llegan a conclusiones generales que no son necesariamente válidas para todo el mundo y por eso les cuesta ofrecer recomendaciones universales. Sin embargo, también hay personas con mucha experiencia y capacidad analítica que mezclan esa información académica con la vida real, que tras reflexionar mucho sobre un tema —como puede ser la motivación— se convierten en expertos y referentes en el asunto. No todo lo que dicen está avalado empíricamente, pero, tras leer a varios gurús cuyas visiones han sido valoradas positivamente por gente bien formada, te describo varios elementos que parecen contribuir a que el cerebro se ponga en «modo motivación»:

1. *Establecer objetivos y metas claras y realistas*: es cierto que Alexandra Freund plantea lo contrario: que tener objetivos abstractos y difíciles de conseguir genera un estado basal de motivación más genérica y logra un trasvase de beneficios más amplio. Ahora bien, no hay duda de que, si la intención es cumplir objetivos concretos, cuanto más específicos, definidos, medibles, alcanzables y programados estén, más propósito concreto y sentido de dirección tendrán. Este es uno de los pilares de la motivación, y resulta muy útil para lograr objetivos del tipo «bajar cinco kilos antes del 1 de julio» o «ahorrar doscientos euros cada mes y ponerlos en un plan de pensiones». En este sentido, la idea de «comenzar con el fin en mente» ayuda a visualizar metas, trabajar con un propósito claro e impulsar la motivación. Insisto, es una dirección hacia conseguir el objetivo, que no necesariamente conlleva beneficios indirectos.

2. *Reconocimiento y retroalimentación positiva*: un consejo también enfocado más al mundo del *management* es que el premio no debe llegar solo al final. Proporcionar retroalimentación constante y pequeñas alegrías o incentivos durante el camino ayuda a mantener la motivación alta, ya que refuerza los comportamientos exitosos. Para lograrlo, es útil dividir la tarea en etapas y celebrar los logros parciales. Esto refuerza los buenos hábitos, e incluso puede conducir a un estado de superación constante y de *flow* que incrementa la motivación. Según algunos gurús como Wayne Dyer, la motivación profunda proviene del interior, y algunas recompensas intrínsecas como la satisfacción personal o el alineamiento con valores y propósitos propios suelen ser mucho más eficaces que las recompensas extrínsecas como, por ejemplo, el reconocimiento externo.

3. *Toma tus propias decisiones*: según la teoría de la autodeterminación de Deci y Ryan, la capacidad de tomar el control de las circunstancias en lugar de reaccionar ante ellas es uno de los pilares clave de la motivación intrínseca. Quizá pueda parecer más fácil delegar en alguien de confianza para que te marque un plan, seguir sus instrucciones y que te vaya evaluando. Eso mismo es lo que hace un profesor o un monitor en el gimnasio, pero es más fácil desmotivarse por el camino. Obviamente, cuanto más personal sea el objetivo y más interiorizado tengas su porqué, más te motivará. Si te planteas reducir peso porque te lo pide el médico, o alcanzar cierto salario para salir ganando cuando te comparas con otros, abandonarás antes que si el objetivo nace de tu interior.

4. *Visualiza tus logros futuros*: esta recomendación sirve tanto para los objetivos concretos como para los abstractos. En el caso de los primeros, aumenta tu confianza y la motivación para enfrentarte a obstáculos y alcanzar metas específicas; en relación con los segundos, genera este estado basal de ilusión que te enriquece.

5. *Involucra a los demás*: comparte tus alegrías, visiones de futuro y motivaciones, porque hacerlo las refuerza y las vuelve más tangibles. La teoría del apoyo social indica que el sentido de comunidad y de colaboración refuerza la motivación, especialmente en entornos laborales. En el ámbito del envejecimiento saludable, los objetivos prosociales traen consigo un refuerzo de las conexiones y de la vida social que es clave para el bienestar y la salud.

6. *Mentalidad positiva*: un clásico de la autoayuda, pero que está bien avalado empíricamente: el optimismo es motivador, mientras que la negatividad provoca bloqueo. Por eso dicen que, incluso en aspectos que objetivamente van mal, como la crisis climática, los mensajes optimistas son más eficientes que los realistas. O que rodearse de personas con un alto grado de positividad se conta-

gia y contribuye a la motivación. La narrativa interna influye, y poner más el foco en las posibilidades que en las limitaciones ayuda, si bien una buena dosis de sinceridad resulta siempre necesaria para no perder de vista la realidad.

7. *No sueñes demasiado alto*: de nuevo, plantear desafíos que están muy por encima de tus posibilidades puede generar frustración, pero si te quitas la presión y comprendes que no cumplir los objetivos a rajatabla no sería un fracaso, entonces permítete soñar todo lo que quieras, porque te sentará bien.

8. *Actúa rápido y sin miedo al error*: esto es un arma de doble filo, porque en ocasiones un error pesa más que cien aciertos. Aun así, es cierto que inhibirse a la hora de hacer cosas solo porque pueden salir mal hace que uno pierda la motivación. Por eso, varios gurús plantean la «regla de los cinco segundos», que sostiene que llevar a cabo una acción inmediata, dentro de los primeros cinco segundos que transcurren después de tener una idea, activa la motivación antes de que las dudas o el miedo entren en juego. Incluso aseguran que si la motivación no está presente, el truco es empujarse a la acción antes de que aparezca la procrastinación y, una vez en marcha, ya aparecerá la motivación. Por mi mentalidad científica soy más reflexivo, porque me preocupa cometer errores, y asumo que esto en ocasiones me paraliza. Pero me siento bien así. En resumidas cuentas: si subimos un escalafón y encontramos nuestro rol vital o *ikigai*, fabuloso. Mientras tanto, tener objetivos, sueños e ilusiones, ya sean concretas o abstractas, realistas o ingenuas, intrínsecas o extrínsecas, centradas en el proceso o en el desenlace, nos motiva indirectamente a llevar una vida más activa, optimista y saludable. Pero, según esto... qué es mejor, ¿acumular retos o acumular éxitos?

¿*CARPE DIEM* O DOSIFICAR ILUSIONES?

Carpe diem es una locución latina atribuida al poeta Horacio, cuya traducción literal es «aprovecha el día», pero que en la cultura popular suele significar algo así como «disfruta del momento aunque asumas riesgos, porque el futuro es incierto y quizá mañana no puedas hacer lo que podrías hacer hoy». Ahora bien, en la época de Horacio el futuro sí era incierto, mientras que ahora quizá no lo es tanto y, dependiendo de lo optimista que seas, puedes plantearte perfectamente postergar gozos o proyectos sin miedo a que el futuro se trunque. Por tanto, qué es mejor, ¿seguir el *carpe diem* o dosificar ilusiones? Obviamente, se trata de una decisión muy personal, pero si la planteo es porque la psicología tiene algo que decir al respecto. Ya te adelanto que se inclina por lo segundo.

Reconozco que me encanta la idea del *carpe diem* y de aprovechar las oportunidades cuando se presentan. El momento más bizarro en que lo apliqué fue cuando mi primera hija Eva tenía solo dos meses. Resulta que mi pareja me dijo que le apetecía mucho pasar tres semanas en Italia con Eva y su familia, y me propuso que me quedara en Madrid si quería. A las pocas horas estaba escribiendo a Dani, un gran amigo de mi época en Estados Unidos que en ese momento vivía en Tanzania trabajando para el Banco Mundial, y que meses atrás me había propuesto visitarle para irnos de safari y viajar a unas zonas muy especiales del país que él conocía por su trabajo. En su momento le respondí con resignación que me apetecía muchísimo pero que estando embarazados era imposible, y que una vez naciera Eva sería peor todavía. Lástima, qué le vamos a hacer. Pero de repente, esas tres semanas ofrecían una oportunidad única, y seguramente irrepetible. ¡*Carpe Diem*! Así que me marché dos semanas a Tanzania, de safari por el Serengueti y el Ngorongoro, logré visitar la garganta de Olduvai y yacimientos famosísimos de paleoantropología como el de Laetoli, donde se descubrieron las huellas bípedas marcadas en ceniza volcánica hace 3,6 millones de años. Junto a Dani, visité los rincones más ocultos del país, incluso fui a Zanzíbar. ¡Qué lujo poder aprovechar una oportunidad tan inesperada! Fue maravilloso, y recordarlo también lo es, porque las experiencias intensas no se viven solamente mientras ocurren, sino también cuando se cuentan o rememoran. En este sentido, cuando la ocasión es realmente única, estoy muy a favor del *carpe diem*. Pero, ojo, que postergar sueños también conlleva un beneficio psicológico que no solemos contemplar: vivir ilusionados con la idea de cumplirlos.

Reconozco que tengo varios sueños pendientes y que aguardo pacientemente el momento adecuado para realizarlos. Uno que ya confesé es volver a vivir un tiempo en Cambridge, el pueblecito al lado de Boston donde están el MIT y Harvard. Allí pasé el año más transformador de mi vida, y me prometí a mí mismo que algún día regresaría a empaparme de nuevo de ciencia puntera y a escribir *El ladrón de cerebros II*. Lo cierto es que van pasando los años, la sensación de «tener toda la vida por delante» que notas a los veinte o los treinta años va desapareciendo, y de repente te das cuenta de que tocará priorizar algunos sueños sobre otros. De hecho, confieso que cuando mi segunda hija nació, a mis cuarenta y seis años, descarté la idea de pasar otro año de aventuras científicas en Cambridge, pensé que cuando volviera a tener libertad para hacerlo ya no dispondría de la energía necesaria para aprovecharlo. Pero, mientras escribía este libro, me di cuenta de dos cosas: la primera es que seguramente mi calidad de vida será más buena y larga de lo que creía, de manera que sí volveré a tener el tiempo y la oportunidad de volver a Boston y, la segunda, es que mantener vivo ese sueño me beneficia, incluso aunque nunca llegue a cumplirlo.

Esa es la conclusión a la que llega el artículo «The bucket list effect: Why leisure goals are often deferred until retirement» («El efecto lista de deseos: por qué los objetivos de ocio a menudo se posponen hasta la jubilación»),[8] que analiza un fenómeno relativamente nuevo en nuestras sociedades: tener una expectativa de vida más larga y con mejor calidad hace que posterguemos muchos planes, tanto de ocio como personales, *hobbies* o incluso proyectos profesionales para la jubilación. Antes, la cantidad y calidad de vida que nos quedaba pasados los sesenta y cinco era bastante incierta, pero ahora podemos confiar en tener una etapa larga y de alto disfrute como personas mayores, y esto nos está condicionando consciente o inconscientemente a segregar y a planificar más las etapas vitales. Si damos por sentada una vejez activa, nos centramos más en el trabajo en fases previas, no tenemos tanta presión por recurrir al *carpe diem* y, en cambio, hacemos *bucket lists* o listas de deseos para cuando nos retiremos. Y eso está bien.

Reconozco que pasarnos de optimistas también es arriesgado, porque cualquier imprevisto puede cargarse de golpe la lista de deseos y llegar a arrepentirnos de no haber sido más resueltos con el *carpe diem* mientras teníamos la oportunidad. Pero ¿de verdad nos arrepentiremos? Quizá no tanto. Si se trata de un sueño que sí o sí necesitas cumplir para que tu vida tenga sentido, y que apunta a una realización personal que te hará sentir mucho más feliz, no se te ocurra postergarlo. Ve a por él con toda tu energía y convicción. Pero si no es tan trascendente, no está mal dejarlo en la *bucket list*. Al menos para mí, no será un fracaso si al final no vivo otro año en Cambridge; en cambio, mantener ese sueño junto a otros en una lista que, sí, se pasa de ambiciosa y sé que no voy a consumar, me resulta, como indica el artículo científico, muy positivo psicológicamente porque me permite mirar al futuro con ilusión.

Pensémoslo de esta manera: el *carpe diem* tiene la ventaja de que el sueño se cumple seguro, y tu memoria disfrutará de él durante mucho tiempo, pero también puede provocar cierta obsesión hacia el presente y condicionar una mirada al futuro menos optimista, mientras que postergar deseos para el futuro implica el riesgo de no cumplirlos, pero quita presión y añade ilusión. En psicología no hay nada que funcione igual para todo el mundo, porque todos tenemos personalidades y circunstancias diferentes; no seré yo quien me convierta ahora en un gurú de la autoayuda, lanzando recomendaciones genéricas, faltaría más. Mi intención es ofrecer información, plantear situaciones con algo de contexto, que te puedan hacer pensar, para que tú termines tomando la mejor decisión. En mi caso es clara: me sienta bien tener una lista de deseos amplísima, más de lo que creo que podré cumplir, y reducir un poco el ansia por el *carpe diem* que tenía tiempo atrás. Al mismo tiempo, sabiendo que mi estereotipo de personalidad es el *novelty seeking* («buscador de novedades»), sigo lanzándome a cada oportunidad «irrepetible» que aparece. Tú haz lo que quieras, pero, de verdad, no te plantees el futuro con las referencias del pasado. La vida, la sociedad y las coordenadas culturales dentro de veinte años serán muy diferentes a las que se vivían veinte años atrás.

Permíteme un último apunte personal: durante el otoño de 2024, mi pareja y yo fuimos a Italia con las niñas y las dejamos tres días con los *nonni* para hacer una escapadita romántica a Venecia. Entre semana, fuera de temporada, con un clima espectacular, fue una maravilla. Dejamos para el último día el paseo en góndola porque a Fazia le apetecía mucho, y así podíamos despedirnos por todo lo alto. Pero la noche anterior le dije: «¿Y si lo guardamos para una visita futura con las niñas?». Es una tontería, pero ahora nos queda pendiente, y creo que la ilusión de hacerlo nos aporta más valor del que aportaría el recuerdo de haberlo hecho.

PSICOLOGÍA DEL PASO DEL TIEMPO

Llevamos muchas páginas hablando del tiempo. De años vividos y de años por vivir, como si duraran lo mismo. Y sí, claro que un año a los setenta tiene los mismos minutos y segundos que a los veinte, pero existe una dimensión subjetiva que te hace percibirlo diferente. Todos hemos sentido alguna vez que «el tiempo ha volado», que «las horas se hacen eternas», o que «parece como si fuera ayer». También hemos escuchado a personas de mayor edad explicar, con cierto tono entre resignado y quejumbroso, la sensación de que el tiempo se les está pasando mucho más rápido que cuando eran jóvenes, con el agravante de que cada vez les queda menos por delante. Nikita Ivánovitch lo expresó de manera magistral con la siguiente frase: «En la juventud los días son cortos y los años largos; en la vejez, los años son cortos y los días largos».

Está claro que esta percepción desigual del paso del tiempo es completamente subjetiva, pero ¿a qué se debe? ¿Puede modularse? ¿Hay alguna manera de hacer que el tiempo no pase tan rápido a medida que cumplimos años? ¡Sí, la hay! Pero vayamos por partes, porque se trata de una sensación tan común que muchos investigadores la han estudiado en profundidad, y han llegado a discernir un conjunto de factores psicológicos, experienciales y cognitivos que la provocan.[9] Los detallo a continuación:

1. *Disminución de experiencias novedosas*: ¿verdad que en algún viaje has tenido la sensación de haber hecho tantas cosas que, al regresar, dices algo así como: «Fueron solo cinco días, pero parecieron dos semanas»? Pues lo mismo ocurre a la inversa. En los momentos más rutinarios de nuestra vida, cuando no hay novedades laborales y los fines de semana suelen ser monótonos, al mirar atrás vemos pocas experiencias intensas o recuerdos concretos y aparece la sensación de que los meses se nos han escurrido entre los dedos. Es como si la cantidad y la intensidad de las memorias acumuladas influyera en la percepción del tiempo, y como, a medida que las personas envejecen, suelen tener vidas más rutinarias y menos experiencias novedosas (aunque esto está cambiando, por suerte), el tiempo parece haber pasado más rápido en retrospectiva.

2. *Sesgos en lo que significa el tiempo*: cuando eres joven, un año parece más tiempo que cuando eres mayor. Me refiero a que a los veinte años tienes mucho tiempo por

delante, has vivido poco, y en ese momento un año significa un 5 por ciento extra de tu vida ya vivida. Desde esta perspectiva, un año es una porción considerable de tu vida. En cambio, a los cincuenta, un año significa solo un 2 por ciento de tu vida, y a los setenta, un 1,4 por ciento. Inconscientemente, un año parece menos tiempo cuando ya hemos vivido muchos.

3. *Sesgos en la selección de recuerdos*: cuando miramos atrás, hacia nuestra juventud, y tenemos la sensación de que los años nos cundían más, estamos sufriendo sesgos inconscientes de memoria, porque recordamos los años que efectivamente estuvieron cargados de experiencias, pero no los que fueron más transitorios y en realidad también nos pasaron rápido. Además, no recordamos las semanas que fueron aburridas, sino las emocionalmente intensas. Encima, las primeras veces que hacemos algo siempre son más novedosas y emocionalmente intensas, de manera que la memoria las registra con más fuerza, mientras que las segundas o las terceras veces se olvidan con mayor facilidad.

4. *Pensamos más en el tiempo*: la angustia de que nos quedan menos años por delante puede contribuir a que valoremos el tiempo de manera diferente, y esto nos haga tenerlo más presente en nuestros pensamientos. Un adolescente no reflexiona tanto sobre si su año ha pasado más rápido o menos, mientras que un adulto sí, y eso puede alimentar la sensación obsesiva de que el tiempo vuela.

5. *Cambios en la memoria y en el procesamiento cognitivo*: el envejecimiento se asocia con cambios neurológicos en la formación y la recuperación de memorias, lo cual puede afectar a la forma en que se percibe el tiempo. Una menor capacidad de acumular y recordar eventos relativamente recientes con bastante grado de detalle puede contribuir a la sensación de que el tiempo se acelera.

6. *Cambios en la percepción visual y la velocidad cognitiva*: esta hipótesis es de las más novedosas, y hace referencia a cómo el cerebro percibe el tiempo: afirma que el «tiempo de la mente» viene influido por procesos biológicos internos que van dando información inconsciente al cerebro, como, por ejemplo, la frecuencia de los movimientos oculares (sacádicos), que hacen que el «tiempo mental» se construya a partir de una secuencia de imágenes. Si con la edad se pierde progresivamente la capacidad de percibir cambios en las imágenes mentales, en parte a causa de la degradación de las vías neuronales y de las alteraciones en el procesamiento de información visual, puede ser que nuestro cerebro sea más lento cognitivamente, y eso hace que el tiempo parezca pasar más rápido. Es como una desincronización entre el tiempo mental y el tiempo del reloj.

7. *Factores psicológicos y emocionales*: el bienestar emocional y algunos rasgos de la personalidad, como la ansiedad y la responsabilidad, también desempeñan un papel importante. Las personas con mayor ansiedad tienden a percibir que el tiempo pasa más rápido.

La conclusión es que la percepción de que el tiempo pasa más rápido a medida que envejecemos es producto de una combinación de factores como la cantidad de experiencias novedosas, aspectos psicológicos como la prisa o la ansiedad, o procesos neurológicos del propio funcionamiento del cerebro y la memoria. ¿Podemos modularla? En cierto grado, sí. Si queremos sentir que el tiempo no pasa tan rápido, las recomendaciones son obvias: pensar menos en el paso del tiempo y, sobre todo, llenar nuestra vida de novedades. No hace falta que sean novedades excepcionales. Pueden ser pequeñas escapadas, incorporar nuevas amistades, algún *hobby* o interés nuevo, cambiar de rutina deportiva…, cosas, en fin, que aporten diversidad, intensidad y emoción a nuestras memorias.

El ejemplo más claro son los viajes. Cuando empezaba a preparar este libro fui por trabajo unos días a Cuba, y dos domingos después de mi regreso, Paqui de *A vivir* me preguntó qué tal La Habana. Resulta que me quedé un poco bloqueado, porque como al volver enseguida tuve rodajes, visitas en casa, historias con las niñas y otro viaje corto pero intenso, ya casi ni me acordaba de Cuba y pensé que hacía mucho de eso. Se lo dije, pero justo al momento me di cuenta de que había regresado ¡hacía solo nueve días! En cambio, estas líneas las estoy escribiendo un viernes tras una semana encerrado, concentrado en este libro, habiendo avanzado bastante pero con la sensación de no haber hecho nada más y de que el tiempo ha volado. Si quisiera corregir esta sensación, debería haber hecho algo diferente e intenso cada día, aunque fuera por poco tiempo. El cerebro recuerda la experiencia, no el tiempo que pasaste inmerso en ella, y dos experiencias diferentes de diez minutos cada una suman, a la larga, más «tiempo mental» que una sola experiencia rutinaria de dos horas.

CAMBIA EL ENTORNO Y PON AL INCONSCIENTE A TU FAVOR

Uno de los grandes principios de la psicología es que nuestros juicios, decisiones y comportamientos son más automáticos de lo que creemos. Demostrarlo fue una de las grandes contribuciones del premio Nobel Daniel Kahneman, a quien tuve la gran oportunidad de conocer y entrevistar en su propia casa en Nueva York. Él llamó Sistema 1 al modo de pensamiento y decisión rápido e intuitivo y Sistema 2 al modo de decisión más lento y racional. Ambos están condicionados por sesgos en la percepción, la memoria y las emociones que influyen inconscientemente en cómo evaluamos una situación y terminamos actuando. En general, para decisiones importantes, tanto laborales como familiares (elegir qué piso comprar, por ejemplo), solemos pensarlo bastante y guiarnos por el Sistema 2, más lento y racional. En cambio, para la mayoría de las decisiones que tomamos en nuestro día a día (comer una cosa u otra, etc.) vamos con esa especie de piloto automático que es el Sistema 1.

Aquí hay que tener cuidado, porque Kahneman lo llama intuitivo pero no irracional, y lo hace por un matiz importante: la intuición aparece a partir de mucha información previa acumulada en nuestra memoria. Es decir, que decidimos automáticamente comer una cosa u otra porque nuestro inconsciente tiene recuerdos de lo que nos gusta, nos sienta bien, es más o menos sano, etc., y, de repente, al abrir la nevera, el Sistema 1 emite un juicio rápido y nos empuja a escoger una cosa en lugar de otra. Para Kahneman y muchos otros psicólogos expertos en *behavioral economics*, la ilusión de haber decidido comer dicho alimento es justamente eso: una ilusión. Tenemos la sensación de haber analizado las diferentes opciones y seleccionado una, pero ya veníamos condicionados desde mucho antes de abrir la nevera, y otros factores inconscientes también han condicionado en ese mismo momento cómo percibimos las diferentes opciones hasta tomar una decisión u otra. Esto no es malo, porque no tenemos tiempo de ir analizando todas nuestras decisiones; está bien que algunas sean automáticas. Sin embargo, eso nos fuerza a algo muy importante: debemos educar la intuición y crear las condiciones para que, de manera automática, nos salgan decisiones «acertadas» o beneficiosas.

Esto es lo que los especialistas llaman *nudge* y *choice architecture*. *Nudge* se traduciría como «empujoncitos», y serían todos esos factores que nos empujan subliminalmente a comportarnos de una manera u otra. Uno de los ejemplos más clásicos es poner platos pequeños en lugar de grandes en un bufet libre, porque con menos comida ya parecen llenos y la gente termina comiendo menos. *Choice architecture* o «arquitectura de la decisión» es un concepto muy parecido que diseña el entorno para condicionar tu decisión; por ejemplo, en un edificio público colocar el ascensor un poco más apartado y construir unas escaleras bien iluminadas y con colores atractivos hace que más gente se incline a subir por ellas. Los publicistas conocen bien todo esto y lo usan para venderte cosas que no necesitas, también los expertos en salud pública para que tomes decisiones más saludables sin necesidad de pensar en ellas. Lo mismo se intenta en otros entornos como la escuela, los lugares de trabajo o incluso las campañas políticas. También lo puedes usar tú a tu favor.

Por eso, es fundamental ser consciente de cómo funciona nuestra mente y del peso que tiene el inconsciente en nuestro comportamiento, de nuestros sesgos irracionales, y con toda esa información diseñar nuestros entornos para que nos fuercen a decantarnos de manera automática por comportamientos saludables y beneficiosos para nosotros. Puede tratarse de algo tan simple como dejar unas pesas a la vista, en un sitio donde te sea fácil levantarlas de manera automática, o poner la comida menos sana más escondida dentro de la nevera, quitar el acceso directo a Instagram de la pantalla de inicio del móvil, o cualquier cosa que te lleve a actuar de manera más optimista y prosocial. Tú sabrás, si lo analizas, cómo puedes orientar mejor tus intuiciones.

El concepto fundamental que quiero transmitirte aquí es que te analices detenidamente y rectifiques los entornos y patrones de comportamiento que te llevan a tomar decisiones que no te sientan bien y los sustituyas por circunstancias que, de manera automática, te conduzcan a emprender acciones positivas. En realidad, lo que te estoy diciendo es que asumas tu irracionalidad, te quites la presión de esforzarte por tomar siempre la decisión correcta frente a tentaciones muy presentes o costumbres muy arraigadas, y que uses el inconsciente, los *nudges* y el Sistema 1 a tu favor para hacer que tu propio entorno te guíe hacia una vida mejor.

En principio, esto sirve para todo el mundo y para cualquier edad, pero en realidad es más fácil hacerlo de mayor que de joven. Como dijimos en el capítulo anterior cuando hablábamos de las normas sociales, los jóvenes y la gente de mediana edad están mucho más condicionados por obligaciones y presiones grupales de lo que les gustaría. Las personas mayores también viven rodeadas de normas sociales que, por edadismo, parecen obligadas a seguir, pero no es así; en realidad están en su etapa más libre, en la que más fácilmente pueden saltarse las normas sociales, seguir las suyas y, como decía, construir el mundo externo que las lleve a configurar el mundo interno que desean. Vístete de la manera que te hace sentir bien, porque no tendrás que dar explicaciones a tus jefes o tus padres. Diseña tu mundo exterior e interior, porque, a medida que sufrimos menos presiones externas y menos normas sociales exigentes, ganamos libertad para mirar más hacia adentro y trabajar en el crecimiento personal. El autoconocimiento, aprender a gestionar emociones, el autocuidado mental y la identificación y consecución de comportamientos que nos hacen más felices son elementos positivos a cualquier edad, pero superada la mediana edad es cuando resultan más útiles, necesarios y fáciles, gracias a un mayor conocimiento interno y a una menor presión externa. Concretemos un poco más.

La mejor edad para el crecimiento personal

Reconozco tener una relación de amor-odio con el crecimiento personal y la autoayuda. Lo que más me molesta es cuando ciertos gurús tratan de encajar términos científicos con calzador (epigenética, cuántica, plasticidad neuronal...) con el objetivo de aparentar rigor y veracidad. Es una trampa, ciencia utilizada solo como adorno, y en muchas ocasiones entra en la categoría de pseudociencia, como en el caso de Deepak Chopra y secuaces. Tampoco me gustan los gurús que se dedican a lanzar consejos universales con frases grandilocuentes y una vehemencia desbordante con el único fin de transmitir seguridad. Esa actitud me parece simplista y creo que es tratar a la gente de idiota, pues todos somos diferentes tanto en nuestra personalidad como en nuestras circunstancias; demasiado diferentes como para que nos apliquen la misma receta básica.

En cambio, sí es cierto que llevamos unas vidas desbocadas, que nos rodeamos de gente y de entornos tóxicos, que vivimos sujetos a agresiones psicológicas que nadie nos ha educado para gestionar. Incluso cuando no las sufrimos, cuando estamos bien, no nos conocemos lo suficiente como para saber cómo encontrarnos mejor. Una de mis frases preferidas de mi admirado exjefe Eduard Punset es que «evolutivamente, estamos más preparados para entender las emociones e intenciones del otro que las nuestras propias». Parece contradictorio, pero tiene mucho sentido. En un noviazgo, por ejemplo, inconscientemente nos resulta más importante saber si nuestra pareja está siendo sincera que reflexionar sobre si nosotros lo estamos siendo; o en un entorno laboral, intuir si alguien podría traicionarnos es siempre más útil que pensar en si nosotros lo haríamos también. Igual ante emociones positivas: se nos da mejor cuidar y dar consejos a los demás que dárnoslos a nosotros mismos. Por todo ello, aunque me fastidie un pelín, sí creo que a todo el mundo le puede venir bien leer un poco de autoayuda, no categórica, sí con fundamento, y reflexionar sobre sus principales mensajes. Además, aunque todos seamos diferentes, sí hay algunos patrones generales de comportamiento que la ciencia ha asociado con un mayor grado de bienestar.

De hecho, una de las entrevistas más bonitas que recuerdo de *El cazador de cerebros* fue a Emiliana Simon Thomas, la directora científica del Greater Good Science Center de la Universidad de Berkeley, un centro dedicado a investigar empíricamente qué factores cognitivos y comportamentales conllevan un mayor o menor bienestar. Uno de los puntos fundamentales del discurso de Emiliana fue distinguir entre los absolutos y los relativos: casarse puede hacer felices a unas personas y no a otras, pero disponer de conexiones sociales resulta positivo para todas, incluso para las más solitarias. Lo mismo ocurre con fomentar la amabilidad y la generosidad, que sí puede tomarse como un consejo universal. Releyendo sus estudios y los de otros investigadores reputados, he elaborado un listado de los mensajes principales (y más avalados) de la autoayuda, que sin duda pueden ser positivos para tu crecimiento personal y que nunca es tarde para empezar a aplicar:

1. *Desarrollar una mentalidad positiva*: reconozco que es un topicazo y que, llevado al extremo, resulta absurdo. Varios estudios han mostrado que autoengañarse pensando que tú solo, con tu esfuerzo o tu supuesto talento, puedes conseguir algo que en realidad está fuera de tu alcance, es contraproducente, pues termina causando frustración y sensación de culpa. Pero sí es cierto que, ante la mayoría de situaciones cotidianas, mantener una actitud optimista ayuda a concentrarse en buscar las soluciones, hace que las situaciones negativas se superen mejor, y que las positivas se disfruten más. Por supuesto, agradecer una desgracia con cualquier razonamiento simplón es un poco patético, pero cuanto más hierro le quites, mejor vivirás. El optimismo es motivador y el pesimismo paralizante. No te autoengañes, pero tampoco dejes de ponderar las cosas con una mirada positiva. Sobre todo en aquello acerca de lo que no puedas decidir. Un punto de aceptación es más sano que vivir con rencor. Este detalle es importante: soy partidario del inconformismo y de ser muy racional antes de tomar una decisión, evitando que las emociones, miedos o deseos tergiversen la realidad, pero una vez que tu decisión ya no tiene vuelta atrás, o ante una situación sobre la que no tienes ningún control, elige la positividad.

2. *Practicar la gratitud*: seguro que alguna vez has dado un regalo y has notado que una reacción sincera de alegría te hace más feliz que si lo hubieras recibido tú. Si eres muy escéptico, quizá pienses «*bullshit!*», pero es cierto que muchos estudios concluyen que el altruismo y la gratitud hacen que nos veamos a nosotros mismos como mejores seres humanos, y que la empatía que sentimos al ayudar o al hacer feliz al otro genera un gran estado de satisfac-

ción y plenitud. Incluso el simple hecho de ser amables y decir «gracias» conlleva un mayor bienestar que la indiferencia, posiblemente porque refuerza los vínculos sociales y nuestro cerebro lo premia. Te podría decir —como haría alguna experta en autoayuda— que las neuronas del *nucleus accumbens* generan más dopamina al dar que al recibir, pero la realidad es que nadie lo ha medido. En cualquier caso, si practicas la empatía, la bondad y la gratitud, tanto tú como quienes te rodean os sentiréis mejor.

3. *Mejorar la autoestima*: nadie es perfecto. Estamos rodeados de gente más guapa, más exitosa, más inteligente y más suertuda que nosotros. Compararse con ellos puede no ser del todo pernicioso si tienes una autoestima alta; si no la tienes, de ninguna manera debes permitir que esa comparación la hunda todavía más. Borra de tu Instagram a quien admires pero que te genere cierta amargura. Tú eres tú, con tus circunstancias, tus problemas y tus defectos. Claro que debes intentar mejorarlos si puedes, pero también tienes que aceptarte y quererte tal y como eres. De nuevo, no se trata de justificar malas decisiones o actitudes, sino de potenciar tus virtudes, quitarte presión, asumir las características que te gustaría cambiar pero que no puedes y quererte a ti mismo.

4. *Fomentar relaciones saludables*: en Dinamarca entrevisté a Alejandro Cencerrado para *El cazador de cerebros* por su papel como investigador del Instituto de la Felicidad de Copenhague. Luego nos hicimos amigos. Él en realidad es físico, pero pasó a estudiar la felicidad porque desde muy jovencito empezó un proyecto personal muy singular: cada día antes de ir a dormir apuntaba en una libreta cuán feliz se había sentido del 0 a 10, además de hacer algunas anotaciones sobre lo ocurrido en su día. Según me cuenta, las grandes revelaciones son las inesperadas, las impredecibles. Está claro que, si un día te duele el estómago, te sentirás peor que otro día en que juegas un par-

tidazo de tenis y lo bordas. Pero él descubrió una cosa que no esperaba: estar con un amigo en concreto le hacía sentir infeliz. Al principio no lo entendía, pero la realidad es que los días que quedaba con él, quién sabe por qué motivo psicológico, se sentía peor. Quizá su amigo no era tóxico, pero su relación sí. Es importantísimo analizar esto. Quizá hay personas buenas pero nos hace daño estar junto a ellas, y otras a quienes tenemos menos confianza pero nos sienta genial estar a su lado. Lo ideal es identificar y comprender qué está ocurriendo ahí, pero, incluso si no lo entendemos, protejámonos. Las relaciones sociales son fundamentales para nuestro bienestar y nuestro crecimiento personal; como dije antes, hemos de prestar una atención especial a las redes sociales: deja de seguir a gente tóxica o que te haga sentir mal.

5. *Cuidar la salud física*: ya profundizaremos en otros apartados del libro sobre este tema, pero es evidente que hacer ejercicio físico, llevar una dieta sana y descansar por la noche nos sienta de maravilla. Serán las endorfinas del ejercicio, los bajos índices de inflamación de la dieta saludable o la reparación a todos los niveles que realiza el sueño por la noche, pero *mens sana in corpore sano* es un clásico tan validado experimentalmente que no merece la pena justificarlo mucho.

6. *Encontrar sentido a nuestras acciones*: ya lo comentamos en el capítulo del rol vital: las acciones que nos acercan a un objetivo ambicioso sientan mejor que las que nos ofrecen un premio inmediato pero efímero. Y al contrario, hacer cosas por inercia o porque vemos que hacen felices a los demás, si nosotros no le encontramos sentido, no nos satisface. En el ámbito profesional, como autónomo, me he preocupado mucho de decidir cuándo aceptar o no un trabajo y de tener muy claro por qué lo hago. Así desarrollé el Método DRUI, de divertido, rentable, útil e interesante. Son los cuatro criterios que evalúo ante una

propuesta, y solo acepto si hay alguna letra que sea muy alta. Puedo dar una conferencia gratis en un festival si sé que me divertiré muchísimo, en una empresa si me pagan muy bien o en una escuela si creo que será útil para los estudiantes, o porque participar en el evento me resultará muy interesante. Pero al menos uno de los factores debe estar lo bastante elevado como para convertirse internamente en mi razón para hacerlo. Si no hay ningún elemento destacado, hacerlo por mero compromiso o porque no tienes nada más con lo que llenar ese día no genera motivación ni satisfacción.

7. *Aprender y adaptarse al cambio*: también lo desarrollaremos más adelante, pero llevar una vida pasiva en el plano intelectual no es lo más recomendable. Es posible que algunos leáis estas líneas en una época de estrés, soñando con una jubilación apacible de descanso y tranquilidad. Lo entiendo. Pero no olvidemos que será también una etapa muy larga y llena de posibilidades. Casi como una vida extra. El mundo irá cambiando a nuestro alrededor a un ritmo cada vez más acelerado, y desde un punto de vista de salud cognitiva, el esfuerzo mental que implica aprender cosas nuevas es beneficioso y aumenta nuestra reserva cognitiva, haciendo que el deterioro neuronal empiece a notarse más tarde. Además, también desde el aspecto de la satisfacción vital, mantenernos activos intelectualmente y seguir aprendiendo, cada uno a su nivel, resulta enriquecedor, nos ayuda a socializar y nos da más seguridad y control sobre nuestro lugar en este mundo tan agitado.

8. *Meditación y atención consciente*: ya hay suficiente evidencia empírica acumulada como para confirmar que la meditación disminuye la ansiedad y el estrés, modula señales internas del organismo y aumenta tu resiliencia mental. Permíteme una pequeña disquisición sobre la relación cuerpo-mente en estados como la ansiedad, ya que tiene un punto antiintuitivo: uno de los grandes debates

111

en psicología fue la discusión que mantuvieron James-Lange y Cannon-Bard, hace ya más de un siglo. Simplificando mucho, los psicólogos James y Lange decían que primero está la actividad mental y luego la respuesta física (por ejemplo, tiemblo porque siento miedo), mientras que Cannon y Bard pensaban que primero hay un cambio físico que provoca una interpretación mental (siento miedo porque tiemblo). A todos nos parece más lógica la primera hipótesis, pero en realidad, en este diálogo constante e inconsciente entre el organismo y el cerebro, es tremendamente habitual que el cuerpo condicione una emoción. Por ejemplo, un ritmo cardíaco acelerado antes de hablar en público hace que nos sintamos nerviosos, y si respiramos profundamente o nos tomamos una pastilla que relaje el sistema nervioso simpático, dejaremos de estar psicológicamente tensos. Esa calma no viene de la mente, sino del cuerpo; con la respiración controlada, todo el cuerpo se encuentra más relajado y envía señales de tranquilidad al cerebro. Otro ejemplo es que si estás incubando un virus en plena infección te sentirás decaído incluso antes de experimentar los primeros síntomas, o que mientras haces la digestión estás más somnoliento. La ansiedad puede estar causada por el estrés laboral o preocupaciones, desde luego, y dicha situación externa o ideación hará que el cuerpo se acelere. Pero un cuerpo acelerado refuerza la reacción de ansiedad, y bajarle revoluciones con la meditación, el yoga o la respiración consciente puede incluso llegar a contener la sensación de pánico. La meditación, sobre la que profundizaremos un poco más adelante, ayuda, entre otras cosas, a fluir y a no atascarse en las emociones.

En realidad, por mucho que se publiquen infinidad de libros de autoayuda, aquí están recogidos los principios básicos. Se pueden expresar de maneras más originales, como rodearte de «personas vitamina» o ponerte «gafas de felicidad», pero los pilares del bienestar y el crecimiento personal son estos. Podemos añadir también tener control de nuestro tiempo y de nuestras acciones, saber decir que no, dejar ir los pensamientos negativos, desarrollar la resiliencia, perdonar, establecer rutinas... y sobre todo buscar ayuda profesional si crees que la necesitas. Como decía al comienzo, el autodiagnóstico y la autoterapia no florecen de manera natural, y muchas veces resulta más efectivo escuchar lo que otros nos dicen. Pero no hay ningún problema si empiezas por esta autoayuda que te fuerza a pensar en aquellas cosas importantes que no solemos tener en cuenta y que busca la manera de motivarte e inspirarte a corregir o potenciar aquello que necesites para sentirte mejor. Habrá elementos que te servirán a ti y no a tus amistades, mientras que otros, como practicar la gratitud, son tan básicos como en nutrición es importante comer verduras.

Todos estos análisis son muy personales y no pueden tratarse como si fueran recetas genéricas. El estrés es un buen ejemplo. Ahora parece que sea el principal de nuestros males, pero también depende mucho de la personalidad de cada uno. Yo, por ejemplo, sé que el estrés me beneficia y que no se me queda enquistado. Es decir, que cuando tengo momentos de estrés, se me pasa rápido en cuanto desaparecen los estresores y, si quiero, sé convertirlo en un *eustrés* o una especie de estrés positivo que me hace estar más activo y motivado. Quizá por esto no medito; porque, conociéndome, he armado mi propia receta para mi crecimiento personal. ¡Haz tú la tuya!

FELICIDAD EN MOMENTOS EXTRAÑOS

Cuando los investigadores que entrevistamos los domingos en la sección de ciencia de *A vivir* vienen en persona al estudio, al terminar solemos quedarnos charlando un ratito más, o incluso salimos a tomar un café. Es entonces cuando nos cuentan algunas interioridades de la ciencia, cosas que no dirían en antena, o nos anticipan tendencias o resultados que serán noticia en el futuro. Recibir este tipo de información es un privilegio, y lo solemos buscar de manera sutil, pero recuerdo un invitado cuya conversación se fue por el lado más personal. En realidad no era un investigador de los más exitosos ni había hecho ningún descubrimiento excepcional, pero trabajaba en un tema médico de interés general, estaba entusiasmado, sabía mucho, comunicaba muy bien y, por todo eso, lo tuvimos en la sección. Mantengo su anonimato porque no le pedí permiso para usar su ejemplo, y porque en realidad no tenía nada de especial; podría ser cualquiera de nosotros. Era una persona convencional, con un punto de simpatía moderado, pero una destacable transmisión de bienestar que llamó mi atención.

Debía tener unos sesenta y pocos años y se le veía en buena forma. Se lo hicimos notar, y respondió que hacía deporte e intentaba comer sano «siempre que la falta de tentaciones se lo permitía». No hablamos de si estaba casado o no, pero me explicó con orgullo comedido que su hijo mayor acababa de mudarse a una capital europea con una beca de investigación, que la semana anterior había ido a visitarlo con otro de sus hijos, y que era un placer «verles ya encarrilados en sus vidas, sin que te necesiten, pero al mismo tiempo tomar una cerveza y tener conversaciones adultas con ellos». En cuanto al trabajo, esos días estaba concentrado empezando un proyecto de investigación que le rondaba por la cabeza desde hacía mucho tiempo, que era arriesgado y sabía que podía salir mal, pero eso último ya no le importaba. Su carrera había sido buena pero no excelente, y en esos momentos ya no iba a serlo, por lo menos a ojos de los demás o en cuanto a reconocimientos y premios. Sin embargo, estaba satisfecho y ahora trabajaba por gusto, con un empuje más interior que exterior. Motivado, pero no presionado, pudiendo manejar sus tiempos tras una larga época de jornadas demasiado intensas. No hizo falta preguntarle por el sueldo de científico ni por la jubilación que le quedaría, pues es muy estándar y se resume en un «justito pero suficiente para vivir bien». No sé... había algo en ese desconocido que irradiaba equilibrio, bienestar, y que me impulsaba a tomarlo como referencia.

De repente recordé a mi exjefe Eduard Punset y su frase «la felicidad es la ausencia del miedo», y pensé que estaba frente a alguien que era feliz por falta de motivos de infelicidad. Este es un mensaje general que considero muy importante: la manera más rápida de aumentar la felicidad no es añadir a nuestra vida algo que nos haga felices, sino quitar alguna preocupación que nos lo esté impidiendo. Puede ser una persona tóxica, un remordimiento no afrontado o un gasto que nos dificulta llegar a fin de mes: mejorar aquello que nos tortura —no siempre es fácil— es lo que más contribuye al bienestar. Luego ya veremos qué podemos incorporar a nuestra vida para estar todavía más satisfechos, pero empezar por eliminar los motivos de infelicidad es lo más eficiente. Al igual que evitar la comida basura contribuye más a la salud que añadir suplementos nutricionales o que para aumentar el deseo sexual es más conveniente preguntarse qué cosas nos inhiben antes de qué cosas nos excitan. Cuando luego te hable de felicidad a escala social lo verás todavía más claro.

Volviendo al científico misterioso, cuando le dije que mis hijas tenían dos y seis años puso cara como si eso fuera el pleistoceno. Veinte años atrás para él, ¡toda una vida! Y es que a él, con la salud que aparentaba y el estilo de vida que decía llevar, es muy probable que todavía le quede toda esta vida y más por delante. No le pregunté qué quería ser de mayor ni si tenía un plan vital definido, pero se le veía activo, con varias iniciativas, una red social sólida y ganas de combinar retos intelectuales con estar a gusto y disfrutar de la vida. Cuando nos despedimos, tuve la sensación de que había conocido a una persona feliz, al menos desde la perspectiva eudaimónica.

Los diferentes estados de felicidad

Podría decirse que hay tres tipos básicos de felicidad:

1. *Felicidad hedonista*: se refiere a cuánto placer experimentamos en el momento presente. Podemos estar riendo con amigas, viendo ganar a nuestro equipo de fútbol o comiendo algo riquísimo y sentirnos muy felices, e incluso el recuerdo de esa situación placentera nos dará satisfacción cuando la rememoremos, pero, por definición, el placer es una emoción transitoria.
2. *Felicidad cognitiva*: refleja lo satisfechos que nos sentimos con ciertos aspectos de nuestra vida, como cuando respondemos a la pregunta de si somos felices en nuestro trabajo o en nuestro matrimonio, que no evaluamos solo por la emoción concreta del presente. Este tipo de felicidad es más racional e influyen mucho las expectativas y la comparación con la gente que nos rodea. Nos sentiremos más o menos satisfechos con nuestro sueldo, salud o relación de pareja en función de los estándares que observemos en nuestros compañeros y vecinos.
3. *Felicidad eudaimónica*: está relacionada con el sentido que le damos a nuestra vida. Es una sensación más interior, íntima y abstracta, y tiene que ver con lo satisfechos que nos sentimos con nosotros mismos, sin compararnos con nadie. Realizar labores de ayuda social, tener hijos, haber logrado éxitos de los que sentirnos orgullosos y participar en proyectos alentadores aumenta este tipo de felicidad.

Los psicólogos distinguen entre personas con un perfil más hedonista (búsqueda y gozo de placeres) y otras más estoicas (aceptar las cosas que no se pueden cambiar, regular las emociones y cultivar la sabiduría y la virtud). El estoicismo se ha puesto de moda, y no es tan sencillo como parece, pues en realidad nuestra naturaleza es hedonista, pero la felicidad eudaimónica es evidentemente a la que debemos aspirar. Por supuesto que las tres son importantes, y que tener momentos placenteros nos alegra la vida, del mismo modo que lograr que los factores externos estén bien contribuye a que nos sintamos a gusto, claro, pero el bienestar interior de quien no se compara con otros ni tiene tantas necesidades es la forma de felicidad más resiliente y la que, especialmente a medida que nos hacemos mayores, debemos construir a partir del autoconocimiento y el crecimiento personal.

La felicidad no depende solo de uno mismo

No es tan fácil aislarse del contexto. Siempre me gusta citar como ejemplo este estudio tan curioso: a la mitad de los pasajeros de un avión en clase turista les hicieron embarcar por la puerta delantera, forzándoles a pasar por la zona de *business*, y la otra mitad embarcó por las puertas del medio, sin ver las comodidades y el champán de los pasajeros de primera clase. Cuando pasaron unas encuestas de satisfacción, los primeros estaban más insatisfechos que los segundos, porque comparaban. Esa felicidad o infelicidad cognitiva no es la auténtica, no es la importante, porque no depende de nuestro interior, y ni siquiera de la carga hedónica de la experiencia, que fue la misma para todos los pasajeros de clase turista. Lo que perjudicó la experiencia de algunos fue la comparación; de hecho, este es el motivo por el que las sociedades con menor desigualdad suelen declararse más felices.

Se trata de un tema interesantísimo: el exposoma y los aspectos sociales contribuyen en gran medida a la felicidad media de la población. Para el Instituto de la Felicidad de Dinamarca, donde analizan qué factores sociales han de modularse para hacer que la gente sea más feliz, una de las primeras conclusiones es que los seis factores que explican el 75 por ciento de las diferencias de felicidad entre países son:

1. *Ingresos*: los países ricos son, en general, más felices que los pobres, aunque no es una correlación directa, e influyen aspectos como la desigualdad. Estados Unidos está en el puesto dieciocho del *ranking* de felicidad.
2. *Salud*: a mayor esperanza de vida y mejor salud, más felicidad.
3. *Apoyo social*: se mide con una escala basada en la siguiente pregunta: «Si tuvieras problemas, ¿cuentas con amigos o familiares que te ayudarían?».
4. *Generosidad*: las sociedades cuyos individuos comparten más (incluidos los impuestos) son más felices. España, aunque no lo parezca, puntúa bajo en este índice.
5. *Confianza*: muy relacionada con la corrupción y la inseguridad. En los países corruptos y peligrosos, los niveles de felicidad se desploman; sin embargo, los escandinavos puntúan muy alto en el índice de confianza hacia sus gobernantes y hacia el resto de ciudadanos.
6. *Libertad*: tiene que ver con la posibilidad de elegir los caminos vitales que cada uno desee seguir, tanto profesionales como personales.

Estos seis puntos sugieren que, aunque la felicidad depende en parte de nosotros mismos, como muchos gurús te explican, también está condicionada por el entorno que te acompaña. Y esto tiene grandes repercusiones en el diseño de políticas sociales. De todas formas, lo que sí es cierto es que, de manera consistente, todos los estudios apuntan a que los niveles de felicidad repuntan una vez superada la tan exigente mediana edad: es entonces cuando tenemos las sensaciones eudaimónicas más positivas. Quizá no es lo que uno imaginaría de joven, pero saber que será así supone una gran motivación para plantearse una madurez emocionalmente satisfactoria y empezar a decidir que de mayor, ya cuentes con más o con menos recursos, quieres ser feliz.

Conocer y asumir nuestra neurodiversidad

Nuestra mente es mucho más compleja e individual que nuestro cuerpo. La recomendación genérica de comer más verduras y menos carbohidratos simples sirve para casi todo el mundo, pero los consejos genéricos que puede darnos un libro de crecimiento personal son apenas una referencia. Pueden servir como una buena guía, no diré que no, pero todos somos más diversos psicológica que biológicamente, y si sumamos las circunstancias socioculturales que rodean y condicionan la vida de cada uno, entonces la cosa se complica todavía más. Lo que debemos hacer, entonces, es adaptar los consejos del capítulo anterior a nuestra manera de ser y a los condicionantes del entorno; esto es mucho más difícil que ir al súper y decidir comprar una verdura u otra porque nos resulta más sabrosa, fácil de cocinar o está más barata. Entre otras cosas, porque tenemos un problema de partida: no nos conocemos tan bien como pensamos.

En temas de salud quizá resulte más fácil: vamos al médico, nos hacemos un análisis de sangre y nos dice si tenemos el colesterol un poco alto o si los triglicéridos o las transaminasas están en su sitio. A la mínima atención que prestemos a nuestra salud sabemos perfectamente si tendemos a la hipertensión o no o si debemos ser más o menos cuidadosos con el azúcar que consumimos. En cambio, nadie nos hace un análisis de personalidad para avisarnos de que tenemos el neuroticismo un poco alto o la extroversión baja, para saber si seríamos más felices con un trabajo o una pareja que nos estimulen constantemente o con otro que nos ofrezca más calma que novedades. Pensarás que eso es justo lo que hacen los psicólogos. Cierto, algunos sí, pero la gente suele ir al psicólogo cuando tiene un problema, y, si bien el profesional analizará la personalidad de su paciente, el foco no estará tanto en el autoconocimiento como en la intervención específica para solucionar dicho problema. En cambio, incluso estando bien, deberíamos hacer un poco de «psicología preventiva», como mínimo la suficiente para conocer mejor nuestros rasgos de personalidad básicos, y tampoco estaría mal que para ello un profesional nos hiciera un test de personalidad de los buenos, de los sofisticados, de los que están validados científicamente.

Cuidado: cuando hablo de un test «validado» me refiero a que ha demostrado medir lo que dice que mide. Cualquiera puede inventarse un test para ver si alguien es más o menos miedoso, con preguntas que parecen muy lógicas como «¿sueles evitar las calles oscuras?», pero luego este test debe ponerse a prueba con un número muy elevado de personas de quienes sabes el grado de miedo que tienen, para poder comprobar cuán preciso es, ajustarlo, repetir la prueba, etc. Lo digo porque hay muchos test y eneagramas circulando por ahí que no han demostrado ninguna validez empírica, mientras que otros sí. Además, hay que tener en cuenta la profesionalidad y la experiencia de quien lo interpreta, y en este aspecto también hay muchos pseudoexpertos.

Dicho todo esto, yo sí respondí un test validado científicamente, el Neo-Pi-R, con una excelente profesional, la profesora de psicología de la Universidad Autónoma de Madrid Kenia Martínez, que justo investiga cómo se forman y evolucionan los rasgos de personalidad. El test se compone de 240 preguntas y mide los cinco rasgos de personalidad básicos, que en absoluto dependen solo de nuestra neurofisiología, pero que sí tienen cierto sustrato biológico. Os los describo porque, para mí, simplemente pensar en estos términos ya fue muy revelador:

1. *Neuroticismo*: se trata de un rasgo que se da en personas con una amígdala (sede de las emociones) más reactiva de lo normal, que suelen experimentar una inestabilidad emocional mayor que el resto. Tienen reacciones más intensas ante situaciones de miedo o alegría, así como cierta tendencia a la ansiedad.

2. *Extroversión*: esta dimensión mide el grado de sociabilidad, entusiasmo y búsqueda de novedades constantes. Existe cierta asociación, incluso genética, con una mayor liberación de dopamina ante estímulos, y se observa que

las personas inquietas cambian más de trabajo o de pareja porque tienen más tendencia a buscar recompensas neurológicamente gratificantes.

3. *Amabilidad*: aunque el término nos lleva a pensar en un comportamiento, para los psicólogos tener un alto grado de amabilidad significa ser una persona empática, que entiende y comparte las emociones ajenas, y que suele mostrarse más cooperativa y gozar de un alto grado de confianza y de compromiso con los otros. La mayor liberación de oxitocina y las neuronas espejo pueden desempeñar un papel en esto, pero son hipótesis no demostradas todavía; en todo caso, la educación y las experiencias vividas influyen enormemente en este aspecto.

4. *Responsabilidad*: de nuevo es un término que quizá algunos llamaríamos de otra manera, pues se refiere al equilibrio entre impulsividad y autocontrol. Aquí la corteza prefrontal cumple un papel fundamental, viéndose por ejemplo cómo los individuos con menos actividad en la corteza orbitofrontal tienen menos control de sus impulsos. Las personas con responsabilidad son más organizadas, confiables, disciplinadas y orientadas a metas. Generalmente, esta dimensión se correlaciona con un bajo neuroticismo. Ha habido casos de pacientes con lesiones en estas zonas cerebrales que han cambiado su personalidad de manera radical.

5. *Apertura*: esta sería la dimensión de la creatividad, de la exploración, la curiosidad, la imaginación y el pensamiento divergente. A nivel neurológico, se supone que implica una mayor conectividad entre partes del cerebro, de acuerdo con una mayor actividad de cierta estructura cerebral llamada «red neuronal por defecto» o *default mode network*.

Desde luego, el test también mide otras subcategorías, pero estos cinco rasgos ya admiten muchas combinaciones, y conocer en qué puntúas más alto o más bajo te puede dar algunas sorpresas, como me pasó a mí. No voy a desvelar aquí mis intimidades, pero cuando Kenia, a quien no conocía de antes, me empezó a retratar a partir del test, me sorprendió la cantidad de matices que acertaba. Lo que más me impactó fue que me reveló aspectos que no conocía de mí mismo. Me dijo que tenía muy poco neuroticismo, hasta ahí todo bien, una alta extroversión, correcto, responsabilidad media... y sí, tampoco me sorprendió. Pero cuando me dijo que mi amabilidad era baja pensé que el test se había equivocado. ¡Y no! Kenia me hizo ver que yo era buena persona por cultura y por conciencia de saber lo que está bien y lo que está mal, que si ayudaba a alguien era porque sabía que era lo correcto, pero no porque simpatizara profundamente con su situación y sus emociones. Quizá es cierto. «No llegas a psicópata —dijo Kenia—, pero en situaciones extremas podrías tomar decisiones difíciles». No me gustó verme así, pero asumo que algo de eso debe haber. De hecho, cuando lo compartí con personas muy cercanas, no se sorprendieron tanto como yo, porque, como decíamos, seguramente los demás nos conocen mejor que nosotros mismos.

No quiero extenderme demasiado. Mi mensaje principal es que, además de los análisis de sangre, debemos hacernos también «análisis de mente» para conocernos mejor y saber cuáles son nuestras fortalezas, a qué somos vulnerables, y poder así tomar decisiones en función de ello. En el ámbito laboral está clarísimo que una persona con alto neuroticismo será más feliz en un trabajo diferente al de otra con alta extroversión, y que las personas con alta amabilidad, apertura o responsabilidad funcionarán mejor dentro de un equipo en un rol que en otro. Es bueno que las empresas conozcan estas dimensiones de la personalidad de los miembros de sus grupos de trabajo para que las interacciones funcionen mejor y todos sean más productivos, y sobre todo es bueno que tú te conozcas para saber en qué situación laboral, social o personal puedes esperar más o menos bienestar.

Enfatizo: igual que el cuidado de la salud es importante a cualquier edad, el cuidado psicológico también lo es. Se están rompiendo muchos prejuicios con respecto a los problemas de salud mental, y nunca es tarde para hacer una introspección guiada y saber cómo podemos conducirnos mejor de cara a los años —probablemente muchos— que nos quedan.

Cómo cambia la personalidad según la edad

Está muy bien caracterizado el fenómeno por el cual los síntomas de algunos trastornos psiquiátricos como la depresión mayor, los trastornos de ansiedad, el estrés postraumático o el trastorno límite de personalidad se moderan a medida que uno se hace mayor. Otros, como el trastorno bipolar, pueden empeorar, y en algunos casos son las condiciones vitales las que hacen que su manejo resulte más difícil, no obstante, en general, parece que la carga neurológica va atenuándose con la edad.

Respecto a si la personalidad también se modula con el tiempo, esa es una pregunta todavía muy abierta para la ciencia. Algunos estudios iniciales subrayaron cambios bastante considerables, pero las revisiones posteriores concluyeron que en realidad la personalidad no fluctúa tanto como la manera en que nos vemos a nosotros mismos y que las encuestas no son el instrumento más adecuado para esto último. Uno de los estudios más citados analizó rasgos de personalidad a casi 1.800 adolescentes en 1960 y los volvió a analizar cincuenta años después. Los resultados permitieron observar mayores niveles de confianza, tranquilidad, liderazgo o sensibilidad social, pero características muy similares en cuanto a los rasgos básicos de personalidad.[10] Es decir, que quienes eran extrovertidos a los quince, también solían serlo a los sesenta y cinco.

Si juntamos datos de varios estudios que analizan cómo cambia la personalidad con la edad, vemos que los mayores no se vuelven más desapegados o distantes, como a veces podría parecer,[11] sino que sus niveles de empatía y sociabilidad aumentan claramente.[12] Una revisión de estudios sobre narcisismo observó incluso un claro descenso de este rasgo con la edad.[13] También se reducen la extroversión y el neuroticismo y se gana en estabilidad emocional, autoestima y responsabilidad, entendida como la capacidad de planificar y ser menos impulsivo. Es complicado, porque durante la vida ocurren muchas cosas que afectan a la personalidad de cada uno (de hecho, un estudio que analizó cómo las ganancias económicas influyen en la personalidad observó cambios muy significativos),[14] pero sí es cierto que se puede observar una tendencia general a la suavización de los aspectos más conflictivos de nuestra personalidad y salud mental con el tiempo. En cualquier caso, está claro que debemos emprender un proceso de autoconocimiento antes de empezar a practicar el crecimiento personal.

Neurodivergencia

Os decía que, además de saber si tenemos el colesterol alto para tomar precauciones, deberíamos saber también si tenemos el neuroticismo alto para conocernos y prevenir ciertas situaciones problemáticas. Pero ¿en qué momento el médico nos dice que el colesterol es *demasiado* alto, lo diagnostica como una enfermedad —hipercolesterolemia— y decide que hay que tratarlo? En este caso es a partir de entre 200 y 250, aunque con un punto de arbitrariedad, ya que depende de si tienes otros factores de riesgo cardiovascular. En salud mental es parecido: tener un poco de neuroticismo no es necesariamente malo, incluso puede ser adaptativo en ciertas circunstancias. Llevado al extremo, en cambio, puede conducir a trastornos paranoides o de ansiedad, y en ese caso sí necesitaría corregirse; de nuevo, en el ámbito de la salud mental los grises siempre son más grises todavía.

Mi inquietud por la neurodivergencia nació hace mucho tiempo, incluso antes de conocer el término, durante una conversación en Yale con una investigadora que estudiaba la esquizofrenia y la bipolaridad. Cuando le pregunté si existían personas que no diagnosticaría como bipolares o esquizofrénicas, pero en las que «algo hay», se quedó pensando; luego me respondió que no veía muchas personas porque investigaba con ratones, pero que sí, claro que había gente cercana a la bipolaridad, el autismo, el TOC, el TDAH o lo que sea. Igual que quien está «normal» con 198 mg/dL de colesterol, a solo dos unidades de ser diagnosticado con colesterol alto. «Todos estamos un poco locos», pensé. Y esa misma expresión se convirtió años después en el título de un capítulo de *El cazador de cerebros*, en el que lo primero que hice fue repetir la pregunta a un gran psiquiatra como Celso Arango, en el Hospital Gregorio Marañón.

El doctor Arango me confirmó que todo en medicina —quizá menos tener un virus o no tenerlo— es una escala de grises, tanto en salud física como en salud mental, y añadió dos conceptos poderosos. El primero es que el diagnóstico de salud mental no solo depende de qué ocurra en el cerebro, también de si en el ambiente en que se vive genera un problema o no. Está claro que eso no ocurre en el aspecto físico: tener la tensión sanguínea excesivamente alta o el azúcar en sangre a niveles de diabetes siempre es negativo. En cambio, un trastorno narcisista, un TOC o incluso un trastorno bipolar podría ser adaptativo si eres político, gestor o artista. A esto mismo apunta el concepto de neurodivergencia, planteado desde el respeto al individuo: el cerebro de alguien con grado leve de autismo puede operar de manera diferente, pero si no le supone un problema porque está perfectamente adaptado a su entorno, entonces no se le debe considerar un enfermo ni debe recomendársele tratamiento. Lo mismo ocurre con otros trastornos como la dislexia o la hiperactividad. De hecho, pueden incluso tener aspectos beneficiosos, ya que una persona con TOC puede ser muy eficiente en ciertos trabajos, alguien en el espectro autista tener una capacidad de concentración fabulosa, hay muchos artistas con bipolaridad, e incluso, aunque no querrías como compañera de trabajo a una persona con trastorno narcisista, quizá sí sea idónea para cumplir cierto papel dentro de tu empresa.

Aquí entramos ya en lo que se llama neuroergonomía, es decir, cómo sacar partido de la neurodivergencia de personas cuyo cerebro funciona de manera bastante diferente de la del resto. Obviamente, la enfermedad mental con mayúsculas resulta incapacitante, y debemos poner toda la ciencia y la medicina que estén a nuestra disposición para corregirla, pero ese concepto de que hemos patologizado demasiado ciertas neurodivergencias y de que, más que corregirlas, podríamos intentar aprovecharlas, es muy válido y debe llevarnos a aplicarlo también en nosotros mismos y nuestra relación con los demás. Debemos aceptar la diferencia en los otros, pero también reconocer y aceptar nuestra propia individualidad. En ocasiones, especialmente si tenemos una amabilidad alta, nos preocupa más la neurodiversidad de los demás que la nuestra, y no puede ser; debemos respetarnos a nosotros mismos, conocernos bien, saber qué consejos referentes a salud mental y crecimiento personal necesitamos seguir y cuáles no, y ser neuroergonómicos ajustando nuestra vida, comportamientos y ambiciones de futuro a nuestra personalidad.

3

Salud: los pilares de la longevidad

> Las personas mayores hermosas son obras de arte.
>
> ELEANOR ROOSEVELT

La gran diferencia entre los centenarios actuales y los del futuro es que los de ahora tienen todos una genética excelente, y en el futuro habrá centenarios de genética promedio, pero que habrán cuidado muchísimo su salud física y cognitiva y accedido a una atención médica preventiva de calidad. Por eso, en el año 2000 había menos de 3.000 centenarios en España, en 2024 unos 16.000, se calcula que en 2050 habrá 100.000, y que en 2070 superarán los 220.000. Esto ocurre con la misma genética poblacional que hace un siglo, es decir, únicamente a raíz del aumento de la calidad de vida, el acceso a mejor medicina y cuidados de la salud, y sin contar con la más que probable aparición de terapias antienvejecimiento verdaderamente disruptivas que podrían hacer de este crecimiento constante en número de centenarios —y supercentenarios que superan los ciento diez años— un fenómeno todavía más exponencial.

Esperad un momento... Yo nací en 1974. ¿Podría ser uno de esos centenarios? Os prometo que nunca me lo había planteado como una posibilidad, porque sé que tengo una genética tirando a buena, pero no excepcional, y pensaba que ser centenario estaba reservado a unos pocos privilegiados. Pero ahora ya no parece algo tan descabellado. Qué fuerte, ¿no? ¡Podría llegar a ser centenario! Eso sí, para lograrlo, además de tener suerte y confiar en los avances médicos que vendrán, es imprescindible vigilar a fondo la salud y llevar hábitos verdaderamente saludables. Pero una cosa es decirlo, y otra hacerlo.

Como quizá bastantes de vosotras y vosotros, yo también sé de sobra los principios fundamentales para llevar una vida sana, pero reconozco que hasta hace unos años no les hacía mucho caso. Evitaba comer mal, que ya es bastante pero no suficiente, y caminaba muchísimo, que como actividad física está bien, pero como ejercicio es demasiado pobre. Sabía manejar mi estrés, que es importante, pero ni de lejos dormía las horas recomendables. Y cada cierto tiempo me hacía alguna analítica de sangre, pero en realidad eran controles básicos y poco personalizados que quedaban lejos del concepto de medicina preventiva.

Si ahora es diferente, se lo debo en buena parte a este libro. Conozco mi edad biológica, basada en la longitud de mis telómeros, me he secuenciado el ADN para saber ante qué enfermedades estoy un poco mejor protegido y cuáles debería vigilar, he analizado mis parámetros bioquímicos y metabólicos de manera mucho más precisa que en una analítica convencional, he empezado unas intervenciones terapéuticas muy sutiles para, de manera preventiva, mantener equilibrados dichos parámetros, he modificado hábitos alimentarios, practico ejercicio de manera regular, incluido sesiones de fuerza, y he mejorado un poquito —en realidad no mucho— mis rutinas de descanso. También he incorporado otras cosas concretas que os iré contando, algunas de ellas no cubiertas por la seguridad social, pero que tampoco son más caras que ciertos caprichos mucho más superfluos que nos damos.

No pretendo postularme como un referente de vida sana, faltaría más, ni tampoco sé si todo esto me permitirá llegar a centenario. Pero sí estoy convencido de que, con la concienciación y los cambios de hábitos que empecé cuando mediaba los cuarenta, si me mantengo así (y lo haré, porque no están basados en el esfuerzo, sino en el cambio de rutinas) habré ganado algo de cantidad, y sobre todo mucha calidad de vida. Y no solo para dentro de unos años, también para ahora mismo. Tengo cincuenta años y siento que tanto mi cuerpo como mi mente están en buen estado, y eso me hace sentir vital y lleno de energía. Cuidarse no solo es bueno para el futuro, lo es también para el presente.

CIENCIA DETRÁS DE LOS HÁBITOS

El supuesto dilema es cuánto sacrificio estamos dispuestos a asumir. Todos queremos vidas largas, sanas, ágiles e independientes, pero no todos estamos dispuestos a sacrificar placeres y a dedicar tantísimo tiempo, esfuerzo y dinero como algunos gurús del estilo de Bryan Johnson, que, con dietas estrictísimas, terapias arriesgadas y muchas horas al día dedicadas al autocuidado, parecen representar un ideal de «vivir para sobrevivir» que roza lo absurdo.

El equilibrio, por supuesto, lo decides tú, pero aunque sepamos que el estilo de vida carcelario de Bryan Johnson le dará cinco, diez o incluso veinte años extra de lo que hubiera vivido siguiendo una vida «normal», la mayoría ni queremos ni podemos acercarnos a esa dedicación extrema a la salud. Pero sí un punto intermedio y, *a priori*, sí deberíamos estar dispuestos a introducir pequeños cambios en nuestro estilo de vida que, casi sin darnos cuenta, se conviertan en hábitos que conlleven beneficios muy notables. Pueden ser acciones más sencillas, como adelantar la hora de cenar o cambiar lo que compras para el desayuno, o un poco más sacrificadas como ir a un gimnasio varias veces a la semana. La clave es *hackear* tu inconsciente y los automatismos de tu comportamiento para que la costumbre, y no el esfuerzo, haga el resto. Profundicemos en ello.

La información no nos mueve lo suficiente

Si empiezo este capítulo sugiriéndote que comas más verdura, hagas más ejercicio y duermas mejor me arriesgo a que cierres el libro pensando «otro pesado que me dice lo mismo». Y si exagero hablándote de la inmortalidad, de cierto componente milagroso de la microbiota, del ejercicio físico que con solo cinco minutos al día te extiende la vida o de las recetas antiinflamación que te permitirán superar los ciento veinte años, te sorprenderé, captaré más tu atención, te daré un mensaje concreto y fácil de entender, y seguramente venderé más libros, pero será al coste inasumible de traicionar mi rigor y credibilidad. Por eso, en las páginas siguientes te daré información más precisa sobre antienvejecimiento —que la hay—, junto a enfoques científicos y médicos bastante novedosos, asumiendo que las recomendaciones básicas sobre cómo llevar una vida sana ya las tienes clarísimas: dieta saludable, ejercicio físico, reducción del estrés, descanso de calidad, seguimiento médico, socialización y evitar tóxicos. Esto es lo principal. Claro que hay muchos más componentes, matices e información personalizada, que iremos desgranando, pero lo que te quiero plantear en estos primeros párrafos es que tener buena información no es suficiente; la clave está en implementarla. Para ello, los entornos y las rutinas son más importantes incluso que la fuerza de voluntad.

Recuerdo perfectamente la primera conversación que tuve con el reconocidísimo cardiólogo Valentín Fuster, en su despacho del Hospital Mount Sinai en Nueva York. Estábamos hablando de hábitos saludables y le pregunté por el concepto de prevención personalizada, según el cual, si tenemos información más individualizada sobre qué tipo de dieta es buena para nosotros en función de nuestro perfil genético o características metabólicas, o cuál es el ejercicio idóneo que debemos seguir en función de nuestra edad y estado físico, quizá estaremos más motivados para seguir esos consejos. A mí me ocurre: si de todas las recomendaciones genéricas que debería seguir, un análisis bien completo y específico me dice que lo más importante en mi caso es moderar las grasas, tomar suplementos de magnesio y priorizar los ejercicios de resistencia más que de fuerza, y que solo esto marcaría una gran diferencia, entonces asociaré estas medidas a un impacto notable en mi bienestar, con lo cual mi adherencia será superior.

Valentín Fuster fruncía el ceño mientras se lo comentaba, en parte porque, según él, dicha información personalizada no suele ser tan específica y diferente de lo que ya sabemos, sobre todo por lo que me respondió en tono duro, casi enfadado: «Mira, se supone que soy uno de los mejores cardiólogos del mundo, y ¿sabes qué? ¡Mis pacientes no me hacen caso! ¡Ya les puedo dar la información más precisa, que la mayoría terminan haciendo lo que quieren!». Fue un baño de realidad.

No sé hasta qué punto te sientes identificada, en el sentido de que, quizá, sabes perfectamente lo que debes hacer para cuidar tu salud, pero el día a día te avasalla y pasan los meses sin lograr cumplirlo. Si te sirve de consuelo —aunque no debería—, no te ocurre solo a ti. Por eso, lo que te sugiero es no confiarlo todo a tu responsabilidad y tu fuerza de voluntad, sino crear el entorno y los hábitos que te lleven de manera automática e inconsciente a tomar decisiones saludables.

Lo que estoy proponiendo es, en realidad, aplicar uno de los principios del *behavioral economics* y de la psicología de la toma de decisiones al cuidado de la salud. La idea principal es que en el día a día, salvo por unas pocas decisiones importantes que sí tomamos de manera razonada, la mayoría de nuestros comportamientos son automatismos condicionados por nuestro estado emocional del momento y por el entorno en el que nos encontremos. Muchos expertos en marketing lo saben y diseñan sus *nudges* («empujoncitos») para forzarnos inconscientemente a comprar algo que está situado a una altura determinada, o al lado de otro producto mucho peor. Pues lo mismo aplica a las conductas saludables: el esfuerzo y la decisión consciente no son sostenibles. Me refiero a que, al principio, para crear un hábito quizá sí necesitas esmerarte, pero la clave para mantenerlo y llevar una vida sana es lograr que lo fácil y automático en tu día a día sea llevar esa vida sana, sin siquiera pensarlo.

Por ejemplo, si los expertos en psicología de la salud te dicen que no vayas hambriento al supermercado porque comprarás más de lo que necesitas y de peor calidad nutricional, hazles caso y ve después de comer. Y no tengas esas pizzas en el congelador «por si acaso», porque al primer momento de debilidad te las vas a zampar. Yo, que como mucho en casa, lo cumplo a rajatabla: sé que si abro la nevera con hambre y me encuentro una manzana y algo más sabroso pero menos sano al lado, mi brazo irá directo a por la satisfacción inmediata. Solución: evito tener tentaciones en la nevera.

Respecto al ejercicio físico, la temporada en la que más fui al gimnasio fue cuando viví en Buenos Aires, en un edificio que tenía un gimnasio comunitario en la planta baja. No es que yo hubiera decidido conscientemente cuidarme más, sino que me resultaba facilísimo bajar allí veinte minutitos en algún momento suelto. Después de eso, ya en Madrid, busqué un gimnasio de camino a la guardería de Eva para que me resultara muy fácil ir un rato después de dejarla. Sabía que, si dependiese de mi propia fuerza de voluntad, siempre encontraría alguna excusa para no ir. Por tanto, para cambiar conductas lo primero es hacer que la actividad saludable sea la opción más obvia, fácil y agradable de realizar. Y para evitar un mal hábito —comer galletas, por ejemplo— haz lo contrario: escóndelo para no verlo, ponlo difícil e intenta asociarlo con algo negativo. Al principio quizá cueste contener las tentaciones o esforzarse por hacer cosas que no te apetecen, pero si logras que se conviertan en costumbres, y luego en rutinas automáticas, de repente cumplirlas te saldrá de manera natural, porque ya tendrás el hábito saludable creado.

Seguro que habrás leído frases célebres como «siembra un pensamiento y cosecharás una acción, siembra una acción y cosecharás un hábito, siembra un hábito y cosecharás un carácter, siembra un carácter y cosecharás un destino». Pues tal cual. Esta es precisamente la cadena que hay que seguir para convertir planes y deseos en realidades. De nuevo, apelar a la fuerza de voluntad funciona por poco tiempo, y la clave está en crear un entorno y unas circunstancias que te fuercen a mantener unos comportamientos saludables hasta que, con el tiempo, se conviertan en rutinas.

A veces puede que no dependa solo de ti. Valentín Fuster me decía que en ocasiones le gustaría multar a ciertos pacientes que no siguen las recomendaciones médicas. No lo planteaba en serio, porque no sería ético, pero sin duda esta coerción podría funcionar; de hecho, muchos programas de salud pública intentan promover algo parecido: si subes el precio de los productos perjudiciales y bajas el de los saludables, inducirás compras más sanas. ¡Incluso con céntimos de diferencia! Porque, de nuevo, nos movemos por automatismos, y el día que vamos corriendo al súper y vemos las judías de oferta las compramos sin pensar. Lo mismo con las galletas si son lo que está rebajado, teniendo la misma información y la misma fuerza de voluntad. Porque somos seres irracionales y tomamos decisiones rápidas, guiados por automatismos que la mente forma a partir de pensamientos sesgados. La clave, entonces, está en provocar automatismos saludables y en poner difícil el acceso a lo insano. La libertad individual no puede restringirse tanto como para prohibir a alguien fumar u obligarle a que se vacune, pero puedes delimitar mucho las áreas en las que se permite fumar, prohibir publicidad o, en plena pandemia de covid, exigir un test a los no vacunados antes de subir a un avión. Muchos preferirán vacunarse para evitar el engorro.

Consejos para el cambio de hábitos

Hay muchísima literatura científica sobre la gestión del cambio, y muchos gurús poniendo el foco cada uno en una idea determinada. Por ejemplo, James Clear, autor del libro *Hábitos atómicos*, plantea que hacer cambios casi insignificantes a diario y de manera consistente puede llevar a resultados extraordinarios en poco tiempo. Por ejemplo, reducir poco a poco el consumo de Instagram o comer un poquito menos cada día son cambios que apenas se notan, y al final te vas acostumbrando.

Otro principio fundamental es empezar con metas realistas, como ir treinta minutos al gimnasio dos días a la semana y, si acaso, aumentar más adelante el compromiso, en lugar de plantear objetivos muy ambiciosos como punto de partida, ya que aumentarán la presión y la probabilidad de abandono. Otro consejo es plantear estos pactos contigo mismo como sistemas (escribir cuatro páginas cada día) que como objetivo final (querer escribir un libro); también es útil ir midiendo los resultados, anotándolos, y ser consciente de los progresos, porque refuerza el compromiso y la motivación.

Te pongo un ejemplo: imagina que te das cuenta de que pasas demasiado tiempo en Instagram y quieres reducir considerablemente su uso. Si no estableces metas concretas y una especie de planificación, no lo conseguirás, pero si te marcas objetivos demasiado drásticos, quizá tampoco. Lo que puedes hacer es ir a los *settings* de tu teléfono móvil, entrar en la pestaña «bienestar digital» y mirar cuánto tiempo exacto has pasado en Instagram cada día durante las últimas tres semanas. Imagina que son noventa minutos de media diaria: te das cuenta de que es una brutalidad y te planteas el objetivo de reducirlo a veinte minutos al día. La estrategia más inteligente para lograrlo no es ser radical desde ese mismo momento, sino ir reduciendo —por ejemplo— dos minutos diarios. O entre diez y quince minutos cada semana. Esto no parece difícil, ¿verdad? Entonces si te comprometes a eso y cada día revisas que lo vas cumpliendo, irás notando los progresos y podrás mantenerte motivado. Puedes incluso concederte un premio al final de la semana si lo cumples. Casi sin darte cuenta, pasado un tiempo, habrás cambiado tu hábito de consumo de Instagram. No quiere decir que un día puntual no te lo saltes, pero será una excepción, porque habrás cambiado de costumbres y eliminado ciertos automatismos que te llevaban a entrar en Instagram sin pensar cada vez que cogías el teléfono.

Es importante entender cómo funciona este ciclo de los hábitos: primero hay un detonante (ver el teléfono a tu lado), esto provoca un anhelo (querer distraerse con algo curioso), le sigue una respuesta (cogerlo y revisar las redes sociales) y, finalmente, la acción nos estimula con una recompensa trampa (dopamina). Evitar el detonante, dejando el teléfono un poco más apartado, por ejemplo, es más fácil que frenar el impulso de la respuesta o que cortar el influjo de dopamina. Sin ir más lejos, mientras escribía este libro implanté una acción que me funcionó: dejar el móvil a dos metros para evitar revisar por inercia si tenía nuevo mail o mensaje de WhatsApp cada vez que me distraía un poco. Solo eso, tenerlo menos a mano, fue cambiando mi patrón de comportamiento inconsciente. Y a la hora de fomentar hábitos saludables, el mecanismo es el mismo: haz que la señal o detonante sea visible (deja unas pesas en algún sitio de paso), crea el anhelo vinculando la actividad a algo placentero (solo escuchas tu *podcast* favorito mientras haces ejercicio, prohibiéndotelo en cualquier otro momento) y haz que sea fácil de ejecutar (prepara *tuppers* de comida sana que te sea facilísimo sacar de la nevera y comer).

Este punto de convertir lo sano en una tarea fácil y accesible es fundamental. Si ves a una *influencer* que recomienda la dieta de la chirimoya o la de cierta combinación de alimentos cocinados de maneras muy sofisticadas, a no ser que seas rica y tengas a alguien de servicio en casa que pueda ir a comprar y cocinar por ti, olvídalo, porque los primeros días quizá le pondrás mucho esmero, pero te agotarás y, cuando no encuentres chirimoya o no te apetezca cocinar, seguramente abandonarás.

Otro consejo importante es incorporar estos comportamientos a tu propia identidad. Es decir, conviene que te veas a ti misma como una persona deportista, o como alguien sociable, o que te autodefinas como lectora, si es eso lo que quieres ser. El resultado que buscarás con este «yo aspiracional» no será leer cierto número de libros como si fuera un reto, sino convertirte en lectora y sentirte cómoda con esa identidad y esa manera de ser.

También resulta muy útil compartir tus progresos con alguien que se alegre sinceramente por ti y te anime a seguir, o asociar hábitos nuevos a hábitos ya existentes; por ejemplo, hacer unas cuantas sentadillas justo antes de lavarte los dientes. O hacer lo que se llama *tiny experiments*: pequeños experimentos como, por ejemplo, quedarte sentado a oscuras diez minutos antes de ir a la cama para comprobar si así te duermes mejor, o comer unas nueces a media mañana para ver si luego a mediodía tienes menos hambre. La idea es que tomes la iniciativa de sondear cambios muy sencillos, que no requieran ningún esfuerzo, y compruebes si funcionan para ti. Si ves que no, no pasa nada, pero si tienen éxito, te sentirás satisfecho y reforzado por haberlo ideado tú, y será mucho más fácil que lo conviertas en un hábito.

Sé que parece que no he empezado por el supuesto principio, porque he hablado antes del cambio de comportamiento que de la información básica necesaria para saber cómo llevar una vida saludable, activa y longeva. Lo hice adrede, porque la actitud es fundamental. Pero avancemos, ahora sí, en esta revolución médica, cultural y biotecnológica que nos traerá un envejecimiento más lento y una longevidad más larga y saludable.

La biología del envejecimiento

No necesitas saber cómo funciona el motor de un coche para conducir bien, pero sí es bueno saber qué revisiones debes hacer o qué manera de manejar es la mejor para que tu coche se desgaste menos con el paso del tiempo. De alguna manera, el cuerpo humano y tus órganos no son tan diferentes a los de un coche y sus piezas. Si lo dejas aparcado bajo un sol intenso, su chasis envejecerá más rápido, al igual que tu piel, si lo conduces bruscamente algunas piezas se resentirán, al igual que tus órganos bajo el estrés, y si no cambias el aceite cuando toca podrá tener un «ataque de motor».

Cuando notas que algo no va bien, vas al mecánico o al doctor, y claro que es bueno que si te hablan de bujías o de ganglios linfáticos sepas a qué se refieren, pero en realidad para hacerles caso no es imprescindible conocer el funcionamiento del carburador o por dónde van los cables del cuadro de mandos, ni que yo ahora te explique la función de las mitocondrias o los diferentes tipos celulares que componen un riñón. Lo asumo. Aunque, por otro lado, es cultura general y a mí particularmente me fascina conocer cómo funciona el cuerpo humano, incluso más por la curiosidad intelectual que por el sentido práctico. Así que, aunque este libro pretende ser muy didáctico y centrarse en los aspectos prácticos, sí me gustaría, sin entrar en detalles densos, contar algo de biología.

Empecemos por lo más básico: asumamos que todo tu cuerpo envejece con el paso del tiempo. Eso, por el momento, es inevitable. Ocurre a raíz de factores internos, como errores genéticos que se van acumulando en cada división celular, la pérdida de capacidad de regeneración o la inflamación producida por la presencia de células senescentes, pero también a causa de factores externos, como pueden ser respirar aire contaminado o una alimentación deficiente. El mensaje fundamental es que, siguiendo hábitos saludables, todo esto puede modularse y conseguir que el cuerpo envejezca (acumule errores) más lentamente, de manera que, cuando tengas sesenta o setenta años, tus células y órganos se encuentren en mejor estado de lo que estarían con hábitos no saludables. Es decir, que si te cuidas, cuando tengas setenta años cronológicos tus células podrían tener menos de sesenta y cinco años biológicos y, si no te cuidas, más de setenta y cinco. En consecuencia, si tus células son más jóvenes, las enfermedades asociadas a la edad (que son la mayoría) aparecerán más tarde. Ah, y no me sirve lo del conocido que fumó y bebió toda su vida y vivió hasta los noventa y dos años, porque seguramente tenía una genética excepcional, y si se hubiera cuidado más, habría llegado a centenario. Que cada uno haga lo que quiera, claro, pero no nos engañemos con esto.

Puedes doblegar a la genética

He mencionado la palabra «genética», y aquí es importante aclarar conceptos. ¿Cuánto influye la genética? En algunas personas mucho, pero en la mayoría no tanto. El mejor ejemplo de lo primero son los centenarios. Las investigaciones sobre el secreto de su longevidad observan que las condiciones de vida son importantes, pero que una genética favorable es imprescindible. Por ejemplo, hay un gen llamado APOE, relacionado con el transporte y el metabolismo de las grasas, que tiene tres variaciones (polimorfismos 2, 3 y 4) distribuidas entre la población. Pues bien, no hay ningún centenario con la versión 4/4 del gen APOE (porque se acumulan más placas en arterias y cerebro); en cambio, la proporción de centenarios con la versión 2/2 o 2/3 es mucho mayor que en la población general. Hay otros ejemplos, como los polimorfismos del gen FOXO3, asociado a la reparación del ADN, pero en el fondo da igual. Resulta interesantísimo para los científicos que investigan el envejecimiento, pero de momento no es tan relevante para ti, porque lo más seguro es que, genéticamente, seas del montón (APOE3/3). Quiero decir que, de entre los muchísimos genes relacionados con la longevidad, algunos conocidos y otros por conocer, lo más seguro es que tengamos algunas versiones positivas y otras negativas, y ser APOE2/2 tampoco garantiza llegar a centenario, porque otras variantes genéticas pueden no ser tan afortunadas. En la mayoría de los casos, son el entorno y los hábitos de vida saludable los que pesan más. En concreto, según las últimas investigaciones, la longevidad de personas convencionales depende un 80 por ciento del entorno y un 20 por ciento de la genética. A los centenarios sí les ha tocado la lotería genética, y en su caso eso pesa más que sus hábitos, pero para el resto, como yo, por ejemplo, que soy un mediocre APOE3/3, la genética no marca nuestro destino. Está claro que ese 80 por ciento no lo es todo, pero sí significa mucho, y debe motivarnos más que ese 20 por ciento a la hora de pensar en superar los cien años y, sobre todo, de gozar a los ochenta y los noventa de una mayor salud e independencia.

De hecho, este aumento constante de centenarios y supercentenarios a nivel mundial está forzando a plantear si existe un límite biológico y físico para la vida humana. Parece que sí: aun con la mejor genética y los mejores hábitos y cuidados posibles a tu favor, sería muy difícil superar los ciento veinte o los ciento veinticinco años. Aunque eso es considerando la medicina actual; se están investigando intervenciones biotecnológicas como terapias génicas, reprogramación celular o fármacos senolíticos que podrían retrasar el ritmo del envejecimiento a nivel celular, pudiéndonos llevar a romper los límites de la biología.

En realidad ya lo estamos haciendo. Fijémonos en que, por genética, algunas especies de ballenas pueden superar los doscientos años de vida, mientras que ninguna especie de perro superará los treinta, pero cada vez es más frecuente que los perros muy bien cuidados superen ampliamente o incluso dupliquen la media de longevidad de su especie. De nuevo, estudios recientes sugieren que el exposoma (la totalidad de variables ambientales a las que estamos expuestos durante nuestra vida) influye bastante más que la genética en la esperanza de vida de la mayoría de seres humanos (y de perros).[1]

Sin dejar el reino animal, capítulo aparte son las especies potencialmente inmortales, como la estrella de mar, cuyas divisiones celulares cuentan con unos mecanismos de reparación de errores genéticos excepcionales, que hacen que para ellas no pase el tiempo. Como pueden reproducirse de manera asexual por bipartición a partir de un trozo de brazo que da lugar a un nuevo clon, en teoría serían capaces de vivir indefinidamente. Esto enlaza con un misterio más cercano: ¿no os habéis preguntado cómo es posible que a partir de un padre y una madre de cuarenta años, con células de cuarenta años y errores genéticos acumulados de cuarenta años, nazca un individuo nuevo con células nuevas y sin errores genéticos? Esto ocurre justo por los mecanismos excepcionales de corrección de errores y de reprogramación celular que tienen las células precursoras de óvulos y espermatozoides. Como las células de las estrellas de mar, nuestras células reproductoras apenas envejecen, genéticamente hablando. Si entendemos estos mecanismos, quizá los podamos convertir en terapias antienvejecimiento que expandan los límites naturales de nuestra longevidad.

Permitidme que haga un último apunte sobre genética del envejecimiento, a partir de un curioso estudio que fue noticia en 2024 por demostrar que no envejecemos a un ritmo constante.[2] Resulta que, alrededor de los cuarenta y cuatro y los sesenta años, se producen dos momentos de envejecimiento acelerado que afectan sobremanera a algunas funciones metabólicas. Un ejemplo cotidiano es la peor tolerancia al alcohol de los cuarentones, que muchos ya hemos comprobado, y otro más relevante es el deterioro del sistema inmune a los sesenta, que nos hace más vulnerables ante posibles infecciones.

Los «hallmarks» del envejecimiento

Tras tantos rodeos genéticos, yendo por fin a la biología celular del envejecimiento, la siguiente asunción es que envejecer significa acumular lesiones en el ámbito molecular, celular, de órganos y de sistema. Estas lesiones se producen por errores genéticos en cada división celular por los radicales libres internos que produce el metabolismo y dañan orgánulos de las células, y por las infecciones o tóxicos externos que también generan daño a nivel fisiológico. Después, todo esto se manifiesta en varios fenómenos que los expertos llaman *hallmarks of aging* o «señales distintivas del envejecimiento»,[3] que además son dianas terapéuticas. Los resumo a continuación, sin orden de importancia, porque están conectados entre sí:

1. *Inestabilidad genómica*: daños acumulativos en el ADN (mutaciones, roturas y otras lesiones) que afectan tanto al ADN nuclear como al mitocondrial y hacen que algunos genes se expresen mal y que las células funcionen peor. Esta es una de las principales causas del cáncer.

2. *Acortamiento de telómeros*: los telómeros son unas estructuras situadas en los extremos de los cromosomas que se relacionan con la estabilidad genética y la capacidad regenerativa de las células. Con el tiempo se van acortando, como deshilachando, lo que contribuye al deterioro y a la muerte celular. La longitud de los telómeros puede medirse mediante fluorescencia y una microscopía especial, y se pueden considerar un indicador de edad biológica. Alguien puede tener una edad cronológica (la que marca el DNI) de cincuenta años, pero su edad biológica ser de cuarenta y seis o de cincuenta y cuatro según sus telómeros. Existen otros indicadores, pero este es de los más conocidos y fáciles de medir. Hay terapias experimentales con genes de telomerasa, la enzima que hilvana los telómeros, que han demostrado extender la vida de ratones.

3. *Alteraciones epigenéticas*: la epigenética tiene que ver con factores moleculares como la metilación del ADN o las modificaciones de histonas que regulan la expresión de los genes y hacen que en ocasiones estén más o menos activos, incluso apagados. Hacer ejercicio intenso, por ejemplo, activa epigenéticamente los genes responsables de producir masa muscular. La epigenética es uno de los temas más candentes de la biomedicina, y en cuanto al envejecimiento, se ha comprobado que ciertos cambios reversibles en la regulación de la expresión genética alteran el funcionamiento celular con la edad. Es

como si la epigenética también marcara a los genes para expresarse como si fueran jóvenes o viejos.

4. *Pérdida de proteostasis*: la proteostasis es el conjunto de procesos celulares que mantienen el equilibrio en la producción, plegado, transporte y degradación de proteínas en las células. Que todo esto vaya bien es fundamental para que las proteínas funcionen correctamente y ejecuten los procesos que deben realizar. Las proteínas resultan esenciales; no son solo un alimento o el constituyente de nuestros músculos, en realidad también son todo lo demás: enzimas, canales celulares, partes del sistema inmunológico... Si hacemos la analogía con una película, el ADN sería el guion y las proteínas los actores, el escenario, las luces, las cámaras, el personal de vestuario... ¡Todo! Si con la edad se genera pérdida de proteostasis, se acumulan proteínas dañadas o mal plegadas que, además de no funcionar bien, pueden resultar tóxicas para las células.

5. *Autofagia macrocelular inhabilitada*: la autofagia también es un proceso fundamental para nuestra salud celular. Como su nombre indica, es un mecanismo por el cual la célula metaboliza («se come») partes de sus orgánulos o macromoléculas dañadas, «limpiando» así su interior celular de desechos que perjudican su funcionamiento óptimo e incluso inducen inflamación. A medida que se pierde la capacidad de autofagia, las células y los órganos que las acogen envejecen más.

6. *Desregulación en los sensores de nutrientes*: las células tienen vías y mecanismos para detectar los niveles de nutrientes disponibles (glucosa, aminoácidos, lípidos) y regular su metabolismo, crecimiento y supervivencia. Estas vías aseguran que la célula funcione eficientemente, ajustando procesos como la síntesis de proteínas, la utilización de energía o la autofagia. Las alteraciones en las vías de señalización de nutrientes como el IGF-1

de la insulina, el sensor de rapamicina mTOR o el sensor de bajo nivel de energía AMPK afectan drásticamente al metabolismo celular, desregulan la autofagia, el crecimiento celular y la capacidad de las células para mantener la homeostasis energética, acelerando el envejecimiento.

7. *Disfunción mitocondrial*: las mitocondrias son las verdaderas centrales energéticas de nuestro cuerpo. Allí entran los nutrientes que comemos y el oxígeno que respiramos para producir energía y CO_2. Con el envejecimiento, las mitocondrias van perdiendo eficiencia y funcionalidad, generando mayor estrés oxidativo y desequilibrios en el balance energético celular.

8. *Senescencia celular*: constantemente aparecen células defectuosas que pierden su capacidad de dividirse y mueren. El gran problema que generan es que el sistema inmunológico las identifica como algo contra lo que luchar, y las propias células senescentes liberan señales proinflamatorias que provocan inflamación crónica y deterioro tisular. Algunas de las terapias antienvejecimiento en desarrollo se basan en fármacos capaces de identificar y retirar las células senescentes del organismo.

9. *Agotamiento de las células madre*: todos los tejidos tienen células madre adultas con la capacidad de producir nuevas células sanas. La disminución en la función y la cantidad de células madre limita la capacidad de regenerar tejidos y de mantener la homeostasis, es decir, el equilibrio interno del cuerpo.

10. *Alteración en la comunicación intercelular*: los cambios en las señales entre células, derivados de la inflamación crónica y la secreción anómala de factores intercelulares, afectan también a la función y el deterioro tisular.

11. *Inflamación crónica*: la inflamación aguda es un proceso necesario para avisar al sistema inmunológico de que

en un punto concreto del cuerpo hay una infección o un peligro al que atacar. El problema viene cuando, por presencia de tóxicos o por procesos varios asociados a la edad, el sistema inmune está alterado de manera constante, provocando una inflamación crónica que en realidad supone un estrés fisiológico continuado para el organismo, haciendo incluso que reaccione de manera exagerada hacia células sanas o tejidos como los capilares sanguíneos. Los estados prolongados de inflamación crónica aceleran gran cantidad de enfermedades relacionadas con el envejecimiento.

12. *Disbiosis*: es la alteración en la microbiota intestinal que afecta a la salud sistémica y a la inmunidad. Puede producirse a causa de una dieta no adecuada, un exceso de antibióticos, infecciones, enfermedades o estrés crónico, y está comúnmente asociada a la edad. Provoca problemas digestivos e intestinales, pero la microbiota alterada también afecta al sistema inmunológico, a procesos metabólicos que pueden provocar obesidad y diabetes, e incluso condiciona problemas mentales a raíz del eje que conecta el intestino con el cerebro. Evitar la disbiosis y restaurar el equilibrio de la microbiota resulta esencial para mantener la homeostasis y el bienestar general del organismo.

Una palabra que no ha aparecido en estas definiciones, pero que es importante de cara a emprender las acciones necesarias para mejorar estos procesos y nuestra salud en general es «hormesis», el fenómeno biológico por el cual el «estrés positivo» en pequeñas dosis estimula la adaptación y el fortalecimiento del organismo. No debe confundirse con la homeopatía. Ejemplos de hormesis son el ejercicio físico intenso, que daña temporalmente los músculos (microlesiones) pero estimula su reparación y fortalecimiento a largo plazo, o el ayuno intermitente, por el cual pequeñas cantidades de estrés nutricional (restringir calorías temporalmente) activan vías metabólicas protectoras que mejoran la salud y la longevidad. También se habla de que exposiciones a dosis muy bajas de tóxicos o estrés oxidativo pueden estimular las defensas del organismo, como ocurre con las vacunas.

Obviamente, todo esto es mucho más complejo y cada punto daría para escribir un libro. Yo me sitúo en la disyuntiva de aportar algo de conocimiento, pero sin saturar, para no hacer la lectura demasiado compleja, ofreciendo algunas recomendaciones que podrían ser útiles para fomentar la salud y la longevidad. ¡Avancemos, entonces!

Bien nutridos

En los años veinte se pusieron de moda la dieta de la piña y el cordero entre las estrellas de Hollywood. Se decía que las costillas de cordero aportaban proteína de alta calidad para ganar fortaleza, que el azúcar de la piña proveía energía y que su ácido destruía el exceso de grasa de la carne. Seguirla al pie de la letra era ideal para perder peso y mantener el vigor. El problema fue que al poco tiempo ciertos nutricionistas cortarrollos dijeron que una dieta así no era equilibrada y que provocaba carencia de ciertos nutrientes esenciales. «Pues a mí me funciona», debió responder alguien para contrarrestar los estudios y argumentos racionales de esos *cientificuchos*. Al final, la dieta fue abandonada cuando una actriz que la siguió a rajatabla cayó enferma. Pero no fue un problema, porque después llegaron la dieta del boniato, la de la alcachofa, la del limón, la dieta paleolítica, u otras un pelín más sofisticadas, como la basada en el grupo sanguíneo, la alcalina, que evita alimentos ácidos, o la dieta ácida, que los promueve.

¿Cómo? ¿Dos dietas que sugieren lo contrario? Alguna de ellas debe estar mal, ¿no? Sí, las dos. Como la mayoría de las «dietas milagro». Pero la gente que se las inventa gana mucho dinero con sus libros, y a los *influencers* que las promueven les da igual si hay artículos científicos que las avalan o las desmienten; mientras digan cosas sorprendentes que les hagan ganar muchos *likes*, adelante con ello, aunque sea demasiado burdo. De hecho, creo que podríamos establecer una ley de proporción inversa entre lo impactante e insólita que te parezca una recomendación de salud y su credibilidad. Los consejos básicos suelen ser aburridos y los conocemos de sobra, y cuando algún grupo de investigación serio publica algo novedoso y verdaderamente relevante sobre nutrición, algo que no ocurre cada semana como requieren los *influencers* para mantener su burbuja de notoriedad, este se difunde enseguida por muchos medios; no se entera solo un *instagramer* desde su sillón. Por tanto, cuanto más sorprendente, provocador y milagroso te parezca algo, más desconfianza debería generarte. Investiga qué dicen los medios serios sobre el tema, y hasta de ChatGPT me fiaría antes; mira qué te digo...

El lado poco serio de la nutrición

Cuando conocí al experto en longevidad y ayuno intermitente Valter Longo, por un momento pensé que era un cantamañanas. Ya sabía de sus investigaciones en la Universidad de Southern California y lo consideraba uno de los científicos líderes en el estudio de la relación entre alimentación y envejecimiento, así que cuando en 2017 me propusieron hacer de anfitrión para presentar su libro *La dieta de la longevidad* en España, acepté encantado.

Las dudas aparecieron cuando me llegó su libro y vi que el subtítulo era «Comer bien para vivir sano hasta los ciento diez años». Esto ya me pareció menos serio. Cualquier experto en nutrición sabe que no hay ninguna dieta que te lleve a vivir ciento diez años. Quizá una misma persona con la misma genética, mismo exposoma y misma cantidad de ejercicio puede vivir setenta y cinco años o menos comiendo mal, y ochenta y cinco o más comiendo bien. Pero pasar de los cien requiere otros factores, todo el mundo lo sabe. Si alguien pone un subtítulo como este en su libro, es que prefiere el sensacionalismo al rigor, y eso habla mal de un supuesto científico. Por eso iba con reservas a la hora de encontrarme con Valter Longo. Me planteé incluso cancelar mi intervención. Para mí el rigor es innegociable. Pero leí el libro y en realidad me pareció que el contenido era muy bueno, plenamente confiable, y seguí apoyándolo.

Recuerdo que Valter Longo y yo nos encontramos en el Espacio Telefónica, donde sería la presentación, y antes de salir al escenario, de manera muy educada, le pregunté por el subtítulo. «Ya... eso es cosa de la editorial —me dijo, con expresión de incomodidad—. Pero tranquilo, que no voy a exagerar ni a decir nada que no esté avalado empíricamente», añadió, como si me estuviera leyendo la mente. Eso me tranquilizó, me hizo salir al escenario con mucha mayor convicción, y al final su presentación y el diálogo que tuvimos fue un éxito. Pero me dejó un mal sabor de boca que perdura hasta ahora. No con Longo, sino con las editoriales. Porque, aunque me duela decirlo, creo que ya no nos podemos fiar ni de los libros, y mucho menos en un ámbito con tantos intereses y tanta charlatanería como la alimentación. Aunque quedan autores plenamente confiables, incluso a estos algunas editoriales —no todas— les convencen para dar un enfoque mucho más sensacionalista a sus textos y volverlos más atractivos comercialmente, sacrificando el rigor y llegando incluso a publicar falsedades. Cuando veas títulos con afirmaciones exageradas, desconfía. Desconfía siempre. Porque, en esto de la nutrición, hasta en el ámbito puramente científico hay muchos grises.

Déjame que te dé un ejemplo. Me licencié en Bioquímica y mi trabajo de fin de carrera consistió en analizar la oxidación de las proteínas del hígado de unos ratones que, desde las pocas semanas de vida, solo habían bebido vino tinto. La hipótesis era que determinados compuestos con propiedades antioxidantes como el resveratrol harían que ciertas proteínas estuvieran menos oxidadas que las del grupo control que bebía agua en lugar de vino. Más allá de los resultados, que no fueron concluyentes, en ese momento se decía que, por su contenido en resveratrol, tomar medio litro de vino tinto al día era cardioprotector. La casualidad hizo que unos meses más tarde empezara la parte experimental de mi doctorado en nutrición y metabolismo en el Hospital Joan XXIII de Tarragona, en un estudio que analizaba la relación entre genética y problemas asociados a la ingesta de alcohol. Pues bien, mientras me documentaba para sustentar el estudio, me di cuenta de que, según los barómetros internacionales, consumir medio litro de vino diario se consideraba peligroso para la salud y un signo de alcoholismo. Por tanto, mi conclusión fue clara: «Para tomar la cantidad suficiente de vino tinto y resveratrol que tenga efectos metabólicos protectores en tu organismo, debes convertirte en alcohólico y dañar tu hígado». Y eso si llega a tener dichos efectos positivos, que en realidad está en entredicho. ¿Por qué te cuento esto? Porque cuando ciertos grupos investigan los efectos positivos para la salud de alimentos como la cerveza, el jamón, el chocolate, o lo que alguna marca les financie, obviamente los encontrarán y los publicarán en revistas científicas, porque esos estudios estarán metodológicamente bien hechos. Pero hay trampa, porque están sesgados hacia la búsqueda de efectos beneficiosos, evitan todo aquello que pueda ser negativo y terminan concluyendo medias verdades.

¿Entonces de quién podemos fiarnos? Entiendo el desasosiego que pueda estar generándote. Yo, por mi formación científica, sí tengo herramientas para discernir entre tanto ruido de libros, *influencers*, incluso ciencia buena y ciencia mala. Pero tú quizá no, y no te voy a sugerir que busques en PubMed y leas *reviews* como hice yo para preparar la información que después te expondré. Entonces, asumiendo que no es fácil, mi recomendación es que confíes en las guías de nutrición que preparan las organizaciones de prestigio recopilando toda la información científica de calidad que se publica, y en todo caso en el periodismo de salud, en los divulgadores de nutrición y en los expertos con más experiencia y menos controversias, aunque te parezcan más aburridos y te digan siempre lo mismo: come verdura, grasas saludables, más proteína vegetal que animal..., y muchas otras cosas, claro. Pero vayamos por partes.

Vigila lo que comes, no lo que no comes

Os voy a confesar cuál es la única dieta que intento seguir a rajatabla: la dieta NCM. Desde que la implanté me siento menos hinchado y con más energía. Y a diferencia de otras dietas que pueden no ser ideales para todo el mundo, la dieta NCM es universal; no hay una única persona a quien no le beneficie, y si la sigues notarás sus beneficios mucho más rápido que con cualquier otra. La dieta NCM es la dieta No Comer Mal.

Disculpad la broma, pero es que un principio fundamental en nutrición consiste precisamente en no fijarse tanto en qué alimentos debemos comer por sus supuestas propiedades beneficiosas, sino en qué alimentos debemos evitar por sus propiedades perjudiciales. En esto la lista negra está clarísima: evitad las bebidas con mucho azúcar o alimentos muy dulces, especialmente en ayunas, porque provocan picos de glucosa en sangre que tarde o temprano afectarán al páncreas, aumentando el riesgo de diabetes. Incluso sin llegar a la diabetes, el exceso de glucosa genera una inflamación que perjudica de manera sistémica a todo el organismo. Evita también las grasas saturadas de pastelitos, productos ultraprocesados, refritos, embutidos o exceso de carne de cerdo o de vacuno, que aumentarán tus triglicéridos, tu colesterol malo y propiciarán problemas cardiovasculares. Si no te supone un gran esfuerzo social eliminar del todo el consumo de alcohol, mejor, pero al menos redúcelo al mínimo posible. No comas porquería. Y ya sabes a lo que me refiero; a toda esa bollería industrial, fiambres de baja calidad y ultraprocesados con esa asquerosa combinación de sal, azúcares añadidos, grasas trans y salsas cargadas de sabor químico que darán intensidad a tus papilas gustativas pero *hackearán* tu mente y machacarán tu organismo, e incluso tu capacidad de apreciar sabores auténticos. Si logras eliminar comidas insanas y perjudiciales de tu dieta, ya estarás haciendo muchísimo.

En general, come menos. Hay datos que avalan la eficacia del ayuno intermitente que propone Valter Longo. Si logras, por ejemplo, cenar antes de las 20.00 y no comer nada más hasta pasadas las 08.00 de la mañana, durante esas doce horas de ayuno tu cuerpo activará la autofagia y otros procesos metabólicos que te ayudarán a sentirte más equilibrada. Pero si no puedes hacerlo, o lo pruebas y no te sienta bien, por lo menos come más lentamente y detente antes de saciarte. Durante las horas siguientes te sentirás menos hinchada, más ligera, y quizá con más hambre, pero poco a poco tu organismo se acostumbrará a comer menos.

Disculpa que insista en lo de no comer porquería, porque la frase «somos lo que comemos» es cierta en el sentido más estricto que puedas imaginar. Si miras tu mano o imaginas las células de tus arterias, ¿de qué crees que están hechas? De las grasas, proteínas, carbohidratos y minerales que ingieres. Muchos se degradarán convirtiéndose en energía, otros se catabolizarán de nuevo a partir de procesos celulares, pero algunas de esas grasas saturadas son mucho menos flexibles que las insaturadas, y llegarán a formar parte de tus arterias, haciéndolas a su vez menos flexibles. Y si tu cuerpo no asimila bien los tóxicos o ciertos ingredientes de la comida de baja calidad, reaccionará con una inflamación crónica que, como antes te adelanté, dañará poco a poco a todo tu cuerpo. Preocúpate primero de no comer mal y luego de comer sano.

La dieta de la longevidad

No quiero convertirme en un referente de nada, menos en un tema como la nutrición, en el que cada persona es diferente.

Tampoco querría abusar de mis aventurillas, pero es cierto que este camino lo estamos haciendo juntos y que estoy aplicando la documentación de este libro a mi propio plan de vida y mis aspiraciones sobre lo que quiero ser de mayor. Aunque siempre he comido relativamente sano, he hecho pequeños experimentos (*tiny experiments*) para darme cuenta de cómo me sientan diferentes patrones alimentarios, llegando a implantar en mi vida unos truquillos que me están funcionando la mar de bien y que me tienta compartir. Es posible que a ti no te encajen, y hay muchas fórmulas posibles, así que, volviendo a la información más objetiva y avalada científicamente sobre alimentación, un buen resumen —aburrido y poco original, lo sé— de los principios básicos para llevar una «dieta de la longevidad» sería:

1. *Base de verduras y legumbres*: brócoli, espinacas, lentejas, garbanzos, judías verdes, zanahorias, alcachofas, remolacha... Elige lo que más te guste, lo que sea de temporada o lo que esté de oferta. Combínalo y cocínalo a tu gusto, sin pasarte de cocción, pero todo lo vegetal que puedas incorporar nunca está de más, por la fibra y por las propiedades que tienen.

2. *Aceite de oliva y grasas insaturadas*: las grasas insaturadas son líquidas a temperatura ambiente y las saturadas sólidas. Por eso hacen los *croissants* con mantequilla y con grasas saturadas. Por tu salud arterial, evítalas. Haz que tu cuerpo se nutra de grasas insaturadas, como las que contienen el aceite de oliva, las nueces y el pescado.

3. *Carbohidratos complejos*: descarta los azúcares simples, especialmente durante el ayuno. Es mejor comer pan y pasta integrales que blancos, pero sin obsesionarte; tampoco hace falta caer en el sacrilegio de hacer una paella con arroz integral, ya que el arroz blanco en realidad no se absorbe tan rápido, al igual que los carbohidratos de la patata o la calabaza y, desde luego, las legumbres y la verdura.

4. *Más pescado que carne*: esto sé que es más fácil de decir que de hacer. Yo solo lo cumplo en los veranos que paso en el mediterráneo, pero bueno; la recomendación es la que es. Un buen filete de carne nos proporciona vitamina B12, hierro y otros nutrientes, y no seré yo quien promueva eliminarlo del todo, aunque es cierto que en general comemos más carne de lo que es saludable, y además buena parte de ella es procesada, como en el caso de salchichas y chorizos. En cambio, el pescado nos da unas proteínas y una calidad nutricional mucho mayor. Entre los pescados, habría que minimizar los más grandes, como el atún o el pez espada, que suelen tener niveles de mercurio altos.

5. *Ayunos de al menos doce horas*: los estudios científicos de Valter Longo y otros demuestran que si los ayunos llegan a las catorce horas o incluso más, los beneficios son mayores. Pero con doce horas de ayuno ya es suficiente para activar algunas rutas metabólicas que contribuyen a la salud celular y a la longevidad.

6. *Probióticos*: consumir una buena cantidad de fibra ya es suficiente, pero si añades alimentos como el yogur, el kéfir, el kimchi, el chucrut…, todos ellos pueden ser beneficiosos para tu microbiota intestinal y para tu organismo.

7. *Comer variado, o suplementarse*: es un tema delicado, porque hay mucho marketing y muchos intereses comerciales, pero si no llevas una dieta variada, un poco de omega 3, vitaminas D y B12, magnesio y creatina si haces deporte no te harán ningún daño. Insisto en lo de «un poco», porque el abuso de vitamina D, por ejemplo, puede producir hipercalcificación en los riñones. Con la vitamina C puedes pasarte si quieres, porque el exceso no es problemático y conlleva beneficios. De todas maneras, todo el tema de la suplementación depende de muchos factores, y lo ideal sería que un nutricionista te hiciera una recomendación personalizada.

Si estas recomendaciones te parecen un poco ambiguas, es porque lo son. No hay una dieta muchísimo mejor que otra. De hecho, en 2025 *Nature Medicine* publicó un macroestudio siguiendo la salud de más de 100.000 estadounidenses durante treinta años y correlacionándola con el impacto de ocho patrones alimentarios diferentes, con algunas dietas más cercanas a la mediterránea, otras de base vegetal, o específicas para la hipertensión, y no hubo grandes diferencias entre ellas. Es decir, que no hay una única manera de comer sano. Lo que sí se comprobó fue lo de siempre: que las dietas bajas en grasas y ricas en frutas, verduras y cereales integrales se asociaron a una mejor salud física y mental en la vejez, y las de mayor ingesta de grasas trans, sodio, azúcares simples y carnes rojas o procesadas, a peor salud. No fueron resultados suficientemente novedosos y sugerentes para la mayoría de *influencers*, pero la excelente metodología del estudio confirmó la trascendencia de la dieta para la salud. Quizá lo más destacable fue la poquísima adherencia que se observó: solo el 9,3 por ciento de los estadounidenses seguía estas recomendaciones —que se saben de sobra— y disfrutaba de un envejecimiento saludable. El dato sorprendió a los propios investigadores, y reveló que estar informado no basta para llevar una vida sana.

Cambio de pautas según la edad y el género

Nuestro metabolismo cambia a medida que envejecemos; en algunos aspectos se hace menos eficiente y aparecen nuevas necesidades nutricionales. Por ejemplo, a partir de los cincuenta años nuestro metabolismo basal se ralentiza y el cuerpo quema unas 200 calorías menos que en la juventud. Por tanto, si no reducimos la ingesta de grasas y carbohidratos es posible que ganemos peso. En cambio, como la masa muscular tiende a perderse (sarcopenia), las recomendaciones nutricionales coinciden en que, junto al ejercicio físico, con la edad también debe aumentarse ligeramente el consumo de proteína. La densidad mineral ósea también disminuye con el tiempo y el riesgo de osteoporosis aumenta, especialmente en las mujeres posmenopáusicas, con lo que en esos casos es importante ingerir nutrientes altos en calcio y vitamina D.

Las recomendaciones son las mismas en lo que se refiere a la preferencia de grasas insaturadas y pescados sobre la carne, pero sí deben evitarse muchísimo más los picos de glucosa, pues el páncreas no está tan joven y el riesgo de diabetes aumenta. No hace falta comer tanta fibra como en la mediana edad; en cuanto a cantidades, sí debemos seguir comiendo raciones considerables, ya que las personas muy mayores pueden ir perdiendo el apetito, la comida pasa a ser monótona para ellos, e incluso podrían llegar al punto de la desnutrición. De hecho, el concepto de peso ideal es más laxo en la edad adulta, pues un ligero sobrepeso puede aumentar el bienestar general y tener efectos beneficiosos como reserva en caso de infecciones.

Algo importante es que los cuarenta (en la mediana edad) podrían ser el momento ideal para consolidar hábitos saludables que te hagan sentir bien por dentro y por fuera y te protejan contra enfermedades crónicas más adelante. Quizá algunas mujeres premenopáusicas tendrán que vigilar sus niveles de hierro, pero en general sería suficiente con equilibrar las calorías que se ingieren con las que se gastan y seguir las pautas generales que hemos descrito antes.

A partir de los cincuenta y cinco años ya toca ir preparándose de manera consciente y un pelín más estricta si se quiere estar en forma y con energía, ya que alrededor de esa edad tienen lugar cambios fisiológicos importantes, y los excesos se pagan cada vez más. Las mujeres posmenopáusicas sufren alteraciones hormonales (una disminución marcada de estrógenos) que impactan en el metabolismo, la distribución de grasa corporal y la salud ósea y cardiovascular. En los hombres aparece una reducción gradual de testosterona que conduce a la pérdida de masa muscular y a un mayor riesgo de aumento de peso. La dieta a los cincuenta y cinco debe enfocarse en alimentos nutritivos pero no excesivamente calóricos. Por ejemplo, serían preferibles los lácteos descremados en lugar de los enteros, los cortes magros de carne, cocinar al horno o a la plancha en vez de hacer frituras, y limitar el picoteo de dulces o *snacks* salados que aportan «calorías vacías». Ejemplos de *snacks* saludables son la fruta fresca, el yogur natural, un puñado de frutos secos crudos o palitos de vegetales con hummus.

Las mujeres dejan de necesitar suplementos de hierro, pero el calcio y la vitamina D se vuelven críticos. Además, como la caída de estrógenos favorece que la grasa se acumule más en el abdomen que en las caderas o los muslos, aumentando el riesgo cardiovascular, las mujeres posmenopáusicas deben poner énfasis en una dieta cardioprotectora baja en grasas saturadas y sal y alta en fibra y alimentos buenos para el corazón como las frutas. Todo eso aparte de mantenerse físicamente activas, claro.

No lo hemos comentado, porque no es el objetivo de este libro presentar tablas con los nutrientes de cada alimento, pero sería ideal que lo buscaras y vieras, por ejemplo, que, en cuanto a calcio, una taza de leche o un yogur aportan unos 300 mg de calcio, 30 g de queso duro unos 200 mg, 100 g de sardinas con espina aproximadamente 300 mg, media taza de tofu 250 mg, y que las principales fuentes de vitamina D son pescados grasos, la yema de huevo y los alimentos fortificados. ¡Ah!, y el mecanismo de la sed pasa a ser menos eficiente, aumentando el riesgo de deshidratación por descuido. Así que no nos olvidemos tampoco de beber abundante agua.

A partir de los setenta años, los cambios fisiológicos del envejecimiento son más pronunciados y aparece la heterogeneidad, pues muchas personas llegan a esa edad con alguna condición crónica (hipertensión, diabetes, enfermedad cardíaca, osteoporosis, artritis, etc.) que influye en la dieta necesaria. Pero también aparecen desafíos propios de la edad avanzada, como un menor apetito, alteraciones del gusto y del olfato, posibles dificultades para masticar o tragar, digestión más lenta, menor absorción de ciertos nutrientes y mayor riesgo de deshidratación y desnutrición. También cobra relevancia la prevención de la fragilidad: mantener la fuerza muscular, el equilibrio y la función cognitiva para conservar la independencia y la calidad de vida. En este contexto, las recomendaciones nutricionales a los setenta se centran en asegurar la suficiencia de nutrientes clave (evitando deficiencias), adaptar la ingesta energética a un requerimiento menor pero sin caer en la malnutrición y apoyar la salud de huesos, músculos, corazón y cerebro de forma integrada.

Un principio fundamental en la alimentación de los mayores de setenta es privilegiar la densidad nutricional de los alimentos por encima de la densidad calórica. Son preferibles los alimentos que aportan muchas vitaminas, minerales, proteínas y otros nutrientes en relativamente pocas calorías. Por ejemplo, un plato de verduras salteadas con aceite de oliva y trocitos de pollo aportará más nutrientes valiosos que unas galletas o el pan blanco, que solo llenan con calorías vacías. Idealmente, cada comida debe incluir algo de proteína o de micronutrientes importantes, y si cuesta comer grandes cantidades, pueden hacerse tentempiés más frecuentes como, por ejemplo, yogur con fruta, que aporta proteína, calcio y vitaminas. De hecho, sin llegar a extremos, también pueden incorporarse batidos proteicos enriquecidos con vitaminas, antioxidantes y minerales que eviten el deterioro óseo y muscular y retrasen la aparición de la fragilidad. No olvidemos tener cuidado con la deshidratación; bueno, cada época tiene lo suyo. Quizá no es el mejor momento para disfrutar de comilonas, pero mantengamos la paciencia.

En definitiva, los consejos fundamentales de alimentación saludable, avalados por organismos internacionales, son válidos para todas las edades. Luego llegará el momento de hacer ajustes en función del propio estado de salud y de principios generales como los que acabo de mencionar. Con todo ello, es posible mantener la vitalidad, proteger la salud ósea, cardiovascular, muscular y cognitiva y prevenir en gran medida las enfermedades crónicas.

Tú no eres el único responsable

No quiero terminar este apartado sin un mensaje de salud pública, que va en la línea con lo que expone este libro: tú no eres el único que decide qué quieres ser de mayor. Es cierto que en última instancia tienes el poder de elegir qué metes en tu boca y qué no, pero habrá entornos y situaciones que te empujarán a un tipo de alimentación u otra. También hay que asumir eso, y pedir responsabilidades. En Estados Unidos, por ejemplo, es mucho más difícil llevar una alimentación saludable que en España, porque la comida basura está por todos lados y es mucho más barata. Un estudio realizado en Baltimore por la Johns Hopkins acuñó el término *food desert* («desierto alimenticio») al comprobar que había barrios enteros en los que simplemente no existían tiendas ni restaurantes que ofrecieran comida saludable. Todo lo disponible era *junk food* («comida basura»). El gobierno local intercedió ofreciendo neveras gratuitas y horarios ampliados a los comercios que se comprometieran a llenarlas de frutas y verduras, y la situación mejoró. De manera similar, en Reino Unido se aprobó una ley que prohibía abrir tiendas de chuches y *fast food* cerca de los colegios. No se trata de prohibir, pero sí de desincentivar y poner difícil el acceso a la comida basura, así como de facilitarlo a la sana. El código postal influye más en la salud que el código genético. Más extremo todavía sería subir los impuestos y, por tanto, el precio de las bebidas azucaradas, pero no hay agallas políticas para eso, a pesar de que tendría más éxito que las múltiples campañas educativas que apelan a la decisión individual.

En definitiva, tú puedes hacer mucho. Muchísimo. Pero los comportamientos saludables también se pueden incentivar estructuralmente. Algunas personas se quejan al principio, pero luego se les pasa. A mi generación le estaba permitido fumar en los bares y, cuando se prohibió, hubo dueños que auguraron el fin de sus negocios y clientes egoístas que anteponían su libertad a la de los otros. Lo cierto es que las restricciones fueron mucho más eficientes que las campañas educativas, y ahora se fuma menos que antes. En la alimentación se debe seguir por este camino, que ya ha empezado, enfrentándose a *lobbies* si hace falta. Mientras, asume el grado de responsabilidad sobre aquello que sí puedes controlar. Busca mucha más información de calidad relacionada con lo que te he expuesto y genera el hábito de comer sano para llegar a ser una persona bien nutrida de mayor. Notarás los efectos desde el primer día.

EJERCICIO: UNA POLIPÍLDORA DE EXERQUINAS

Es curioso que la primera evidencia empírica de que el ejercicio físico era bueno para la salud no llegase hasta 1953 con la publicación en *The Lancet* de un original estudio realizado por el que se considera el padre de la epidemiología del ejercicio: el investigador británico Jeremy Morris. En dicho estudio, el doctor Morris comparó la calidad de vida y la aparición de enfermedades en dos grupos de personas con educación, nivel de ingresos, dieta y estilos de vida similares, salvo por un detalle significativo: un grupo eran conductores de los típicos autobuses londinenses de dos pisos, que pasaban toda la jornada sentados, y el otro los revisores, que subían y bajaban las escaleras entre los dos pisos de esos mismos autobuses. Con un análisis meticuloso, Morris demostró que los revisores, que eran físicamente activos, tenían casi la mitad de riesgo de sufrir enfermedades coronarias que los sedentarios conductores.

Para confirmar los resultados, Morris hizo un estudio similar que comparó la salud de los carteros londinenses, que pasaban todo el día caminando y repartiendo cartas, frente a sus compañeros de la oficina, que tenían trabajos sedentarios. Obtuvo los mismos resultados. Así, los estudios de Jeremy Morris establecieron que la actividad física regular tenía un efecto protector frente a enfermedades crónicas, y contribuyeron decisivamente a la instauración de la medicina preventiva moderna y las recomendaciones de salud pública a partir de los años sesenta y setenta. Piensa que hasta ese momento había quien pensaba que la actividad física intensa era perjudicial para la salud, pues «desgastaba» el organismo.

Enseguida vuelvo al presente, pero antes déjame citar otro estudio importante en esta área, aunque menos conocido: el descubrimiento alrededor del año 2000 de que la contracción del músculo producía la liberación de una sustancia llamada interleuquina IL-6, con propiedades antiinflamatorias y de regulación del metabolismo lipídico. Esto significó el inicio de la comprensión de los mecanismos por los que el ejercicio físico tiene estas propiedades beneficiosas y el nacimiento del concepto de las exerquinas: moléculas con efectos en la señalización celular que se liberan durante la contracción muscular derivada del ejercicio físico, especialmente el intenso.

Cuanto más ejercicio, mejor

Alejandro Lucía es uno de los investigadores más reconocidos del mundo en el estudio de los efectos saludables del ejercicio físico. Le he entrevistado varias veces, tanto en *El cazador de cerebros* como en *A vivir*, y es una pasada. Ha investigado y sabe de todo. Si lee estas palabras fruncirá el ceño porque es un tipo humilde, pero de verdad es una referencia, no solo en nuestro país, sino internacionalmente. Y si una expresión resume su mensaje, es que el ejercicio es una polipíldora.

Esta palabra se refiere a un concepto farmacológico: el intento de combinar medicamentos para la hipertensión, el colesterol o lo que se necesite en una única píldora, haciéndola así más fácil de tomar y mejorando la adherencia de los pacientes. Alejandro usó esta misma idea —y a partir de entonces también muchos otros— para afirmar que el ejercicio es como una polipíldora que sirve para casi todo. No es una exageración. La literatura científica es contundente, y ha demostrado que el ejercicio físico regular reduce los riesgos de enfermedades cardiovasculares, diabetes, ictus, hipertensión o cánceres. Sí, el cáncer también, sobre todo por el efecto antiinflamatorio del ejercicio, y por la mejora del sistema inmune debido a la estimulación de unas células llamadas *natural killer*, que son nuestra principal vigilancia endógena contra la aparición de tumores. Varios estudios han demostrado una protección del 20-40 por ciento frente a cánceres de mama y de colon, así como una mayor supervivencia de los pacientes que incorporan el ejercicio a sus rutinas de recuperación.

Este último punto lleva a uno de los mensajes clave del trabajo científico de Alejandro Lucía, que consiste en comprobar que el ejercicio físico mejora la recuperación de muchos tipos de pacientes hospitalizados. Si nos fijamos, en los hospitales los pacientes se recuperan postrados en una cama, mientras que la evidencia empírica demuestra que el ejercicio mejora su estado físico, cognitivo y anímico, además de acelerar la recuperación. La conclusión es clara: deberían instalarse gimnasios en los hospitales.

Espera, que aún no he terminado. El ejercicio mejora el bienestar y los síntomas de depresión en caso de tenerla, y un buen estado musculoesquelético nos hace sentir ágiles, fuertes, activos y evita caídas, incluso previene el deterioro cognitivo. Sí, de nuevo infinidad de estudios han demostrado que el ejercicio incrementa el flujo sanguíneo y el tránsito de oxígeno y nutrientes al cerebro, estimula la neuroplasticidad (la creación de nuevas conexiones neuronales) y la neurogénesis (la formación de nuevas neuronas funcionales), mejora el sueño, aumenta la liberación de neurotransmisores como la dopamina, la serotonina y la norepinefrina, que mejoran el estado de ánimo y la atención, todo lo cual contribuye a que el deterioro cognitivo a nivel celular sea mucho menor y las demencias aparezcan mucho más tarde.

Ahora sigo contándote cómo las exerquinas producen estos milagros, pero antes de seguir, déjame compartir un mensaje fundamental: nunca es tarde para empezar a hacer ejercicio. De hecho, el ejercicio previene enfermedades mientras lo estás haciendo. Obviamente, un deportista en activo habrá obtenido cierta resiliencia, pero si se descuida, tardará poco en empezar a perder los beneficios saludables acumulados del entrenamiento. En cambio, una persona que haya sido sedentaria gran parte de su vida, al poco de empezar ya irá mejorando sus parámetros metabólicos, disminuyendo el riesgo de enfermedades y ganando ese buen estado musculoesquelético que resulta fundamental a medida que nos hacemos mayores. Un ejemplo extremo es un proyecto que me mostraron en Aragón, con centenarios a quienes acompañaban en ejercicios de fuerza adaptados a sus limitaciones. Parece exagerado, e incluso a algunos les podría parecer peligroso, pero recuerdo el vídeo de una mujer centenaria que llevaba mucho tiempo sin poder levantarse sola de una silla de ruedas: tras escasas tres semanas de entrenamiento, logró apoyar sus manos en los brazos de la silla y ponerse de pie. El ejercicio fortaleció los músculos de esa mujer y le devolvió la posibilidad de caminar por su cuenta, y esto es transformador; gozar de un estado de agilidad y tono muscular que te capacite para hacer más cosas por tu cuenta es valiosísimo, no solo para la salud general, sino también para la funcionalidad, para retrasar problemas de rodilla o espalda. Este es el motivo por el que —entre otras cosas— te insisten tanto en la importancia de los ejercicios de fuerza, equilibrio y agilidad.

Pero es que todavía hay más. Desde hace tiempo se concibe al músculo como un órgano endocrino, en el sentido de que, cuando se contrae, libera estas sustancias a la sangre llamadas exerquinas, que tienen efectos en otras partes del organismo. Los que queráis profundizar podéis consultar el excelente *review* «Exerkines in health, resilience and disease», publicado en 2018 en la revista *Nature*. Las más conocidas son las mioquinas segregadas por los músculos, como la IL-6, la IL-15, la Irsina o la Sparc. Estas moléculas regulan el metabolismo de la glucosa y dismi-

161

nuyen sus niveles en la sangre, son antiinflamatorias, refuerzan el sistema inmunológico y potencian la oxidación de ácidos grasos, haciéndote perder peso. Además, la Sparc está asociada a la reducción de tumores, junto a otros beneficios. Además, el corazón también segrega cardiomioquinas, el hígado hepatoquinas y el cerebro neuroquinas, entre las que se encuentra el ya famoso BDNF, que promueve la neurogénesis en zonas específicas del cerebro, como el hipocampo. Todo esto hace que el ejercicio se pueda considerar una verdadera polipíldora. De hecho, hay laboratorios farmacéuticos que intentan replicar en una pastilla estas moléculas que se producen durante el ejercicio, pero esto es otra historia, desaconsejada por los verdaderos especialistas.

Por si fuera poco, el ejercicio también mejora la función mitocondrial y reduce el daño propio de la edad; induce cambios epigenéticos beneficiosos para la función muscular revirtiendo alteraciones epigenéticas asociadas al envejecimiento; mejora el tránsito intestinal y el estado de la microbiota; reduce la inflamación crónica por la activación de la vía AMPK-SIRT1; promueve el proceso de autofagia que elimina proteínas y orgánulos dañados; produce especies reactivas de oxígeno (ROS), que en exceso son perjudiciales pero que en cantidades bajas pueden, por hormesis, tener ventajas en la fisiología muscular y reducir el estrés oxidativo; mantiene la homeostasis celular; y modula proteínas involucradas en la señalización de la insulina, como la IRS-1 y la SIRT1, que suelen deteriorarse con el envejecimiento, mejorando así el metabolismo de la glucosa y reduciendo el riesgo de enfermedades relacionadas con la edad, como la diabetes tipo 2.

No se trata aquí de hacer una tesis exhaustiva, pero sí de convencerte de que los beneficios del ejercicio van mucho más allá de la mejora cardiovascular y que quizá es la principal intervención que puedas hacer en tu vida si de mayor quieres ser una persona sana, activa y feliz. Como diría Alejandro Lucía, los médicos no deberían recomendarlo, sino prescribirlo. De verdad, déjame que insista: actualmente estamos viviendo un cambio de paradigma en medicina y farmacología. Antes íbamos al médico cuando estábamos enfermos para que nos curara; ahora muchas personas van al médico antes de enfermar, para evitarlo o para retrasarlo al máximo posible. En este sentido, la mejor intervención es el ejercicio.

¿Cuánto ejercicio? Sin llegar a extremos que pueden generar problemas, como en el caso de los fisicoculturistas, la verdad es que cuanto más, mejor. Las guías te dicen que lo mínimo son un total de 150 minutos de ejercicio moderado repartidos cinco veces a la semana, incluyendo dos sesiones de fuerza, pero tómalo como un mínimo. Si haces más, te irá todavía mejor.

También es cierto que la gran ventaja que debemos recordar aquellos que estamos en riesgo de sedentarismo por la falta de tiempo o de motivación es que a veces poco significa mucho. Me refiero a que un poco de actividad física tiene un gran impacto comparado con no hacer nada, y lo vas a notar a los pocos días. Fíjate que es la primera vez que utilizo la expresión «actividad física» en lugar de ejercicio. En realidad «actividad física» es cualquier actividad que suponga un movimiento acompañado de gasto de energía (caminar, bailar...). Eso está bien y tiene muchas ventajas, pero no llega al grado de «ejercicio» estructurado y repetitivo, en el que hay más carga muscular (correr, sentadillas, flexiones...) y, por tanto, no genera todas las ventajas de la polipíldora que he comentado antes. Si las quieres, debes acompañar esta actividad física moderada con ejercicios más exigentes. Y no tengas miedo de pasarte.

Snacks de ejercicio

Déjame que te cuente una cosa que descubrí mientras me documentaba para el libro. Al principio pensé que eran una chorrada, pero los he implantado y, al menos a mí, me funcionan muy bien: hablo de los *snacks* de ejercicio,[6] o ejercicios intensos de uno o dos minutos, repartidos en momentos del día que te encajen. Yo vivo en un noveno, y cuando voy solo en el ascensor hago sentadillas, o de repente me levanto de la silla, cojo unas pesas y las levanto varias veces hasta notar que el músculo se resiente, o apoyo los brazos en un banco mientras voy paseando e improviso unas flexiones sin llegar a que las axilas me traicionen. Puede que no sea mucho, pero, según varios estudios científicos, sí es bastante más que nada. Y, sobre todo, en cuanto te acostumbras, lo haces casi sin pensar ni invertir tiempo en ello.

Aquí la clave vuelve a ser convertir la práctica del ejercicio en un hábito, para que no se experimente como una autoimposición. Tienes que encontrar rutinas que te resulten agradables y que encajen bien con tu vida cotidiana. Algunos preferirán hacer HITT en casa, otros ir al gimnasio, otros pilates, otros bicicleta... Obviamente, hay ejercicios mejores que otros, pero el mejor de verdad es el que te genere más adherencia, como comentamos al principio del capítulo. Así pues, logra que sea divertido eligiendo prácticas que te gusten, haciéndolo con amigos si puedes, escucha música o un *podcast* mientras tanto, ve cambiando de rutinas, etc. También debes identificar las barreras que te impiden practicar más ejercicio, ya sea la falta de tiempo, de energía o de motivación, y buscar maneras de superarlas. Habla de tus logros y objetivos con la gente; no te lo quedes para ti, porque si lo compartes te animarás a seguir. Márcate objetivos realistas, y convéncete de que lo haces para mejorar, no para evitar empeorar, porque el contexto optimista (marco de ganancia) es siempre más motivador que el negativo (marco de pérdidas).

¿Recomendaciones más concretas? No las hay, porque lo importante es, en general, combinar resistencia aeróbica, fuerza anaeróbica y equilibrio en la rutina o deporte que más te guste y que te sea más fácil de seguir. Puedes informarte con guías como las del Instituto Nacional del Envejecimiento (NIA) de Estados Unidos, que están muy bien, e incluso puedes fiarte un poquito de algunos *influencers*, ya que no es un tema tan sensible como la nutrición.

Confieso que mi relación con el ejercicio ha sido intermitente. De joven hacía bastante, pero en varios momentos de mi vida mi actividad física ha sido claramente insuficiente. Especialmente en fases de escritura, como el momento en que escribí este libro, mis rutinas son bastante radicales: me puedo encerrar hiperconcentrado días enteros, semanas completas, buscando información, leyéndola, procesándola y escribiendo. Entonces descuido todo para tener la mente dedicada a la escritura el máximo tiempo posible. Sé que no es lo idóneo, pero a mí me funciona para avanzar rápido y bien. Hacía lo mismo cuando estudiaba en la universidad, y en muchos de mis trabajos sé que parte del éxito se debe a la alta capacidad de concentración que tengo. Asumo que esto pasa factura, porque el estado físico y anímico decae, pero también sé que después me recupero rápido.

En cambio, para este libro utilicé una táctica diferente. Aumenté la actividad aeróbica que solía hacer al inicio y final del día, y añadí esos *snacks* de ejercicio intenso que me permitieron no perder el hilo mientras escribía. La verdad, funcionó tanto cognitiva como físicamente. Desde que mi último compañero de tenis desapareció, no he encontrado sustituto, pero descubrí alternativas adaptadas a mis restricciones de tiempo y mis preferencias; en realidad estoy más *fit* de lo que parece. Si de mayor quieres estar en forma, no dejes de hacer ejercicio.

DEL ESTRÉS PROTECTOR AL ESTRÉS CRÓNICO Y AL *BURNOUT*

Todos tenemos momentos de estrés, y eso no es necesariamente malo. Si de repente estamos frente a una situación que requiere atención máxima y reacción rápida, como un accidente de tráfico, una amenaza o la entrega de un trabajo, la preocupación incrementa los niveles de cortisol y adrenalina, se activa el sistema nervioso simpático, el ritmo cardíaco se acelera, el cuerpo y el cerebro entran en estado de alerta y, si no perdemos el control, tendremos más posibilidades de solucionar el problema al que nos enfrentamos. Este tipo de estrés es bueno, protector, y no tenerlo nos impediría disponer del máximo de nuestros recursos físicos y mentales cuando son más necesarios.

Parafraseando a uno de los grandes investigadores de los mecanismos del estrés, Robert Sapolsky, las cebras experimentan este tipo de estrés cuando ven o intuyen a un león y, en un milisegundo, deben movilizar toda su energía para agudizar sus sentidos, identificar por dónde escapar y hacer que sus músculos pasen de estar relajados a hiperactivarse de inmediato.

La diferencia entre las cebras y nosotros es que, cuando las cebras ya han escapado, vuelven a su estado relajado y no se pasan el día estresadas pensando en si al día siguiente volverá a aparecer un león. Nosotros, en cambio, sí. Como explica Sapolsky, somos el único animal que se estresa por motivos psicológicos: anticipamos amenazas futuras potenciales tan variadas como la posibilidad de perder un avión, que a tu hijo le vaya mal en los estudios, la salud propia o de alguna persona cercana, una relación tóxica que el cerebro percibe como amenaza, o cualquiera de las múltiples preocupaciones laborales que suelen asaltarnos. ¿Es este estrés protector o resulta problemático? Depende del tipo, de la cantidad y la intensidad de los estresores, también de cómo los afrontemos.

Tipos de estrés

Un estrés agudo, puntual y pasajero, como el de las cebras frente al león, que te hace reaccionar rápido si el niño, por ejemplo, corre hacia el borde de la acera, es el más primitivo de todos, y en realidad no tiene mayor interés. Luego hay otro tipo de estrés que no solemos considerar, el «estrés ambiental»: vivir en un entorno con estresores externos como ruidos constantes, sensación de inseguridad o incluso altos niveles de contaminación, que van perjudicando poco a poco nuestro estado anímico y físico. Existe también el estrés postraumático, asociado a accidentes, pérdidas o actos violentos, que es absolutamente normal, pero que debería ir desapareciendo con el tiempo, pues si esto último no sucede, se vuelve patológico. Por último, están el estrés paranoide, cuando la mente hace que veamos amenazas en todos lados, el estrés físico, que se produce como respuesta a enfermedades o lesiones, y diferentes grados de estrés psicológico provocado por las situaciones cotidianas de la vida tan intensa que llevamos.

El más tenue es el *eustrés*, definido como un estrés de muy bajo nivel, que puede resultar incluso positivo a la hora de mantenernos «más activados» y de rendir mejor en tareas físicas o intelectuales. A mí, por ejemplo, me gusta sentir un poco de estrés cuando trabajo, porque me vuelve más atento y resolutivo. Quizá tú sientes lo mismo, que prefieres estar a tope antes que relajada, porque logras rendir más y mejor, y quitarte más rápido de encima las tareas del día a día. Eso está muy bien, pero cuidado, porque la frontera entre el *eustrés* y el estrés crónico es sutil, y puede estar perjudicando tu cuerpo sin que te des cuenta.

Me ocurrió una vez durante los rodajes de *El cazador de cerebros*. Tengo asumido que hay tres meses en mitad de la producción que son una verdadera locura, porque se juntan las grabaciones más intensas de la temporada con la edición de los primeros capítulos rodados y las reuniones de preparación de los últimos. Son muchas semanas seguidas de viajes, reuniones, trabajo intelectual intenso, madrugones, comidas apresuradas, toma de decisiones importantes, problemas inesperados, jornadas físicamente muy demandantes, conciliación familiar con una pareja que viaja tanto como yo por un trabajo todavía más exigente y, en general, esa sensación de intentar encajar en un día el triple de las cosas que caben. En realidad, en lo psicológico lo llevo bastante bien, porque creo que en el fondo me encanta sentirme así, al notar que avanzo tanto en un proyecto tan vocacional como este y convencido de que los esfuerzos merecen la pena.

Pero resulta que un día, durante una revisión médica, me dijeron que tenía la tensión sanguínea más alta de lo normal. No como para medicar, pero sí para vigilar. Fui midiéndola durante las semanas posteriores, y no bajaba. Entonces me preocupé, pensé que podía indicar algún problema físico, pues nunca antes había tenido la presión sanguínea alta, pero no encontré ninguna pista hasta que alguien me hizo ver que podía deberse al estrés de la vida loca que llevaba. Claro, como yo no tenía la sensación de estar estresado, ni se me había pasado por la cabeza, pero podía ser, decidí comprarme un tensiómetro para monitorizar la tensión y aguantar como fuera las pocas semanas de rodajes que quedaban. Después seguí midiendo para ver si los valores se normalizaban y efectivamente lo hicieron. Me di cuenta de que durante unos meses mi organismo había estado estresado de manera crónica sin que yo me hubiera enterado. Tenía la sensación de ser un campeón que lograba organizarme de maravilla, tomar decisiones rápidas y certeras, no perder tiempo con nimiedades y llegar a todo sin problema. Pero sí había un problema: mi tensión sanguínea se estaba desajustando, y posiblemente otras partes de mi organismo también. Si no fuera porque, salvo estos tres o cuatro meses de trabajo infinito, el resto del año es relativamente más tranquilo, estaría inmerso en una tendencia autodestructiva. Desde entonces lo vigilo más y doy mayor importancia al descanso reparador.

Los efectos del estrés crónico

El estrés continuado genera una activación constante del sistema nervioso simpático y unos niveles anormalmente altos de cortisol, que a su vez provocan un estado fisiológico de disrupción del equilibrio interno del cuerpo (pérdida de homeostasis), capaz de alterar todas sus funciones. Nos deja en un estado de hiperalerta que impide la relajación nocturna, altera el metabolismo de la glucosa y las grasas, aumentando el riesgo de diabetes y la acumulación de grasa visceral; además, cuando el cortisol está elevado, nuestro sistema inmune se suprime y somos más vulnerables frente a las infecciones, incluso frente a los procesos tumorales. También se elevan marcadores inflamatorios como la interleucina-6, el TNF-α (factor de necrosis tumoral alfa) o la proteína C reactiva, contribuyendo a la inflamación crónica de bajo grado, que a su vez provoca disfunción endotelial y promueve la arteriosclerosis. Obviamente, el estrés aumenta la tensión sanguínea, con todo el riesgo cardiovascular que eso conlleva, causa problemas estomacales y digestivos, así como un desbalance emocional que nos hace más propensos a sufrir irritabilidad, ansiedad, depresión, menos autocontrol frente a pequeños estresores o ante estímulos, lo que a veces conduce, por ejemplo, a la ingesta compulsiva e insana de comida.

Incluso en el plano estético, el cortisol interrumpe el ciclo del folículo piloso, debilitando el pelo y haciéndolo más fino y proclive a caerse semanas más tarde; provoca la retención de agua, mostrándonos hinchados y con rasgos faciales desmejorados. La falta de sueño y el cansancio provocan ojeras y un tono de piel enfermizo a causa de la menor circulación sanguínea cutánea, e incluso descompone el colágeno, acelerando la pérdida de elasticidad y la aparición de arrugas.

Para colmo, como lo que nuestra mente le está pidiendo al cuerpo es que ponga todos sus órganos y su metabolismo en estado de alerta, que modifique sus prioridades de manera continua y dedique todos sus recursos a la acción inmediata en lugar de a procesos menos urgentes como la reparación o la prevención, si el estado de estrés crónico se mantiene mucho tiempo, no solo aumenta el riesgo de sufrir infecciones y enfermedades, sino que acorta telómeros, altera mitocondrias, provoca disbiosis y afecta a diversos *hallmarks of aging*, desencadenando una aceleración sistemática del envejecimiento. En otras palabras, el estrés crónico nos envejece y nos deteriora a un ritmo mucho más acelerado del ritmo natural que seguiría nuestro cuerpo en circunstancias más relajadas.

Del estrés crónico al «burnout»

Hay otro tipo de estrés agudo, llamado *episodic acute stress* («estrés agudo episódico»), que sería como el estrés crónico, pero con momentos frecuentes de muchísima intensidad y ansiedad, que se mantienen en el tiempo sin que se pueda encontrar una solución. Esta situación, en caso de prolongarse por mucho tiempo, presenta el peligro de llevar a un estado diferente, llamado *burnout* o, más comúnmente, «estar quemado».

El *burnout* es un fenómeno interesante, porque de alguna manera es como si el cuerpo y la mente se quisieran proteger del estrés provocando la respuesta contraria: apatía, agotamiento, sensación de desapego emocional y desmotivación generalizada que fuerza a frenarnos de golpe. Es una respuesta al estrés prolongado e irresuelto, que baja las revoluciones del cuerpo, pero que en lo mental puede ser muy severo y difícil de tratar. Hay parejas que pasan de discutir por todo a ignorarse, o trabajos en los que el esfuerzo y la ambición se sustituyen por la desidia y el malestar. También está el *parental burnout*, cuando amas a tus hijos, pero prefieres que estén en cualquier otro sitio antes que correteando y gritando a tu lado. En cualquiera de estas situaciones es común la sensación de estar sobrepasado, exhausto física y mentalmente, triste, apagado, insensible emocionalmente y desapegado. Es como un estado gris de bajón continuo que solo se rompe con abusos, decisiones precipitadas o explosiones de violencia verbal o física por lo general injustas.

El caso del *parental burnout* es especialmente significativo y turbador, porque perder interés por el trabajo lo vemos normal, con la pareja hasta cierto punto también, y en todo caso son situaciones que podemos verbalizar con amigos y hasta justificar. Pero el *burnout* hacia los hijos es un tema tabú que se lleva fatal interiormente, porque no le vemos explicación posible y porque asumimos más fácilmente la propia responsabilidad y el estado de crisis en el que nos encontramos. Al trabajo y a la pareja podemos echarles las culpas, pero a los niños no, y eso debe hacernos ver que algo preocupante está ocurriendo con nuestra salud mental.

Además, el *burnout* es más difícil de detectar que el estrés, ya que a veces se confunde con un cambio de prioridades o con tomarse las cosas de otra manera. Pero si en el origen hay una desmotivación generalizada, esta debe afrontarse siempre, porque ignorarla no lleva a nada bueno. En esta situación resulta fundamental dejarse ayudar por profesionales, amigos o familiares, para cambiar poco a poco dinámicas, expectativas y hábitos hasta recobrar el equilibrio físico, emocional, cognitivo, familiar y social.

Cómo afrontar el estrés

Manejar el estrés es más fácil de decir que de hacer, en gran parte porque todos somos diferentes. En el ámbito biológico, hay personas con predisposición genética al estrés, otras que, por eventos traumáticos en su infancia, tienen un cerebro cableado para estresarse más rápido, e incluso hay cambios epigenéticos que pueden modularlo. En el aspecto social, está claro que hay individuos que experimentan más causas de estrés (estresores) que otros, que disponen de más o menos recursos para afrontarlos, y también hay quien se ha educado para saber manejarlos mejor. No te voy a dar una receta que sirva para todos, pero sí hay algunos principios generales.

Obviamente, lo primero es intentar evitar las causas del estrés, ya sean problemas familiares, presiones económicas, carga laboral o malestar psicológico. En muchas ocasiones no será factible, pero quizá algunas sí podríamos enfrentarlas mejor, especialmente si contamos con ayuda externa. Eliminar estresores sería la primera opción. Si no se puede, tenemos por delante el trabajo cognitivo de intentar convivir con ellos de la mejor manera posible, evitando que causen tanto estrés. La estrategia para lograrlo dependerá de las características de cada estresor y del experto al que consultes. Yo en esto no me meto, porque sé lo que me funciona a mí —cierto pasotismo—, pero no lo que te funciona a ti, que quizá, por ejemplo, es la reinterpretación positiva. Seguramente hay estudios que comparen la eficiencia de diferentes estrategias, pero que una funcione mejor que otra en el 60 por ciento de los casos no implica que seas parte de ese porcentaje. Si puedes acceder a una buena psicóloga que analice tu caso de manera específica, mucho mejor.

Además de la parte cognitiva, está la conductual. Quizá una mejor gestión del tiempo puede ayudar, o tomar decisiones difíciles que llevan tiempo encalladas, o marcarse rutinas más estrictas, obligarse a salir a caminar o correr cada mañana, escuchar música o lo que sea que te relaje, evitar el alcohol y comer más sano para que te sientas mejor, cambiar dinámicas relacionadas con la situación estresante o buscar apoyo de amistades. De hecho, los vínculos afectivos con personas de confianza pueden ser un gran soporte social en momentos de estrés. Si esos cambios ya suponen un bálsamo suficiente que te desestresa y te permite ir cambiando dinámicas y expectativas, es lo ideal.

El ejercicio físico intenso es mano de santo, también lo son prácticas como la meditación, el yoga o la respiración consciente, que sirven a muchas personas para relajar el cuerpo y la mente y poner la amígdala y el cortisol en su sitio. Al principio, la disminución de los síntomas del estrés es solo temporal, durante la práctica de las técnicas de relajación, pero poco a poco la mente y el cuerpo van aprendiendo a desactivar consciente e inconscientemente el sistema nervioso simpático y a desplazarse hacia el tan ansiado sistema parasimpático. Hay infinidad de libros y de trabajos científicos que avalan el *mindfulness*. Dependiendo del problema, a veces no servirá de nada, o incluso impedirá la afrontación. Poco sentido tiene hacer yoga si al llegar a casa vol-

172

vemos a explotar; en cualquier caso, es bueno considerarlo. Sé que a mí estas técnicas no me sirven ni las necesito, porque tengo otras maneras de lidiar con el estrés y el autoconocimiento que me resultan más eficientes, y porque, por mi personalidad, prefiero las actividades estimulantes a las de relajación. De nuevo, sus impactos positivos en la reducción del estrés y en la mejora de la salud física y mental están más que demostrados y son una opción totalmente recomendable para mejorar la salud y el bienestar.

Si te sientes inclinada a probar la meditación o alguna otra técnica reductora del estrés, empieza con la que más creas que te pueda funcionar, pero no te olvides de la evaluación constante: intenta ser objetiva a la hora de identificar si te está ayudando o no y en qué condiciones. Si tienes un tensiómetro o un reloj inteligente que mida parámetros fisiológicos, puedes hacer un ejercicio de *biofeedback*. Ten un poco de paciencia, porque los resultados no son inmediatos, y asegúrate de que mejoras de verdad, no solo por el efecto placebo. Dormir mejor es siempre una buena medida, pero no es algo que puedas decidir de manera consciente, porque no tenemos estrés debido a que dormimos peor, sino que dormimos peor debido a que tenemos estrés.

EL SUEÑO REPARADOR

La relación entre sueño y estrés es íntima y claramente bidireccional. El estrés continuado genera una activación constante del sistema nervioso simpático y un estado de hiperalerta que impide la relajación nocturna necesaria para conciliar el sueño; además lo fragmenta, provocando desvelos recurrentes. Para algunos especialistas, la mayoría de los problemas comunes de sueño entre la población general son debidos al estrés. A su vez, la falta de sueño modifica la actividad de zonas cerebrales asociadas a la respuesta emocional y el autocontrol, lo que aumenta nuestra inquietud y, con ella, nuestra percepción subjetiva del estrés. Entrar en este bucle es peligrosísimo, y por eso el primer factor que debes analizar si sufres problemas de sueño es el grado de estrés que estás soportando. Recuerda que el estrés crónico puede ser inconsciente.

Podría decir muchas cosas interesantes sobre el sueño y su relación con la salud y el envejecimiento. El *review* de estudios científicos «Sleep and Human Aging» («Sueño y envejecimiento humanos»), publicado en la revista *Neuron*, deja clarísimo algo que seguramente ya sabes: los mayores duermen menos horas y peor que los jóvenes.[7] Habrá excepciones, pero en general es así. También concluye que los mayores se despiertan más veces durante la noche, su sueño es menos profundo, tienen menos fases REM, se van a dormir y se despiertan antes y hacen más siestas diurnas. Pero plantean una pregunta interesante: ¿duermen menos por algún cambio asociado al envejecimiento o porque realmente necesitan menos horas de sueño? No estiraré la intriga. Tras analizar muchos datos e hipótesis, los investigadores concluyen que, en condiciones normales, los mayores necesitan menos horas de sueño que los jóvenes.[8] ¿Tiene eso algún impacto en su salud o en su bienestar?

Habréis oído mil veces que la función del sueño no es solo descansar y que dormir es también imprescindible para la consolidación de la memoria, para la reparación celular y la regeneración de tejidos tanto del cerebro como del resto del organismo, para la modulación del sistema inmunológico y la producción de citoquinas antiinflamatorias, para la eliminación de toxinas, para la regulación emocional (ya que controla la activación de la amígdala y de los circuitos límbicos), para mantener el equilibrio metabólico y endocrino, modulando hormonas como la melatonina, el cortisol y la leptina, y además nos ayuda a tener los ritmos circadianos bien sincronizados.

Cuando dormimos mal, no solo estamos ansiosos y enfadados por el cansancio, sino porque nuestro sistema límbico se encuentra hiperactivado. No es que el cansancio nos vuelva olvidadizos, sino que nuestro cerebro no almacenó bien la información del día anterior. Además, nuestro sistema inmunológico reaccionará peor si de repente se encuentra con un virus, y estaremos más hinchados (y feos) por la inflamación, el cortisol elevado y los niveles de glucosa alterados. El *beauty sleep* es real. Tampoco tenemos más hambre por haber descansado menos y necesitar más energía, sino por tener la leptina alterada. Si la situación de falta de sueño es persistente, la menor restauración neuronal y la eliminación de toxinas o sustancias como la beta-amiloide puede acelerar procesos de deterioro cognitivo y físico, además de propiciar enfermedades como la diabetes, empeorar la salud mental y reducir la longevidad. Dormir bien y suficiente (entre siete y ocho horas, dependiendo de la persona) es fundamental para llevar una vida sana.

¿Cuáles son los factores más habituales que nos provocan insomnio o problemas de sueño? Como dije, el factor principal es la ansiedad y el estrés psicológico, porque cuando estamos estresados el eje hipotálamo-hipofisario-adrenal o HPA está hiperactivado y no permite que el cerebro active las fases iniciales del sueño. Obviamente, también hay condiciones médicas como el dolor crónico o el síndrome de piernas inquietas que dificultan el sueño, además de factores ambientales como temperaturas altas en verano, luz excesiva, uso de pantallas antes de ir a dormir, ruidos o inactividad física que no ayudan, y, sin duda, el consumo de alcohol, de estimulantes o de ciertos fármacos interfiere igualmente en el proceso.

Las recomendaciones para lograr dormir bien que ofrecen instituciones como la World Sleep Society o la American Academy of Sleep Medicine son bastante previsibles: intentar mantener horarios regulares, yendo a dormir a horas similares todos los días, exponerse a luz natural durante el día para sincronizar el reloj biológico, evitar luz intensa y pantallas al menos una hora antes de ir a la cama, no tomar alcohol, cafeína o comidas copiosas por la noche (el alcohol da somnolencia y facilita caer dormido, pero te despierta al cabo de poco).

Además, conviene asociar la cama solo con dormir y con el sexo, y no trabajar, descansar, comer o mirar el móvil tumbados en ella. Por la noche sería bueno mantener la habitación con poca o nula luz exterior, silencio y una temperatura ambiente de entre 16 y 21 grados, seguir rutinas relajantes como leer o escuchar la radio, y evitar actividades intensas a nivel físico, cognitivo o emocional (no leas correos electrónicos delicados o discutas a esas horas). Es preferible practicar ejercicio durante el día, no hacer siestas largas y no obsesionarse con dormirse: a veces es mejor levantarse a hacer algo tranquilo si no logras conciliar el sueño.

Por supuesto, hay personas con problemas de sueño que no duermen bien a pesar de seguir todas estas rutinas. Si es tu caso, no te automediques y acude a un especialista que analice a fondo tu situación. Y revisa siempre tu nivel de estrés.

CÓCTEL DE INFLAMACIÓN, MICROBIOTA, MITOCONDRIAS Y EPIGENÉTICA

Los hábitos saludables provocan cambios específicos dentro de tu cuerpo que, en última instancia, son los responsables de que tus células y órganos envejezcan más lentamente. Sin embargo, en los últimos años se están acumulando descubrimientos alrededor de cuatro procesos íntimamente relacionados con el envejecimiento (inflamación crónica de bajo nivel, equilibrio de la microbiota intestinal, actividad mitocondrial y regulación epigenética), que hacen soñar a los científicos con modularlos directamente para frenar el envejecimiento celular de una manera más controlada. Se trata de un campo de la ciencia tremendamente novedoso, con un potencial enorme, y al final de este apartado descubrirás por qué analizo estos cuatro procesos de manera conjunta.

Inflammaging

Cuando conversamos en el Centro Nacional de Biotecnología, el mensaje principal que me transmitió la investigadora especializada en inflamación y envejecimiento María Mittelbrunn fue que existe una inflamación crónica de bajo nivel, peligrosamente silenciosa, que puede estar acelerando nuestro envejecimiento sin que nos demos cuenta.

Se refería a que hay dos tipos de inflamación. Por un lado está la inflamación aguda, cuando nos hacemos un corte o cuando un virus se instala en nuestra garganta y el cuerpo envía flujo sanguíneo y células del sistema inmunológico para atacar a los invasores y reparar la lesión (esta inflamación es pasajera y beneficiosa). Por otro lado, la inflamación crónica ocurre cuando por exceso de tejido graso, dieta y microbioma desequilibrados, exposición a tóxicos, una infección mal curada, bacterias en la boca, determinadas enfermedades, acumulación de células senescentes u otros factores proinflamatorios, tiene lugar una imperceptible disrupción del sistema inmunológico que conduce a una inflamación de bajo nivel, capaz de alterar el funcionamiento normal de los órganos y deteriorarlos a un ritmo mayor de lo deseado, lo que acelera la aparición de enfermedades y el envejecimiento.

La inflamación aguda no es preocupante, pero la crónica sí, porque nos daña por dentro y puede deberse a algún factor que nos pasa desapercibido. Entonces, ¿qué debemos hacer? Lo ideal, según María, sería medir cada cierto tiempo algunos biomarcadores relacionados con la inflamación crónica, ver si está alterada y, en tal caso, intentar identificar qué es lo que puede estar provocándola. El problema es que los niveles de muchas interleuquinas, citoquinas y moléculas relacionadas con la inflamación son muy fluctuantes, y los test todavía no son todo lo determinantes que sería deseable. Para intentar solucionar esto, contacté a David Furman, de Stanford, autor del proyecto 1000 Inmunomas, cuyo principal objetivo es lograr medir con precisión dicha inflamación crónica. Furman me explicó que han diseñado un *software* de IA que analiza un *selfie* y obtiene información a partir de los cambios sutiles que la inflamación provoca en el rostro, pero que también ha identificado unos biomarcadores secretos (lo patentará) que, combinados, permiten medir la edad inmunológica. Con *El cazador de cerebros* llegué a sacarme sangre para enviársela a California, pero los costes de enviar muestras biológicas nos cohibieron.

El tema es muy trascendente, porque, si bien tanto María como David asumen que todavía es complicado medir dicho *inflammaging* o inflamación crónica de bajo grado, en breve se logrará; y cuando en un análisis salga alterada, permitirá dos cosas: analizar y reducir los aspectos de tu exposoma que pueden estar causándola y disponer de fármacos o suplementos que actúen de manera personalizada sobre cada perfil de inflamación crónica para reducirla. Será una verdadera terapia antienvejecimiento. Hasta que esto ocurra, las recomendaciones para reducir la inflamación de bajo grado son las de siempre: mucho ejercicio físico, evitar contaminantes y tóxicos, reducir el estrés y llevar una dieta sana.

Sobre esto último, cuando le pregunté al investigador en obesidad e inflamación Antonio Zorzano si una dieta rica en verduras reduce la inflamación, me respondió un escéptico «quizá». El doctor Zorzano, como la mayoría de científicos rigurosos, solo aseguran lo que se ha demostrado empíricamente. Tiene evidencias sólidas de que la obesidad y el consumo excesivo de azúcar provocan inflamación crónica, pero se muestra escéptico ante las dietas antiinflamatorias. La carne roja y los ultraprocesados son sin duda más proinflamatorios que las zanahorias o el pescado rico en omega 3, pero los efectos a largo plazo en la inflamación crónica no son tan obvios. Es evidente que comer sano es bueno para todo, pero el doctor Zorzano pone caras extrañas cuando le cito sustancias a las que se atribuyen propiedades casi milagrosas, como la cúrcuma o el jengibre. Una cosa es que una sustancia sea pro o antiinflamatoria en el momento (la cúrcuma lo es) y otra muy distinta que eso tenga un impacto a largo plazo. La verdadera clave está en la exposición constante a un exposoma pro o antiiflamatorio. Por tanto, lo que debes conseguir son hábitos de alimentación saludables como los comentados en el apartado anterior. Hazlo también por tus intestinos y sus habitantes.

Microbioma y disbiosis

Todo está conectado, y las alteraciones de la microbiota intestinal son una de las principales causas de la alteración del sistema inmune y de la activación de la inflamación crónica. Pero es que hay muchísimo más. En 2008 trabajaba en el Instituto Nacional de Salud de Estados Unidos (NIH) cuando impulsaron el Microbiome Project, diseñado para caracterizar la apabullante cantidad y diversidad de microorganismos que tenemos en el colon, la piel, las mucosas, los ojos, los genitales, etc., y sus múltiples funciones, tanto de protección contra virus, hongos y bacterias foráneas como de producción de sustancias sin las que no podríamos vivir. Desde entonces los descubrimientos sobre las bacterias que constituyen el microbioma y su relación con múltiples patologías son tantos que están dejando anonadados a los científicos. De hecho, hoy se considera que el microbioma es un órgano más del cuerpo, de manera que cuando por exceso de antibióticos, dietas desequilibradas o procesos patológicos, estas bacterias se ven alteradas y aparece la disbiosis, todo empieza a fallar, incluso en lo mental a través del eje cerebro-intestinal que conecta los intestinos con nuestra mente, las emociones y los procesos cognitivos.

Hay libros enteros sobre el microbioma, y es un tema apasionante, pero ocurre algo parecido a la inflamación: cuando algo falla, es relativamente sencillo hacer un análisis de heces y ver qué bacterias están alteradas, pero en personas sanas no es tan fácil medir el estado de su microbioma individual y hacer recomendaciones personalizadas. Quizá la mayor investigadora en microbiota y salud de España es Yolanda Sanz, del IATA-CSIC, en Valencia, cuyo reconocimiento internacional es enorme. Cuando le consulté durante un congreso de geriatría, me dijo que las relaciones de la microbiota alterada con la enfermedad cardiovascular, mental y el cáncer están demostradísimas, en parte por la disfunción del sistema inmune que provoca. Pero cuando le pregunté directamente cuál sería la mejor manera de cuidar nuestro microbioma, de nuevo, resulta que no existen los milagros, ni nada demasiado diferente a lo que encuentras por internet: consumir fibra, evitar ultraprocesados, grasas saturadas y exceso de carne roja, limitar al máximo antibióticos, hacer ejercicio físico, procurar la regularidad intestinal y visitar al médico cuando haya molestias persistentes en el tiempo. Algunos productos fermentados naturales como el yogur, el kéfir, el chucrut o la kombucha pueden contribuir a una mayor diversidad de microbiota intestinal, y ciertos suplementos prebióticos y probióticos pueden mejorar situaciones en las que se ha producido alguna alteración de la microbiota. Pero, según Yolanda, no tiene sentido tomarlos en estados normales, sobre todo si no analizamos las características específicas de nuestra microbiota.

El poder de las mitocondrias

Las mitocondrias están de moda. Son unos orgánulos del interior de las células que resultan muy peculiares, porque tienen un ADN circular propio, que es un vestigio de cuando, miles de millones de años atrás, eran bacterias libres y, por simbiogénesis, se incorporaron a las células eucariotas. Su principal función consiste en ser las verdaderas centrales energéticas de nuestro organismo. A ellas les llegan los nutrientes, los combinan con el oxígeno y, por un proceso llamado respiración celular, lo convierten todo en unas moléculas llamadas ATP, que actúan como baterías biológicas: este ATP viaja a otras partes de la célula, y cuando se necesita energía, la libera, convirtiéndose en ADP, que regresa al inicio del ciclo. Si a medida que envejeces aparece la disfunción mitocondrial, tendrás menos energía y más radicales libres (ROS) que dañarán el resto de componentes celulares. Además, si la mitocondria se deteriora tanto que libera al citoplasma su ADN mitocondrial dañado (las mitocondrias no tienen sistemas propios de reparación de ADN), se produce una serie de procesos que activan al sistema inmune y aumentan el grado de inflamación.

Lo que ocurre es que hasta hace unos diez años se pensaba que las mitocondrias eran básicamente eso, centrales energéticas, y que no tenían mayor importancia en otros procesos ni existía gran diversidad entre individuos. Esto ha cambiado. La investigadora en mitocondrias Sara Cogliati me cuenta que se relacionan íntimamente con el retículo endoplasmático y con casi todos los componentes de la célula, y que están conectadísimas con el núcleo celular por un proceso llamado señalización retrógrada, que afecta a la epigenética y a la expresión génica, modulando muchos procesos metabólicos. Incluso participan de la sinapsis inmunológica, cuando un macrófago presenta un antígeno a un linfocito T. En cuanto a diversidad, se ha visto que hay personas con una variante genética en su ADN mitocondrial que afecta a la cadena de transporte de electrones y hace que tengan más masa muscular y más resistencia. Estas variedades son más frecuentes en poblaciones que viven a mayor altura sobre el nivel del mar y en algunos deportistas.

Todo esto y mucho más hace que las mitocondrias sean uno de los temas más candentes de la biología actual. Como decíamos, cuando existe alguna enfermedad de origen mitocondrial, se puede caracterizar, pero a la pregunta de si podemos hacer algo para cuidar nuestras mitocondrias, Sara repite los consejos que apuntan a una vida sana. Aunque añade un concepto interesante, la mitohormesis, un proceso según el cual un poquito de estrés mitocondrial por ejercicio físico, o por la presencia de radicales libres, puede poner en marcha mecanismos de compensación que a la larga resulten beneficiosos. En cuanto a la alimentación, sí son positivos los alimentos ricos en antioxidantes naturales, pero recomienda no abusar de suplementos de antioxidantes, precisamente por no reducir esta mitohormesis. Respecto a otros suplementos de moda como el NADH y el NAD+, que se supone que ayudan a la salud mitocondrial, es tajante y afirma que, ingeridos en la dieta, se digieren y se destruyen antes de llegar a las mitocondrias. Investigaciones recientes analizan una correlación interesante con los ritmos circadianos, pero la recomendación al respecto es de nuevo el clásico de llevar unas buenas rutinas de descanso. Por intuición más que por ciencia, lo mejor es el ejercicio físico intenso, la dieta rica en antioxidantes, posiblemente el ayuno intermitente, y, desde luego, evitar tóxicos como el alcohol o el tabaco, que pueden dañarlas considerablemente.

Como se ve, tenemos el mismo mensaje de antes. Es cierto que el tema es interesantísimo, y cuando la ciencia avance y se pueda medir en más detalle el estado de las mitocondrias, quizá podrán recomendar tratamientos más personalizados al alcance de la mayoría de la población. Pero hasta el momento la recomendación es la de siempre: vida sana.

Epigenética: modular al modulador

La epigenética es otra área alucinante. Recuerdo que no me hablaron de ella durante la carrera de bioquímica ni cuando empezaba mi doctorado, y al poco tiempo siendo ya guionista del programa *Redes* recibimos un libro de Manel Esteller, que a la postre se convertiría en un *crack* mundial de la epigenética, sobre cómo unos procesos de metilación del ADN, de modificaciones de histonas y de arquitectura de la cromatina podían afectar a la expresión de los genes.

El mensaje era potentísimo: el ambiente modifica el ADN. Puedes tener unos genes determinados, pero quizá se encuentren más o menos activos en función de qué señales les lleguen y de cómo la epigenética los bloqueará o marcará para que se expresen más o menos. Encima, algunas de estas marcas se pueden copiar a las células germinales y heredar, en una especie de proceso neolamarckiano.

Los descubrimientos e implicaciones de la epigenética para nuestra salud crecen de manera exponencial y también se podría escribir un libro sobre ellos. Está relacionadísima con el cáncer y ya hay medicamentos epigenéticos. Igualmente, se empieza a caracterizar cómo cambia la metilación a diferentes edades y se están diseñando «relojes epigenéticos» que pueden indicar la edad biológica del organismo o de un órgano concreto, incluso pueden servir como biomarcadores para medir si una estrategia antienvejecimiento está funcionado o no. Y lo que es más prometedor todavía, podrían explorarse intervenciones terapéuticas en epigenética para revertirla y rejuvenecer las células (aunque esto es una posibilidad que se encuentra en investigación).

Se sabe que el estrés crónico afecta muchísimo al envejecimiento epigenético y que, por tanto, algunas prácticas como el *mindfulness* podrían revertirlo. También se ha comprobado que el ejercicio físico modula la metilación del ADN de manera beneficiosa, y se sugiere que dietas ricas en folatos y otros donantes de grupos metilo, como las legumbres o las verduras de hoja verde, podrían beneficiar a los procesos de metilación. Aun así, la diferencia que hay entre eso y presentar una dieta antienvejecimiento basada en la epigenética es una exageración que yo no me permito.

Sé que este apartado podría resultar un poco decepcionante en cuanto a las recomendaciones prácticas, pero es lo que hay. Soy divulgador científico, no cantamañanas, y no busco las fuentes de información que me cuenten las cosas más llamativas o espectaculares, sino las más rigurosas. En este sentido, María, Yolanda, Sara y Manel son los investigadores líderes en España en sus respectivos campos: inflamación crónica, microbiota, mitocondrias y epigenética. Ya me gustaría que me hubieran dado recetas concretas y novedosas que pudieras aplicar directamente, pero la realidad es que, aunque el potencial del control de estos factores es enorme, todavía nos falta conocimiento científico más profundo, y somos todos demasiado diversos como para poder seguir recomendaciones genéricas. Si el tema te interesa y tienes recursos económicos, ahora mismo la única opción es acudir a una buena nutricionista o experta en salud integral que analice tu caso de manera individualizada y te dé pautas específicas para ti. A veces hay más religión que ciencia en las doctrinas seguidas por cada profesional, pero lo habitual es que el impacto sea beneficioso, porque conseguir erradicar los malos hábitos ya es algo muy positivo. Por mi parte, me conformo con que en este texto logre explicarte aspectos del funcionamiento de tu cuerpo que te hayan resultado interesantes, que te entusiasmes con el potencial de lo que es capaz de descubrir la ciencia y te convenza de lo importante que es apoyarla para que siga dándonos más información que poco a poco va mejorando y extendiendo nuestra vida.

PREVENCIÓN PERSONALIZADA

En realidad, el auge de la dieta mediterránea viene del esfuerzo científico por responder a esta pregunta: ¿es más saludable una dieta baja en grasas o una alta en grasas insaturadas como las del aceite de oliva o los frutos secos?

No es una pregunta fácil. Hace años se sabía que una dieta alta en grasas saturadas como las mantequillas o las carnes rojas era perjudicial, pero qué era mejor, ¿reducir la ingesta total de grasas o aumentar las insaturadas? Gracias a estudios como el reconocidísimo Predimed, ahora sabemos que una dieta alta en grasas insaturadas tiene más beneficios que una baja en grasas, y por eso decimos que el aceite de oliva es saludable. Pero ojo, que no es tan sencillo. Cuando hablé con la investigadora en nutrigenética Dolores Corella, que estudia cómo nuestra diversidad genética hace que no todos metabolicemos de la misma manera los alimentos, me advirtió que para la mayoría de personas sí es más sana la dieta mediterránea alta en aceite de oliva, pero que hay entre un 5 y un 10 por ciento de personas que, por sus características genéticas, se beneficiaría más de una dieta baja en grasas con un consumo de aceite de oliva más moderado.

Interesante... ¿Sería útil tener esta información sobre nuestro cuerpo y cuidar nuestra salud de manera más personalizada? Por supuesto. Quizá si supieras que perteneces a este 5-10 por ciento añadirías un chorrito más corto de aceite de oliva a la ensalada y te iría mejor. ¿Cómo puedes tener esa información? De momento, pagando de tu bolsillo a algún laboratorio que analice rasgos de tu ADN y los interprete. ¿Y podrías saber más cosas? Claro que sí. Dolores Corella me contó que para perder peso, a algunas personas, en función de su genética, les resulta más eficiente hacer ejercicio y a otras hacer dieta. Esta información es muy útil para diseñar una estrategia más individualizada. También me dijo que en general el café en dosis normales o incluso altas no genera hipertensión, pero sí en algunas personas cuando se exceden, porque metabolizan la cafeína más lentamente y se acumula en el organismo durante más tiempo. De nuevo, esto es relevante saberlo. Y más todavía: la doctora Corella me comentó que hay personas cuyos niveles de colesterol no dependen en absoluto de la ingesta de colesterol en dieta. Esto sí es requeteimportante... ¡A ver si contenerse ante unos huevos con chorizo va a ser un esfuerzo inútil!

Pero es que hay muchísimo más; por ejemplo, algunas personas metabolizan más rápido ciertas vitaminas y necesitan ingerir dosis más altas o tienen un metabolismo alterado del ácido úrico y es recomendable que eviten ciertos alimentos. Y si salimos de la nutrigenómica, hay personas que, por su ADN, metabolizan ciertos fármacos comunes, como el ibuprofeno, de maneras diferentes y el doctor les debería recetar la dosis adecuada o quizá incluso sustituir este medicamento por otras alternativas.

Algunos pueden incluso provocar efectos secundarios graves, que serían evitables si conociéramos nuestro perfil genético.

¿No debería entonces cubrir esto la sanidad pública? Es un asunto delicado. En el caso de la farmacogenética sí, sin duda, y ya hay iniciativas aprobadas en esta dirección. En el caso de la nutrigenética... creo que también. Entiendo que no sea fácil y que conlleve retos como la capacitación de médicos, la privacidad de la información, que los sistemas de salud de las diferentes comunidades autónomas se pongan de acuerdo y, en última instancia, costes económicos. Pero hacerlo sería inteligente, porque además de mejorar la salud de las personas, reduciría gastos asistenciales futuros. De hecho, subo la apuesta y me atrevo a aventurar que lo lógico sería que cada uno de nosotros tuviera el ADN completo secuenciado desde el nacimiento, de manera que formara parte de nuestro historial médico, y que una IA nos ayudara a darle sentido. Algo así sin duda terminará ocurriendo; por ejemplo, en Reino Unido lleva tiempo debatiéndose. Entiendo las dificultades y asumo que no son medidas tan fáciles de implementar, pero dicho esto, en realidad siento una gran frustración por la lentitud con la que se asientan muchos avances médicos y por tener tan poca información sobre mi cuerpo. Igual que cuando accedo a la aplicación de mi banco puedo ver toda la información sobre mis finanzas, me gustaría entrar en una web y tener muchos más datos y recomendaciones sobre mi salud. ¿Pagarías por ello?

La salud de un tal Pere

Como he comentado en un capítulo anterior, cuando tiempo atrás entrevisté a la investigadora en cáncer y envejecimiento María Blasco, terminé yendo a un laboratorio especializado para medir mi edad biológica a partir de la longitud de mis telómeros: esas estructuras en la parte final de los cromosomas que se van deshilachando con el paso del tiempo a un ritmo más o menos rápido en función de la genética y los hábitos de vida y que pueden indicar si nuestras células están más jóvenes, más envejecidas o si coinciden con lo que correspondería a nuestra edad cronológica. En mi caso, la prueba me dio buenas noticias, pero la verdad es que, más allá de la alegría, no implicó un cambio de comportamiento. Un análisis de edad biológica puede ser un regalo de Navidad original, pero no hace falta que lo cubra la seguridad social.

En mi obsesión por conocer lo mejor posible el funcionamiento de mi cuerpo, llevé durante varios días un dispositivo en mi muñeca diseñado por el equipo de cronobiología que lidera Juan Antonio Madrid Pérez, grandísimo experto en la materia. El aparato medía mis ritmos circadianos, mis cambios de temperatura corporal, varios datos cardíacos, cantidad y calidad del sueño, actividad física y algunos parámetros más que, integrados, permitían formarse una idea más completa de cómo funcionaba mi organismo y de qué aspectos se podrían mejorar en función de mi cronobiología. Hay personas que están más activadas por la mañana y otras por la tarde, por ejemplo, y esto puede definir la mejor hora para hacer ejercicio (en atletas se hace) o de decidir turnos de trabajo. En este caso, la información que me dieron sí me pareció interesante, e hice algunos pequeños ajustes en mi vida. De nuevo, este tipo de pruebas suelen hacerse ante problemas médicos, pero la monitorización de nuestro cuerpo —y, en breve, de nuestra actividad cerebral— mientras estamos sanos puede ser muy útil como medida de prevención, y servir para obtener algunas recomendaciones prácticas.

Quizá la prueba más llamativa que me he hecho ha sido la secuenciación de mi genoma completo. Sí, gracias a una empresa que se dedica a esto y se ofreció a secuenciar gratis mi ADN, para interpretarlo luego en *El cazador de cerebros*, tengo ahora mi genoma encriptado y disponible en algún servidor, y puedo decidir dar permiso a los médicos especializados que yo decida para que saquen información relevante de él. Pero no lo he hecho nunca. La verdad es que sentí un pequeño bajón inicial, porque en el programa montamos un panel de científicos para ver qué información podían extraer a partir de él y me di cuenta de que no sabían ni por dónde empezar. Eso fue en 2016, y se ha avanzado muchísimo desde entonces, pero interpretar el genoma sigue siendo un reto mayor que secuenciarlo. Recuerdo ir un día a una consulta rutinaria con mi médico de cabecera, explicarle que tenía mi genoma secuenciado y preguntarle si él podía hacer algo con eso. Sonrió y dijo que «ni idea».

Pero, al cabo de un tiempo, la empresa que secuenció mi genoma ofreció una mejora en sus servicios y me los quiso ofrecer. Se trataba de hacerme una analítica sanguínea muy completa e integrar esa información con mi perfil genético para hacer tres informes personalizados sobre nutrición, deporte y envejecimiento saludable. Cuando lo hice, no solo me pasaron los informes que detallaban qué genes analizaron, los valores analíticos medidos, riesgos, protecciones y recomendaciones específicas, sino que me ofrecieron dos videollamadas con una genetista que me explicó al detalle los resultados. Fue interesantísimo. No voy a desvelar mis virtudes y defectos, pero analizaron cosas como el estado hepático y la respuesta detox, la salud cardiovascular, la estructura de la piel, la cronobiología, el metabolismo de vitaminas y de ácidos grasos, los tiempos de recuperación, la salud ósea… Y mucho más. En ese momento concluí que es tremendamente útil saber a qué áreas de la salud debemos prestar más atención. Por poner un ejemplo, tras analizar mis genes VDR, GC y CYP2R1, vieron que tengo tendencia genética a niveles bajos de vitamina D. Pero, claro, esta información no es suficiente, porque quizá con mi dieta o exposición al sol podría compensarlo. Pues bien, la analítica reveló que mis niveles de vitamina D estaban efectivamente por debajo de lo normal y que en mi caso sí sería recomendable la suplementación o la dieta enriquecida. El análisis de la inflamación fue curioso, porque mi ADN reveló cierta tendencia genética a la inflamación, pero mis valores sanguíneos eran muy buenos. Pasó lo contrario con la hipertensión: tengo una tendencia baja a sufrir hipertensión, pero mi consumo de sal estaba por encima de lo recomendado. Bueno es saberlo.

De verdad que hubo mucho más. Por mi genética, genero poca masa muscular como respuesta al ejercicio de fuerza, y en mi caso es más recomendable levantar pesos moderados haciendo bastantes repeticiones que pocas repeticiones con pesos muy elevados. Se ve que tengo protección respecto al riesgo de lesiones, que sí me toca prestar atención especial a las grasas saturadas y al colesterol (¡mecachis!). Además, por genética tardo más en notar la sensación de saciedad tras comer. Ya tengo excusa.

Pero eché algo en falta en el análisis: ¿y mi riesgo de cáncer? ¿Tengo un mayor riesgo de algún tipo de cáncer específico, por lo que debería hacer revisiones antes de lo habitual? Esto es relevante, y los informes no lo incluían. ¿Riesgo de demencia? Tampoco. ¿Otras enfermedades o farmacogenómica? Tampoco. Cuando lo pregunté, me dieron algunas explicaciones poco convincentes. Interpreté que esta información médica es mucho más sensible de analizar y de gestionar, y quizá ellos no tuvieran siquiera los permisos para hacer un diagnóstico médico tan delicado. Esto es muy común en la gran mayoría de análisis genéticos comerciales: antes te incluirán datos curiosos sobre los orígenes geográficos de tus antepasados, que si son erróneos no pasa nada, que información sobre temas de salud delicados. Quizá la excepción es una gran aseguradora y proveedora de servicios de salud de origen español que está llevando a cabo un megaproyecto muy serio para obtener información relevante a partir del análisis genómico de mil de sus afiliados y que puede ser la punta de lanza en el diseño de sistemas para incorporar la información genética en los controles y decisiones de salud rutinarios.

Dicho esto, si nos podemos permitir el coste que supone este tipo de análisis genéticos y bioquímicos privados, yo lo considero un gasto más justificado que muchos otros caprichos que nos damos. No es un mal regalo. Aun así, sigo convencido de que la información sobre la predisposición genética a enfermedades y características individuales de nuestro cuerpo debería estar integrada en los servicios públicos de salud, y me frustra que la instauración de estas medidas sea tan lenta. Sé que la atención médica a los enfermos es lo más urgente, y que ya está desbordada, pero es una lástima que lo urgente no nos permita invertir tiempo y recursos suficientes en lo importante: las medidas de prevención encaminadas a que en el futuro haya menos enfermos. Falta liderazgo.

Mi última parada en esta aventura de conocer los detalles más ocultos de mi organismo fue, cuando escribía este libro, en una clínica privada especializada en antienvejecimiento, que me habían recomendado como la más avanzada de España. Me hicieron análisis más precisos sobre niveles de minerales, vitaminas y metales pesados en mi cuerpo, estrés oxidativo, estado de las articulaciones y de la piel, equilibrio enzimático y digestivo, funciones cognitivas, equilibrio hormonal y proporción de grasa visceral (no la que está en la panza, sino la que se acumula entre los órganos y es más peligrosa). Parece mucho, y de nuevo, saqué información útil, pero en realidad midieron lo que es fácil medir. Cuando les pregunté por temas de microbiota, de *inflammaging*, de actividad mitocondrial o de relojes epigenéticos me respondieron que estaban incorporando poco a poco estas técnicas, que trabajaban con un centro que hacía escáneres para analizar el estado de cada órgano, pero que aquí en Europa toda la parte de regulación va más lenta.

Todo esto lo digo para que templemos nuestras expectativas y para que no nos vendan más de lo que ofrecen, pero en absoluto busco desincentivar la idea de conocer lo mejor posible nuestra genética y estado físico para poder actuar en consecuencia. De hecho, mi principal mensaje es que debemos ir en esa dirección; no solo hacia una medicina personalizada, sino incluso hacia una prevención antienvejecimiento personalizada, que haga mucho más eficiente nuestro cuidado de la salud. De momento toca pagar por ello y la información obtenida no es ideal todavía. Tú valoras y decides si merece la pena. Eso sí, solo tendrá sentido si después haces caso a las recomendaciones, porque a veces no hay manera, ni siendo personalizadas.

La medicina es una ciencia cada vez más exacta

Permíteme terminar con una prueba que no te he contado. La hice ni más ni menos que con el doctor Valentín Fuster y con el investigador Borja Ibáñez en el Centro Nacional de Investigaciones Cardiovasculares (CNIC), en el marco de un estudio sobre prevención de la arteriosclerosis. Resulta que tengo el colesterol malo elevado. No a niveles exagerados, pero sí considerables. Les di el valor y me dijeron que debía vigilarlo, primero con dieta y ejercicio y, si no mejoraba, con fármacos, porque tenía pinta de ser de origen genético.

Sin embargo, también me comentaron que lo más importante no es el colesterol en sí, sino tener o no placas de ateromas en las arterias. Eso tiene mucha enjundia. La relación del colesterol con los problemas cardiovasculares es clara: tener el colesterol alto hace más probable que se acumulen placas de ateroma en las arterias, eso las vuelve más rígidas, y cuando las placas crecen demasiado causan arteriosclerosis y enfermedades cardiovasculares, incluido el infarto. Pero hay otros factores que influyen en esta aparición de placas, como el estilo de vida o el grado de inflamación crónica; lo que observaban en su estudio era que aproximadamente un 25 por ciento de personas tienen colesterol alto pero no acumulan placas y un 25 por ciento de personas con colesterol normal sí las tienen. ¡Esto es mucho! La conclusión es muy poderosa: el nivel de colesterol es un buen indicador de riesgo cardiovascular, pero es muchísimo mejor hacer una ecografía o una angiografía para ver si hay placas de ateroma y de qué tamaño. Es lo que me hicieron en un momento en el CNIC, dándome una información mucho más relevante para mi salud que el simple nivel de colesterol. ¿Por qué no se hacen estas pruebas de manera rutinaria? Por lo de siempre: recursos económicos, capacitación de personal, sobrecarga asistencial, etc.

Lo que en última instancia quería demostrar el estudio es que el esfuerzo por obtener diagnósticos más precisos y atenciones personalizadas mejoraría la salud de la población, evitaría enfermos y muertes y ahorraría muchos costes asistenciales futuros. Creo que es un ejemplo muy bonito, con una lógica aplastante, que afecta a la Administración, pero también nos interpela a nosotros como individuos. Asumamos la responsabilidad individual de conocer lo mejor posible nuestro cuerpo, vigilar nuestra salud y querer estar sanos de mayores.

QUIENES CONFÍAN EN LA CIENCIA VIVEN MÁS

La primera vez que me dijeron que tenía el ácido úrico alto fue a mis veintitrés años, cuando estaba empezando mi doctorado en genética en el Hospital Joan XXIII de Tarragona. Resulta que participé como voluntario en un estudio que incluía hacer una analítica bastante completa, y cuando el médico responsable de la investigación me comentó los resultados, me dijo: «Estás bien alimentado, ¿eh?». Puse cara de incomprensión y añadió: «Todo está normal, menos el ácido úrico, que lo tienes un poco alto. ¿Comes mucha carne y embutidos?». En realidad no, pero ni él ni yo le dimos ninguna importancia. Me dijo que controlara un poco la alimentación y que lo fuera vigilando, cosa que no hice.

Tardé bastante en hacerme un nuevo análisis de sangre; recuerdo que los niveles de ácido úrico volvieron a estar por encima del valor máximo recomendable para hombres, que es de 7 mg/dl. Y así en todas las analíticas que me hice hasta hace un par de años. Los médicos nunca mostraron gran preocupación, aunque me recomendaban disminuir el consumo de alcohol, mariscos, carnes rojas, embutidos y otros alimentos ricos en purinas, lo cual me parecía extraño, porque yo nunca abusaba de ellos. Todo siguió igual hasta un verano a mis cuarenta y cinco años cuando, de vacaciones en la playa, tras varios días de comidas copiosas, cervezas vespertinas y deshidratación diurna, una noche sentí unos pinchazos insufribles en el dedo gordo de mi

192

pie derecho. Como por la mañana el dolor seguía y me costaba caminar, fui al médico pensando que me habría dado un golpe y quizá roto el dedo. El diagnóstico fue otro: gota.

Como yo ya tenía niveles basales altos de ácido úrico, se ve que los desequilibrios de los últimos días habían causado un pico en sangre que provocó cristales de ácido úrico que se acumularon en el dedo gordo de mi pie. Me recetaron colchicina, paciencia, y vigilar la dieta a partir de entonces. Así lo hice, y medio avergonzado por haber sufrido un ataque de gota a los cuarenta y cinco años, decidí buscar cuáles eran los peores alimentos para la hiperuricemia y reducirlos a mínimos en mi dieta. Lo cumplí bastante, a los ocho o nueve meses me hice un nuevo análisis de sangre y, sorpresa, el ácido úrico seguía por encima del límite máximo. «Vaya... quizá es que debe pasar más tiempo», pensé, y seguí con mi dieta baja en alimentos ricos en purinas.

Llegó el verano de nuevo, hubo otro episodio de descontrol, y volví a tener un ataque de gota. Empecé a preocuparme un poco más y me puse más estricto con mis restricciones alimentarias, junto con vigilar estar siempre hidratado y otras recomendaciones contra la hiperuricemia. En el verano siguiente no sufrí ningún ataque de gota, pero los niveles de ácido úrico seguían por encima de los 7 mg/dl, como siempre desde los veintitrés años, y en otoño del año posterior, tras unas semanas de trabajo intenso y dieta descuidada, tuve otro ataque. Esta vez fue más ligero, pero dije «basta ya», y fui al médico a abordar el tema seriamente. Llegamos a la conclusión de que mi hiperuricemia tenía un origen genético y que lo mejor sería probar a dosis bajas una medicación que reducía los niveles de ácido úrico en sangre. Me mostré reacio, porque me consideraba una persona sana, ya que nunca había tenido problemas de salud ni tomaba ninguna medicación. «Tengo miedo a que tomar un fármaco a diario me desajuste algo», le dije al médico. Su respuesta fue contundente: «Ya estás desajustado».

Añadió que el fármaco era antiquísimo, que había demostrado no tener efectos secundarios ni a corto ni a largo plazo.

Lo único que hacía era bloquear parcialmente una ruta enzimática involucrada en la producción de ácido úrico, que por causas genéticas yo tenía más activa de lo normal. Me documenté muchísimo, comprobé que efectivamente el fármaco era completamente seguro y, que de hecho, tener ácido úrico elevado durante mucho tiempo sí estaba asociado a problemas renales, articulares e incluso cardiovasculares. Consciente de que una dieta saludable no era suficiente en mi caso, que una dieta hiperestricta quizá sí pero, conociéndome, sabía que me la iba a saltar, y que los remedios naturales que encontraba por internet eran caros, contradictorios y sin aval empírico, me decidí a probar el fármaco. Y milagro: a los pocos meses mis niveles de ácido úrico eran completamente normales, de 6 mg/dl, los más bajos que nunca había tenido.

Mi cuerpo volvía a estar equilibrado gracias a una pastillita de un fármaco genérico que por la seguridad social cuesta menos de un euro al mes. No es lo ideal ni lo explico con orgullo; ojalá no tuviera el dichoso polimorfismo genético que me hace propenso a tener el ácido úrico alto. Pero que sea tan fácil de corregir es una bendición de la ciencia, la medicina y la farmacología moderna, y quiero darle todo el crédito que merece.

Ir al médico estando sano

Cuando hablamos de cuidar de manera preventiva nuestra salud, los tres pilares suelen ser: llevar una dieta saludable, practicar ejercicio y evitar el estrés. Pero nos olvidamos de otro fundamental, sobre todo en el contexto de la longevidad: hacernos revisiones médicas periódicas y corregir los pequeños o grandes defectos que todos podamos llevar de fábrica. En esto, la medicina convencional tiene más y mejor conocimiento que cualquier otra alternativa. Quizá lo que le falta al médico es tiempo; tiempo para analizar con calma a cada paciente y conversar con él, para tener una mirada holística, encargar pruebas más precisas, definir qué estrategia es la mejor para cada uno, hacer un seguimiento minucioso, etc. A menudo se elige la opción fácil —recetar un fármaco— demasiado deprisa. Lo cierto es que en la gran mayoría de ocasiones funciona. De todas formas, nosotros también debemos asumir la responsabilidad de buscar información fiable, contrastar con otros profesionales si tenemos dudas y volver a hablar con el médico si algo no nos queda claro. En lugar de eso, ¿qué ocurre? Pues que muchas veces dicho médico tarda en darte cita o cuando lo hace te atiende con prisas, esta es la situación ideal para que ciertos pseudoterapeutas camelen mejor a los pacientes y les ofrezcan su solución mágica o para que algunos *influencers* que reniegan de la medicina convencional sin haber estudiado nada se permitan decir cualquier idiotez en busca de notoriedad. Prefiero no recordar las chorradas que encontré sobre el ácido úrico en redes sociales.

De hecho, considero que en estos momentos en que la información sobre la salud está tan intoxicada por el malhacer de las redes sociales, la figura del médico es cada vez más necesaria. Si quieres vivir con una mejor salud, mi consejo es que confíes en la medicina moderna y que te hagas controles estando sano, no solo cuando intuyes problemas. Sin duda, aquí incluyo también la medicina integrativa, que incorpora elementos más holísticos, incluso con terapias que no tienen todavía un aval empírico contrastadísimo, pero con profesionales experimentados que te pueden ofrecer un acompañamiento más personalizado y posiblemente beneficioso. Eso sí; interprétalas como complementarias, no como alternativas, y ponlas en duda si contradicen a la medicina convencional.

La verdad es que durante mi carrera he visto muchas limitaciones en la medicina convencional, pero también muchos fraudes e iluminados en la alternativa. Hay casos de fallecidos por cáncer que se hubieran salvado si no hubieran retrasado su tratamiento por hacer caso a pseudoterapias. Sin ir más lejos, debemos recordar los testimonios desgarradores de algunas personas afectadas por la covid que, horas antes de fallecer, decían arrepentirse de no haberse vacunado. En una situación como la pandemia, los antivacunas fueron un peligro para la salud pública. En serio: si quieres tener una vida larga y sana, no te digo que la medicina convencional sea tu única referencia, pero sí que, en última instancia, sea la principal. Y si te dice que te vacunes o que te sometas a cribados de enfermedades o que tomes cierto fármaco para la tensión, el colesterol o el ácido úrico, busca toda la información que quieras y contrástala con fuentes fiables, pero sigue sus instrucciones si no encuentras sospechas fundadas.

Lo «natural» como marketing

Algo parecido ocurre respecto a la confianza por lo natural y la desconfianza por lo sintético. He asistido a congresos de medicina integrativa, y la palabra «natural» es más una estrategia de marketing que otra cosa. Suelo contar la situación que viví una vez en Washington D. C. cuando, recién publicado mi libro *La ciencia del sexo*, la representante de una empresa de productos naturales vino a informarme acerca de unas pastillas para la disfunción eréctil a base exclusivamente de sustancias extraídas de plantas de una isla del Caribe, donde un sabio de la zona llevaba años preparando esos compuestos con resultados sorprendentes. Le pregunté si el producto había pasado algún ensayo clínico y me dijo que al ser ingredientes naturales no hacía falta. Entonces mi mentalidad científica explotó. ¿De verdad alguien está dispuesto a tragarse esas pastillas de concentrados de quién sabe qué plantas, que quizá no solo no funcionan, sino que incluso pueden ser perjudiciales? Dicho producto no había demostrado seguridad. Que sean naturales no es garantía de nada; un concentrado de café equivalente a cincuenta tazas también es natural y te puede dar un jamacuco si lo tomas.

Porque no olvidemos una cosa: en redes sociales y en terapias alternativas hay gente que miente a conciencia y no les pasa nada. De hecho, la mentira les puede dar rédito. Un buen ejemplo lo ilustra la serie de Netflix *Vinagre de manzana*, que retrata el caso real de Belle Gibson, una *influencer* que se inventó que tenía un cáncer cerebral y que podía curarlo con un tipo de dieta que ella promovía de manera benéfica. Todo era ficción, captó fondos para beneficencia que nunca salieron de su cuenta, y la bola de credulidad no paró de crecer hasta que la denunciaron. La serie cuenta la historia paralela de otra *influencer* que sí tuvo un cáncer de piel en el brazo, se frustró por la poca empatía y la falta de opciones que le dieron los médicos cuando le recomendaron amputarlo, y decidió tratarse con terapias naturales. Durante un tiempo, el cáncer remitió, y la *influencer* se dedicó a divulgar sus enseñanzas, pero al final se expandió por su cuerpo, ella se arrepintió de no haber seguido las recomendaciones médicas iniciales y finalmente murió. El caso de Belle Gibson fue maldad y engaño deliberado, y este último simple desinformación, creencias infundadas e ingenuidad, pero ambos reflejan lo traicionera que es la idea de que «la esperanza es lo último que se pierde», y que una cosa es *complementar* la medicina convencional con conocimientos de otras disciplinas más integradoras (estoy absolutamente a favor de eso) y otra muy diferente renegar de la medicina científica y pretender *sustituirla* por lo que diga cualquier pseudogurú empujado por su ánimo de lucro, de notoriedad o por su fantasía.

Reconozco ser un entusiasta de la ciencia, porque me parece maravilloso el grado de conocimiento profundo que alcanza acerca del funcionamiento del universo, la naturaleza y el cuerpo humano. Es este conocimiento profundo el que revela cómo se metaboliza el ácido úrico en nuestro cuerpo, identifica una reacción química que se podría bloquear para que se produzca menos, encuentra una molécula que actúa justo en ese punto, hace ensayos para demostrar primero que no da problemas y, segundo, que efectivamente funciona, los perfecciona para analizar la dosis idónea, y finalmente produce una pastilla que actúa de manera específica sobre un enzima clave para que mi ácido úrico esté a niveles normales. Seguramente existe algún alimento o producto natural que tenga algún principio activo que reduzca el ácido úrico, pero ¿cuánto tengo que ingerir al día para que tenga efecto? ¿Y si dicho alimento lleva algún otro compuesto que en cantidades elevadas me da problemas? ¿Es una solución escalable para todo el mundo con hiperuricemia? Entiendo perfectamente las críticas que recibe la industria farmacéutica, y existen casos reales de falta de honestidad e intereses económicos desaforados, pero esto a veces nos lleva a ser un poco injustos con la farmacología y con la medicina convencional.

Debo añadir que estamos en un momento biomédicamente muy prometedor; en los próximos años viviremos una explosión del cribado gracias a la IA, la monitorización y el diagnóstico precoz de enfermedades. Esto nos llevará a actuar antes y a frenarlas a tiempo, tendremos nuevas terapias personalizadas y de precisión para curar enfermedades hasta ahora incurables, los fármacos no dejarán de mejorar —mirad lo mucho mejor controlada que está la gente con diabetes respecto a hace un par de décadas— y quizá lograremos detener o incluso revertir el ritmo del envejecimiento. Definitivamente, quienes confíen en la ciencia médica y tengan acceso a ella vivirán más y mejor.

Salud cerebral

Si de alguien no hubiera esperado que sufriera demencia, fue de mi mentor y admirado Eduard Punset, una de las personas más influyentes en mi vida. Eduard me adoptó como su alumno aventajado nada más conocerme, y pasé mis primeros cuatro años de divulgador científico a su lado en *Redes*, observándole y aprendiendo de él cada día. Le idolatraba tanto que mis compañeros me llamaban Punsetet, porque hasta se me pegaba su manera de hablar y de pensar. Creo que de mayor quería ser como él. No era para menos: era una persona viajada, inteligente, culta, librepensadora, de vitalidad desbordante y exitosa en algo a lo que yo aspiraba. Tenía sus defectos, pero yo no los veía. Pensé varias veces en Eduard mientras escribía este libro, entre otras cosas por su capacidad de reinventarse completamente a los sesenta años, tras una vida y una carrera en absoluto relacionadas con la ciencia, y por la intensidad con la que vivía su madurez.

El Punset que yo conocí llegaba a las entrevistas con los libros de los entrevistados subrayados y llenos de anotaciones. Era intelectualmente incansable. Pasaba de los setenta años y viajaba, estudiaba, aprendía constantemente, llevaba una vida social activa, escribía libros, tenía proyectos y, en general, podríamos decir que era un grandísimo ejemplo de envejecimiento activo. Superó un cáncer, y eso no le impidió seguir haciendo *Redes*, empezar nuevos proyectos en el ámbito de la autoayuda y la gestión emocional y, en definitiva, hacer lo que era su esencia: aprender y explicar.

Por eso, cuando empezaron sus síntomas de demencia, algunos nos sorprendimos. El cerebro de Punset debía ser de los más cableados y resilientes que existían. ¿Cómo podía ser? Bueno, es cierto que Eduard ejercitaba muchísimo el cerebro, pero a la vez fumaba y no hacía ejercicio físico, ni intenso ni moderado. Tampoco sabemos si su genética le ponía en riesgo. Su caso deja un mensaje muy claro, el mismo que transmiten todos los especialistas: el ejercicio cognitivo es fundamental para prevenir las demencias, pero no basta con eso. Si me permitís que lo explique de manera muy simple, hace falta ejercicio físico para que el cerebro esté más oxigenado, vascularmente sano y para que nazcan nuevas neuronas, del mismo modo que ejercitarse cognitivamente es esencial para que estas neuronas se conecten y el cerebro disponga de una mayor reserva cognitiva. Tampoco hay que olvidarse de la alimentación sana, la reducción de tóxicos y el manejo del estrés para disminuir el daño vascular y para que la vida de nuestras células —incluidas las neuronas— sea más larga. Los tres factores resultan imprescindibles para mantener un cerebro sano y ágil el máximo tiempo posible. Pero vayamos por partes.

Los doce factores principales asociados a la demencia

No podemos cambiar nuestra secuencia genética, pero para la mayoría de nosotros no es tan determinante como podemos imaginar. Los científicos han encontrado más de seiscientos genes correlacionados con el alzhéimer. Sería mucha casualidad que a alguien le tocaran casi todas las versiones protectoras (aunque ocurre, y hay supercentenarios con una lucidez envidiable) o casi todas las versiones de riesgo (cosa que también ocurre, y hay personas cuyos signos de demencia empiezan antes de los cuarenta años).

Para la mayoría de nosotros, lo normal es tener una genética un poco más favorable o desfavorable que, a fin de cuentas, deja el destino en manos de los hábitos de vida. Sí es cierto que algunos de estos genes pesan mucho más que otros, como el caso del APOE, que puede tener tres versiones, siendo la APOE2 protectora, la APOE3 normal y la APOE4 de riesgo. Esta vertiente APOE4 es menos frecuente, y las pocas personas cuyas dos copias genéticas llevan la versión APOE4 corren un riesgo bastante mayor de enfermar en edades tempranas. Aun así, hay algunas personas con genética adversa que no lo hacen. Porque los hábitos pesan más. ¿Cuáles y cuánto?

Gill Livingston, del University College of London, es considerada una de las mayores expertas mundiales en el estudio de los factores de riesgo que predisponen al alzhéimer y de la eficacia de las estrategias de prevención. La entrevisté para *El cazador de cerebros* durante una visita que hizo a España, y me fascinó la claridad con la que exponía los datos acumulados de todas sus extensas investigaciones. Una aclaración antes de seguir: estoy hablando de demencias porque son la punta del iceberg y porque enmarcan la mayoría de los estudios sobre salud cerebral, pero todo lo que contaré puede aplicarse directamente a cuidar nuestro cerebro, no solo para evitar su deterioro, sino para mantenerlo lo más despierto, ágil y funcional posible.

Como decía, Gill Livingston ha dirigido la comisión científica sobre la prevención y el manejo de las demencias que recopiló toda la evidencia científica disponible, publicó sus datos en 2020 en la revista *The Lancet*,[9] y justo en 2024 hizo una actualización.[10] Los resultados son inabarcables en este capítulo, así que quizá lo más útil sea exponer los doce factores ambientales que más aumentan el riesgo de demencia y cuya prevención ha demostrado mayores retrasos en la enfermedad.

Uno de los factores de riesgo más destacados según la doctora Livingston es la pérdida auditiva, porque aísla a las personas, impide que socialicen y las va dejando en un estado de apatía y de menor actividad y estimulación que acelera el deterioro neuronal. Durante mi entrevista, insistió en que es de los factores con correlación más alta, y explicó que tener una conversación es un ejercicio cognitivo más intenso de lo que solemos imaginar. Si lo pensamos, para tener una conversación profunda debemos exponer unas ideas, escuchar a los otros, hacer el esfuerzo de entender sus argumentos, pensar una respuesta, concentrarse para seguir el hilo de la charla, etc. Una conversación intrascendente en el supermercado sería el equivalente en actividad física de caminar un poquito, pero una conversación larga y aireada entre amigas puede ser como correr unos kilómetros. De hecho, como ejercicio cognitivo, puede ser más demandante que leer un libro.

En términos de importancia, el siguiente factor de la lista es el nivel educativo en la infancia y la adolescencia. Hay evidencias muy sólidas de que quienes han tenido menos escolarización corren un mayor riesgo de sufrir demencias. El ejercicio cognitivo durante la vida adulta es importante, claro, pero en la infancia resulta fundamental, y es uno de los elementos que podrían hacer que, en el futuro, la edad de aparición de alzhéimer continuara con la tendencia actual de ir retrasándose.

El siguiente factor de riesgo es fumar, con un claro aumento de la demencia en fumadores a causa del daño vascular que conlleva. Le siguen la depresión, el aislamiento social y los traumatismos —aunque sean pequeños— en el cerebro. Varias investigaciones han demostrado que tanto los boxeadores como los jugadores de fútbol americano sufren más microlesiones que generan inflamación cerebral por largos períodos, y esto acelera la aparición de demencias. Hay incluso iniciativas que piden que los niños y adolescentes que juegan al fútbol de manera no profesional eviten rematar de cabeza en los entrenamientos para no caer en situaciones de inflamación durante las etapas clave del desarrollo. Los demás factores de riesgo publicados en el informe de 2020 son la hipertensión, la inactividad física, el consumo elevado de alcohol, la obesidad o la exposición a contaminación urbana en edades avanzadas. En la actualización de 2024 se añadieron el colesterol LDL alto y la pérdida de visión no tratada.

Según el informe, estos doce factores de riesgo modificables (catorce desde 2024) son responsables directos del 45 por ciento de las demencias, y se puede intervenir sobre cada uno de ellos. Hay planes que en las últimas décadas han logrado reducir el tabaquismo, fármacos que bajan el colesterol o iniciativas para el envejecimiento activo que podrían estar también retrasando la aparición de demencias en sociedades desarrolladas. Porque sí, se puede mejorar la salud cerebral y conseguir que nuestro cerebro mejore en capacidades concretas, tenga más reserva cognitiva y envejezca más lentamente de lo que le tocaría por genética.

Estudio Finger

A todos nos ha ocurrido aquello de estar hablando con nuestro padre, madre o alguien mayor que de repente olvida algo o repite una frase que acababa de decir unos minutos antes, y pensamos «ayayay...», como si eso pudiera ser un primer signo de deterioro cognitivo. No tiene por qué. Por esto resulta interesantísimo un artículo del Instituto Nacional del Envejecimiento en el que se aclara qué lapsus son típicos de la edad y cuáles representan signos de demencia. Y es bastante tranquilizador. El artículo dice que si un día una persona mayor se olvida de qué día es y lo recuerda más tarde, si se olvida de pagar una factura o no encuentra una palabra en medio de una conversación, no debemos preocuparnos, porque «son despistes propios de la edad» que también nos ocurren a los menos mayores en momentos de cansancio o estrés. Lo preocupante ocurre cuando los lapsus son recurrentes y de mayor grado: perder cosas de manera habitual y no encontrarlas, sensación de no saber en qué época del año o momento de la semana estamos o tener problemas notables para seguir una conversación. Estas dificultades más serias sí podrían ponernos en alerta, pero otras puntuales no necesariamente. De hecho, en 2020 la revista *The Lancet Neurology* publicó el artículo «The Characterization of Subjective Cognitive Decline», que define el declive cognitivo subjetivo como una condición muy leve de pérdida de capacidades cognitivas que, aunque efectivamente existe y hace que muchas personas mayores y familiares acudan inquietas a la consulta del neurólogo, casi nunca progresa hasta convertirse en demencia o alzhéimer.[11]

Esto nos tranquiliza, pero no debería desincentivarnos: podemos evitar incluso los pequeños lapsus si mantenemos una buena salud cerebral. Dejadme que insista en el término «salud cerebral», porque en ocasiones tratamos al cerebro como si fuera diferente al resto de órganos del cuerpo, y no lo es. También está hecho de células más o menos oxidadas, vasos sanguíneos más o menos irrigados, está sujeto a inflamación crónica igual que el resto del organismo, sufre si hay exceso de glucosa en sangre y, en definitiva, podemos concluir que lo bueno para el cuerpo es bueno también para el cerebro. Cierto que cuenta con esta peculiaridad extra de estar compuesto por conexiones neuronales que se fortalecen y se multiplican con el ejercicio cognitivo, aumentando así la resiliencia, entendida como el tiempo que tardarán en notarse los efectos de la demencia. Pero el resto no es tan diferente.

Mercè Boada, carismática directora de la Fundación ACE, me decía que el cerebro es como un bosque donde los árboles son las neuronas. Cuantos más árboles mejor, pero si de repente hay sequía (mala vascularización), llegan especies invasoras (virus), se pierden algunas plantas clave para el ecosistema (problemas en otras células cerebrales como las de la glía), una enfermedad ataca a los árboles, no llegan nutrientes, hay cambios drásticos de temperatura o un vertido tóxico, cualquiera de estas incidencias afectará al bosque entero. Nos preocupamos mucho de los árboles —las neuronas—, pero no son lo único importante: también debemos cuidar al cerebro como tal. ¿Cómo se hace esto?

El estudio más avanzado acerca de este tipo de intervenciones protectoras es el Finger Study,[12] desarrollado en Finlandia, que está directamente relacionado con el trabajo de Gill Livingston. Se trata del primer ensayo aleatorio y con doble ciego que compara desde 2015 la evolución de 1.260 participantes de entre sesenta y setenta y siete años con varios factores de riesgo de demencia, dividiéndolos en dos grupos: uno que recibe una intervención dirigida de medidas saludables en dieta (educando y suministrando alimentos sanos), ejercicio físico (cardio, fuerza y equilibrio), entrenamiento cognitivo con programas *online*, actividad social y monitoreo de salud cardiovascular, y otro grupo que solo recibe los consejos de salud habituales.

La información se irá acumulando durante los próximos años, pero los resultados preliminares ya han observado un 25 por ciento de mejora en la capacidad cognitiva general de quienes participan en la intervención frente al grupo de control, y claros beneficios en cuanto a velocidad psicomotora (150 por ciento de mejora), tareas complejas de memoria (40 por ciento) y función ejecutiva (83 por ciento). Estos mismos beneficios se mantuvieron para los portadores del gen APOE4, y en solo dos años se observó un 30 por ciento más de problemas cognitivos en el grupo control respecto a quienes seguían la intervención.

Además de las mejoras cognitivas, aquellos que siguieron la intervención lograron mejor movilidad física, capacidad de manejarse en las tareas cotidianas, declararon tener mejor calidad de vida, y el riesgo de multimorbilidad se redujo un 60 por ciento respecto al grupo control. En un estudio reciente, a partir del seguimiento de la muestra se vio también un menor número de accidentes cerebrovasculares en el grupo que seguía el programa saludable.

La mayoría de estudios de este tipo se realizan seleccionando grupos de personas con demencia y sin ella, o con eventos cerebrovasculares o sin ellos, y recopilando información sobre sus hábitos en el pasado. Suelen ser muy valiosos si están bien hechos y tienen una muestra amplia, pero también puede haber factores ocultos e incontrolados. En cambio, la rigurosidad de un ensayo prospectivo en el que se monitorean todos los parámetros desde el inicio aporta una contundencia y una credibilidad enormes a los resultados del Finger Study, y permite afirmar con poquísimo margen de duda que llevar un estilo de vida sano a partir de los sesenta años mejora muchísimo la salud cerebral y cognitiva.

Dicho esto, sin duda habrá intervenciones que no están en el Finger Study y que seguramente también funcionen. En este sentido, ya desde el trabajo de Robert Sapolsky sobre la neurofisiología del estrés se está observando que llevar una vida estresada actúa en cierto sentido de una manera opuesta al ejercicio, porque un organismo estresado dirige toda su energía a las funciones inmediatas y no se preocupa, entre otras cosas, de crear nuevas neuronas por neurogénesis. En este sentido, muchos expertos apuntan a considerar el manejo del estrés (sea con meditación u otras intervenciones) como una recomendación importantísima para la salud cerebral a medio y largo plazo. También empiezan a aparecer bastantes estudios que correlacionan la microbiota con la salud cerebral; pero, de nuevo, las recomendaciones para tener una microbiota sana coinciden con las recomendaciones generales del Finger Study y de los catorce factores manejables de Gill Livingston. Además, hay otros estudios que correlacionan un nivel bajo de ingresos con un mayor riesgo de demencias; en este caso lo que ocurre es que tener bajos ingresos conlleva condiciones menos saludables en general.

Otro aspecto que quiero mencionar antes de finalizar este apartado son los juegos y las aplicaciones de entrenamiento cognitivo. Muchos científicos argumentan que no está demostrado que funcionen, y es verdad, porque muchas tienen más de marketing que de ciencia y se basan en principios poco sólidos. Pero no todas. Van apareciendo programas de entrenamiento cognitivo que sí han demostrado mejorar funciones como la memoria de trabajo (capacidad de datos que se pueden recordar a la vez), contribuyendo a crear una mayor reserva cognitiva y, por tanto, una mayor protección contra el deterioro cognitivo. No puedo recomendarte una en concreto, pero me parecen muy buena opción, sobre todo si no son demasiado fáciles.

Porque de lo que se trata es de obligar al cerebro a esforzarse. Si eres un gran lector, leer un libro más no te va a ayudar tanto como empezar a tocar el piano. Y al revés. Porque cuando haces algo nuevo, generas un esfuerzo adicional. No sé si alguna vez te has puesto delante de una partitura y te has concentrado en leer el pentagrama de la mano derecha viendo que es un re, y simultáneamente la mano izquierda leyendo un acorde en clave de fa, teniendo que mover los dedos de ambas manos de manera simultánea, y escuchar si suena bien o no, pero esto es pura gimnasia para el cerebro. También lo es salir de viaje y chapurrear en otra lengua, o conversar animadamente en la tuya con amistades, porque te fuerza a escuchar, a pensar y a expresarte a la vez. Hacer crucigramas te ayuda las primeras veces que los haces, pero los beneficios se pierden rápido. Leer por placer está bien, pero por aprender, todavía mejor, y pasarte veinte minutos al día con una aplicación que exprima tu cerebro con diferentes ejercicios cognitivos, seguramente también.

Otras intervenciones farmacológicas o de estimulación magnética o eléctrica transcraneal están aprobadas para el tratamiento de ciertas enfermedades, y no como medida preventiva, pero no sería extraño que dentro de un tiempo llegaran fármacos, terapias avanzadas o tecnologías de neuromodulación dirigidas a mejorar la cognición de personas sanas sin riesgo especial de demencia. De momento, atendiendo a los catorce factores de riesgo que comentábamos antes y a las recomendaciones del Finger Study, es fácil ver que tenemos el poder de mejorar mucho nuestra salud cerebral, funcionar mentalmente mucho mejor en nuestro día a día y retrasar muchísimo o incluso evitar los primeros signos de deterioro cognitivo. Pero recuerda que lo necesitas todo: sirve de poco plantar árboles si los canales que los riegan están atascados o si los rodeamos con tóxicos y contaminación. Quizá muchas personas como Eduard, que sufrieron o sufren demencia, la hubieran retrasado llevando una vida más sana. Cuidarse extiende la vida de todos los órganos, incluido el cerebro.

Permíteme un último apunte sobre el uso de la tecnología: hay un término muy de moda, el *cognitive offloading* o «externalización cognitiva», que se refiere a que ya no hacemos cálculos mentales porque tenemos a mano una calculadora en el teléfono, y nos orientamos peor porque enseguida recurrimos a Google Maps. Tampoco memorizamos teléfonos porque los tenemos en la agenda del móvil, e incluso que ChatGPT puede interferir en nuestra creatividad y pensamiento crítico. Además, perdemos muchísimo tiempo viendo chorradas en las redes sociales en lugar de estar haciendo tareas más beneficiosas cognitivamente. Cuando busqué estudios científicos recientes para ver si todo esto puede estar aumentando el riesgo de demencias, comprobé que la mayoría de ellos concluyen que es demasiado pronto para poder notar los efectos y asegurarlo. En el pasado se vio que el consumo excesivo de televisión sí era perjudicial, y sobre el uso de los ordenadores existen resultados contradictorios, porque depende de para qué se utilicen. Esta es posiblemente la clave: ni las pantallas ni las redes sociales son negativas en sí mismas, pero no sería extraño que pronto algunos estudios concluyeran de manera sólida que un uso excesivo deteriora nuestras funciones cognitivas y los convierte en un nuevo factor de riesgo para la demencia.

FRAGILIDAD, EL NUEVO PARADIGMA MÉDICO

La primera persona que llamó mi atención al entrar en el gimnasio del servicio de geriatría del Hospital Universitario de Getafe fue una señora que estaba sentada de espaldas haciendo un ejercicio con los brazos. Era pequeña, por su pelo blanco y su postura encorvada parecía bastante mayor, y llevaba una chaqueta bastante vistosa. Me quedé mirándola, pero Cristina Alonso, la geriatra especializada en fragilidad a quien acompañaba, me presentó primero a Felipa. Felipa era una mujer de setenta y cinco años que estaba haciendo *press* de banca para fortalecer sus piernas y que, cuando le pregunté cómo le iba, me respondió que «mejorando, pero pensaba que iría más rápido». Cristina me contó que Felipa estaba muy bajoneada porque se le había muerto una hija de cáncer, pero que en el aspecto físico iba recuperándose bastante rápido de la osteoporosis, la osteoartritis y la fractura de cadera que sufrió.

«En muchos otros lugares, de esto no se recuperan. Se descuidan y no recobran la funcionalidad ni la capacidad de caminar, y entran en un estado de fragilidad que repercute negativamente en todos los demás aspectos de su salud. En cambio, Felipa ya se viste y se calza sola, y camina con un bastón, gracias al programa de ejercicios que está haciendo aquí», me dijo Cristina, mientras observaba de reojo a Felipa haciendo un ejercicio de marcha y equilibrio pensado para perder el miedo a caerse.

El siguiente paciente con el que hablé fue Antonio, de ochenta y siete años, cuya hipertensión e hipercolesterolemia le provocaron un infarto, dejándole muy debilitado. Además, unas semanas atrás le habían operado de urgencia y quitado parte del colon y del intestino por una isquemia intestinal masiva. Cristina me cuenta que, cuando le preguntaron, Antonio respondió que quería vivir, pero que no todo el mundo responde lo mismo. De hecho, en esos momentos estaba ingresado, pero ejercitándose antes de que le dieran el alta, pedaleando a buen ritmo en una bicicleta estática. Con una sonrisa y expresión orgullosa, me dijo: «Ahora estoy más ágil que antes. ¡Tenía los músculos atrofiados!».

El caso de Pablo, de ochenta y nueve años, es parecido. Ingresó por una inflamación vesicular relativamente simple, pero cogió una neumonía y se quedó un mes en el hospital. Durante este tiempo, se desnutrió y sufrió deterioro funcional y cognitivo, pero en solo tres semanas de ejercicio se sentía mucho mejor y ya no se mareaba (gracias a los ejercicios para mantener el equilibrio). Literalmente, me dijo: «Me encuentro el doble de bien de lo que estaba antes», y entonces Cristina aprovechó para reforzar su mensaje: la inactividad durante los ingresos hospitalarios perjudica mucho a los pacientes e impide su correcta recuperación. Más allá de esto, me explicó que también preparan programas de ejercicios a medida para pacientes antes de una operación, como el caso de Jacinta, a quien le harán un cateterismo porque, debido a una estenosis severa, tiene una válvula del corazón cerrada, y hacer ejercicio de fuerza antes de la cirugía ayudará tanto a su recuperación como a las posibilidades de éxito de la operación.

A raíz de esto, Cristina me comentó el caso de Ángeles, de ochenta y dos años, a quien una estenosis de canal en la columna le causaba enorme dolor; gracias a la prehabilitación antes de la cirugía y a la rehabilitación posterior, podía seguir viviendo sola. «Sin ello, se hubiera quedado con grandes limitaciones de movimiento e internada en una residencia, porque su hija no podía cuidarla —dice Cristina, y añade—: Es bueno para ella y para el sistema».

En este punto incidirá muchísimo Leocadio Rodríguez Mañas, jefe de la sección de Geriatría del Hospital de Getafe y uno de los mayores expertos en fragilidad: «El 60 por ciento del gasto sanitario en mayores se podría reducir si se invirtiera en fragilidad. Hay muchos datos y estudios sobre esto», me aseguró cuando hablé con él, señalando las deficiencias tanto del sistema de salud como de la formación de profesionales. Cristina me dio un ejemplo de esto último: Estrella, de setenta y ocho, había trabajado toda la vida en hostelería y llevaba una jubilación alegre y activa, bailando muchísimo, hasta que, durante la pandemia sufrió un trastorno de la marcha y le detectaron un inicio de párkinson. A partir de entonces dejó de bailar, de ir en transporte público y empezó a hundirse en su propia fragilidad, deteriorándose poco a poco. «Es una lástima, porque recuperando masa muscular y con ejercicios de flexibilidad y equilibrio se puede manejar muchísimo su estado, perder el miedo a caídas y recuperar una vida normal. Pero el neurólogo no la derivó. Tuvo la suerte de que la conocimos de manera indirecta, la atendimos, y ahora está mucho mejor», cuenta Cristina, recalcando el mensaje que tanto ella como Leocadio quieren transmitir: al igual que los niños tienen unas características y circunstancias por las que es mejor que les vea un pediatra que un médico de cabecera, a los mayores debería verlos un geriatra y no un médico de atención primaria, que no suele estar tan preparado como ellos para comprender las características y las circunstancias de los pacientes de avanzada edad.

Pero hay pocos. «En el 80 por ciento de las facultades de Medicina no se imparte geriatría y, de hecho, en España solo existen dos catedráticos de geriatría», me dijo Leocadio, dejándome boquiabierto. Añadió un concepto muy potente: el edadismo autoinfligido. «La gente mayor muchas veces no va al médico porque asume que es normal ir perdiendo capacidades de viejo. ¡Pero no es así! Es importantísimo tratar lo antes posible problemas que al principio son pequeños, antes de que se hagan más grandes y sean más difíciles de afrontar. Ya está bien de decir que el envejecimiento es una enfermedad: los geriatras no pensamos así, porque los viejos sanos y con autonomía funcional existen».

El concepto de autonomía funcional es clave en este otro síndrome relativamente nuevo que es la fragilidad o *frailty*, y que todavía no he definido. Hay definiciones más técnicas, pero la fragilidad[13] sería un estado de debilidad y deterioro sutil, difícil de identificar por el propio individuo, que es previo a la aparición de enfermedades y deterioros más acusados que llevan a la dependencia y que, lo más importante, manejado correctamente podría retrasarla muchísimo. Según Cristina y Leocadio, la fragilidad es difícil de detectar porque las personas no sienten que tengan nada «importante» y los médicos de primaria no suelen invertir el tiempo necesario en identificar indicadores de fragilidad. Sin embargo, hacer esta labor preventiva y tratar los casos de fragilidad incipiente haría que el paciente tardara mucho más en decaer y ahorraría muchísimo dinero en gasto sanitario. Como en muchas otras cosas, no actuar de manera preventiva, aun por falta de tiempo o de recursos, conlleva una mayor inversión posterior de ambos aspectos.

Pensemos en el siguiente ejemplo: a algunas personas les podría parecer caro que la sanidad pública invierta diez mil euros en una operación de rodilla para una persona de ochenta y dos años, que quizá pueda darle solo un año extra de autonomía. Bueno, la alternativa a no hacerlo sería que esa persona no pudiera valerse por sí misma y pasara ese tiempo en una residencia pública para mayores, cuyo gasto por paciente supone al Estado unos tres mil euros al mes. Incluso económicamente, compensa.

Es verdad que poco a poco el concepto de fragilidad va ganando peso y se empiezan a tener índices y escalas de fragilidad, a redactar planes y consensos de la fragilidad y a instaurar protocolos y cribados de fragilidad en algunos hospitales. Pero estamos lejos del objetivo final que persiguen Leocadio y Cristina: que a partir de los setenta años se haga un cribado de fragilidad a todas las personas para actuar de manera preventiva en los puntos débiles de cada individuo. Según ellos, no es complejo, lo puede hacer un enfermero o una enfermera, y si sale positivo, se derivaría al paciente al especialista.

En el contexto de este libro, me inclino a concebir la fragilidad como la frontera entre la tercera y la cuarta edad: entre la tercera edad sana, activa y feliz que estamos describiendo y la cuarta, cuando llegan la enfermedad y la dependencia. La fragilidad sería esa transición, ese estado de vulnerabilidad que, lo más importante, resulta reversible si se identifica a tiempo.

Sé que estoy siendo muy genérico, pero aquí van algunos indicadores. Los signos más habituales de fragilidad son los siguientes: pérdida de peso considerable e inintencionada, debilidad muscular que dificulta las actividades cotidianas, lentitud al caminar, agotamiento frecuente, reducción acentuada e inconsciente de la actividad física, tropiezos o caídas frecuentes y miedo a caer, dificultad para mantener el equilibrio, confusiones constantes, dificultad para resolver situaciones cotidianas, aislamiento por desinterés en pasar tiempo con otros, aparición de signos depresivos, incontinencia, incluso efectos secundarios de medicaciones. En este último punto inciden mucho Leocadio y Cristina, ya que, a medida que aumenta la cantidad de pastillas que se toman, incrementa la susceptibilidad a interacciones entre fármacos. Incluso la sensibilidad aumenta con la edad. «Simplificar la polimedicación es otro de los aspectos que los geriatras controlamos mejor», comentan.

Sobre las causas, la fragilidad puede ser parte del proceso natural de envejecimiento por el que los sistemas corporales pierden reservas, pero también se puede desencadenar por una lesión «sin importancia», como un dolor de rodilla que nos parece «normal con la edad» pero que nos impide salir a caminar tanto como solíamos hacerlo. O podemos sufrir desnutrición por pérdida de hambre, o la apatía y el descuido provocados por la soledad no deseada, enfermedades crónicas como la diabetes o la artritis, dolor constante, fármacos que no sientan bien o traumas por pérdidas de seres queridos que nos dejan tocados psicológicamente. Muchas veces estos estados no se perciben como lo suficientemente graves para abordarlos o tratarlos, pero, si no se hace, desencadenan el estado de fragilidad y el posterior deterioro.

Quizá el gran ejemplo de fragilidad es la sarcopenia, que consiste en una pérdida acusada de masa muscular. Como evoluciona muy poco a poco y no genera dolor, no parece que sea un problema, pero según un estudio realizado por Cristina, cuando aparece algún problema de salud las personas con sarcopenia entran más rápidamente en un estado de mayor fragilidad que las que mantienen una masa muscular aceptable.[14] De nuevo, ni siquiera en esa situación está todo perdido, pues con nutrición y ejercicio el estado de fragilidad sería reversible. Si no se hace nada y el paciente llega al estado de dependencia, volver atrás ya resulta más difícil.

El mensaje es claro. Cuidarse cuando se es robusto, a los cuarenta, cincuenta o sesenta, es importantísimo como prevención, pero a los setenta o los ochenta se vuelve fundamental, y quizá es el momento en que se observan mayores beneficios. De hecho, en la mediana edad hacer algo de ejercicio es mejor que nada, pero los grandes beneficios se obtienen cuando la rutina de cardio y de fuerza es intensa. En cambio, en edades avanzadas, especialmente si se es frágil, un poco de ejercicio y una nutrición completa tienen un gran impacto. Recuerdo que Leocadio me comentó algo inesperado a este respecto: en las edades avanzadas, un poquito de sobrepeso puede incluso ser positivo, porque así el cuerpo tiene reservas para cuando llega alguna infección o problema de salud.

¿Cómo saber si alguien es frágil o prefrágil? Los síntomas que he comentado son un indicador, aunque lo suyo sería que un profesional de la salud hiciera pruebas al paciente y viera en qué punto de la escala de fragilidad se encuentra. La situación de alguien prefrágil es completamente reversible, porque todavía dispone de una reserva funcional para fortalecerse y está a tiempo de llevar una nutrición más completa y enriquecida. Pero si no hacemos nada, cuando tengamos cualquier problema (una infección, un fractura, una enfermedad, un evento de estrés psicológico...), este provocará un estado de fragilidad más acusado que, de ser desatendido, podría incluso terminar en discapacidad.

213

Si tienes dudas, consulta a un profesional de la salud para que mida tu fragilidad y te ofrezca recomendaciones específicas. No asumamos que envejecer es lo normal, porque, aunque efectivamente lo es, el ritmo lo podemos marcar nosotros.

Cuando por fin me acerqué a Alfonsa, la señora que vi de espaldas al entrar, me contó que tenía noventa y dos años y que, años atrás, tuvo una fractura de cadera, pero no le hizo mucho caso. Hace poco padeció una segunda, y esta vez se estaba tomando la rehabilitación más en serio y se sentía mucho mejor. Le quedó un trastorno de la marcha, pero lo estaba corrigiendo. De hecho, vi que estaba haciendo ejercicios de fuerza en brazos y espalda, con esa chaqueta tan llamativa, y no me pude contener. «Está muy elegante», le dije. «Es que me dijeron que venías», respondió, añadiendo que me escuchaba cada domingo en la radio. Intercambiamos una sonrisa preciosa y seguí con la visita. Al poco, vi que se levantaba y salía del gimnasio caminando tranquilamente por su cuenta.

EL ENVEJECIMIENTO ES UNA PRE-ENFERMEDAD

Existe una enorme discusión terminológica y conceptual acerca de si el envejecimiento se puede considerar en sí mismo una enfermedad. Y no es baladí, porque este debate conlleva implicaciones muy profundas en el ensayo y la aprobación de fármacos para tratarlo.

Si empezamos por el principio, mientras escribía este libro me encontré con opiniones completamente opuestas. Por un lado, hay investigadores de reconocido prestigio, como Juan Carlos Izpisúa Belmonte, que conciben el envejecimiento como un proceso de acumulación de errores a nivel molecular y celular que desencadenan la aparición de patologías asociadas a la vejez, por lo que se puede considerar propiamente una enfermedad. Para ellos, y sobre todo para los entusiastas de la longevidad extrema, que sueñan con extender radicalmente la vida con herramientas biotecnológicas, el envejecimiento es en sí mismo una enfermedad que puede tratarse y corregirse.

En el otro lado están los geriatras como Leocadio Rodríguez Matas y muchos otros que he conocido, cuya opinión mayoritaria es que el envejecimiento es un proceso natural de la vida, progresivo y universal en todos los seres vivos superiores, y que de ninguna manera debería considerarse una enfermedad. Envejecer no es algo anormal que ocurre solo en algunas personas, nos llega a todos. Además, la idea patologizante del envejecimiento puede estigmatizar la vejez.

Lo cierto es que las voces de los primeros se han ido escuchando más en los últimos años, quizá porque son más llamativas, y hoy podría parecer que existe un consenso científico a la hora de considerar el envejecimiento como una enfermedad. Pero no es así. De hecho, en 2018 la revista *The Lancet* publicó un editorial titulado «Opening the door to treating ageing as a disease» («Abriendo la puerta a tratar el envejecimiento como una enfermedad»), y recibió tantas críticas airadas y bien argumentadas por parte de la comunidad biomédica que la obligaron a retractarse.

Aun así, el mantra de que el envejecimiento es una enfermedad continúa alimentándose, y no precisamente de manera inocente o desinteresada. No se trata solo de un debate terminológico. La cuestión de fondo es que si la comunidad científica y médica asumiera que envejecer es una enfermedad, entonces estaría plenamente justificado solicitar dinero público para investigaciones para desarrollar fármacos contra el envejecimiento, impulsar ensayos clínicos con personas sanas para ver si se puede curar biotecnológicamente su envejecimiento, y las agencias del medicamento podrían aprobar medicamentos y terapias dirigidas específicamente a tratar esta «enfermedad» que tendríamos todos y cada uno de los humanos que vivimos en el planeta. El negocio es potencialmente billonario, y es normal que a algunas personas y empresas les interese muchísimo que la idea de concebir el envejecimiento como una enfermedad cuaje lo más hondo posible.

Yo me mojo. Después de escuchar atentamente a unos y otros, no considero que el envejecimiento sea en sí mismo una enfermedad, pero es obvio que sí es un factor de riesgo para la aparición de enfermedades asociadas a la edad como el cáncer, los problemas cardiovasculares, las demencias o las disfunciones de diferentes órganos y tejidos. En este sentido, definiría el envejecimiento como una pre-enfermedad, y considero que, si en un futuro cercano aparecen fármacos —senolíticos, por ejemplo— que frenen un poco el ritmo normal del deterioro celular y tisular del cuerpo, de manera que se retrase la aparición de enfermedades, estaría justificado establecer protocolos para impulsarlos de manera masiva.

Esto podría concebirse como una forma de medicina preventiva, como algo relativamente parecido a la vacunación, que podría disminuir el número de enfermedades asociadas a la edad y, en última instancia, incluso ser beneficioso para los sistemas sanitarios. Una posible consecuencia de ello sería que la esperanza de vida se extendiera unos pocos años más, pero el objetivo principal no sería la longevidad en sí misma, sino el aumento de los años de vida libres de enfermedad. Lo que los estudios con animales están demostrando es que estas terapias reducen efectivamente la aparición de enfermedades, pero, es obvio, no evitan la muerte; es decir, que siempre hay un momento en que el organismo empieza a fallar y acelera su decaimiento hasta morir. Si eso se trasladara a los seres humanos, estaríamos hablando de ese ideal planteado en privado por muchos expertos de «vivir el máximo tiempo posible estando sanos y después morir rápido». Esto debe calcularse muy bien y sin dejarse influir por los *lobbies* industriales; sin embargo, incluso en el aspecto económico, una intervención así podría parecer costosa pero resultar rentable gracias al ahorro en tratamiento de enfermedades y gastos de institucionalización que además podría conllevar el beneficio social de tener una población mayor más sana, comprometida y productiva.

En otras palabras: ahora tengo cincuenta años. Si cuando cumpla sesenta la investigación en senolíticos —por ejemplo—

ha avanzado lo suficiente como para demostrar en ensayos clínicos con humanos que logran atacar de manera específica y sin efectos secundarios las células senescentes de mi cuerpo y, en consecuencia, reducir la inflamación crónica y la posibilidad de aparición de enfermedades asociadas a la vejez, de modo que mi esperanza de vida saludable aumente algunos años, firmo de inmediato. De hecho, no es un escenario para nada imposible, por eso me muestro incluso animado ante la idea de que los investigadores y las empresas inviertan lo máximo posible en hacerlo realidad cuanto antes, a ver si llegamos a tiempo. Insisto: hablo de extender al máximo la salud, no necesariamente la vida. Lo de alcanzar récords de longevidad y superar sobradamente los ciento veinte años lo dejo para el apartado siguiente.

Cómo superar los ciento treinta años

Creo sinceramente que estamos frente a un eventual cambio de paradigma en la manera de afrontar y entender la medicina, conceptualmente similar a la aparición de las vacunas. Los progresos médicos de las últimas décadas son espectaculares, sobre todo en el ámbito terapéutico, que se centra en tratar enfermedades cuando ya se han producido. Los avances en medicina preventiva están siendo mucho más lentos de establecer, en parte porque los pilares del cuidado de la salud siguen siendo los clásicos: buena alimentación, ejercicio físico, bienestar mental y revisiones periódicas. La prevención personalizada basada en la genética, el monitoreo de datos de salud y la IA será un paso importante cuando se logre implantar, pero en varios laboratorios públicos y privados del mundo se está investigando algo que podría ser aún más revolucionario: terapias y fármacos destinados a frenar e incluso revertir el proceso de envejecimiento.

Imagina por un momento que esto se consigue. Es a lo que me refiero cuando digo que se parecería a lo que significaron las vacunas, en el sentido de que los niños y los adultos nos vacunamos estando sanos para evitar una posible infección futura; de manera similar, estos fármacos antienvejecimiento se darían estando sanos y relativamente jóvenes para retrasar los efectos del envejecimiento. Una enorme diferencia estriba en que las vacunas son universales y baratas, mientras que las terapias antienvejecimiento más sofisticadas estarán durante bastante tiempo al alcance de unos pocos. Si los resultados son tan significativos como prometen y logran extender la calidad y la duración de la vida de manera considerable —está por verse—, tanto las implicaciones médicas como sociales y económicas de estas nuevas terapias serán colosales. Vayamos por partes.

Sí, el envejecimiento se puede frenar

Una cosa es retrasar el envejecimiento y otra muy diferente es rejuvenecer. De hecho, la diferencia es abismal, y debemos entenderla bien, al menos para que no nos tomen el pelo prometiéndonos escenarios de ciencia ficción. Voy a intentar ser didáctico.

Asumamos que, a nivel biológico, el envejecimiento es una acumulación de errores (telómeros más cortos, sistema inmune alterado, órganos más deteriorados, etc.) y que las células, los órganos y el cuerpo de una persona convencional con una genética y estilo de vida convencionales van acumulando errores y envejeciendo a un ritmo normal que le permite llegar, por ejemplo, a los ochenta y seis años. Si esa misma persona lleva una vida mucho más sana de lo habitual, practicando ejercicio de manera regular, con una alimentación saludable, poco estrés, baja exposición a tóxicos y un entorno psicosocial que fomente todas estas actitudes positivas, sus células y órganos acumularán unos pocos menos errores e irá envejeciendo de manera más lenta, permitiéndole superar con creces los noventa. O incluso los cien, si además tuviera una buena genética, o los ciento diez, si su genética fuera privilegiada.

Estos hábitos saludables estarán logrando que, cada año que pase, las células de su cuerpo envejezcan el equivalente a diez u once meses en lugar de doce. Esto se irá acumulando y, por ejemplo, llegará un momento en que su edad cronológica sea de setenta y cuatro años y su edad biológica de sesenta y cinco. En otras palabras, los hábitos saludables estarán frenando su envejecimiento respecto al de una persona convencional. ¿Puede haber fármacos o terapias biotecnológicas que logren lo mismo? Sí, los hay, y no tardarán mucho en llegar al mercado. Luego explico con más detalle cuáles son, pero, en general, se trataría de fármacos que también retrasarían el ritmo de envejecimiento a nivel celular y harían que, si los tomara, sumándolos a los hábitos saludables, cada año que pase esa persona de la que venimos hablando envejecería el equivalente a ocho o nueve meses en lugar de doce. Eso le permitiría llegar a mayor con mejor salud y menor edad biológica, y extender su longevidad quince o veinte años más de lo que le tocaría. Si añadimos una genética excepcional, quizá podría superar los ciento treinta años. De hecho, es muy probable que ocurra en un futuro no muy lejano. Seguramente ya ha nacido la primera persona que superará la edad que describo. ¿Se podría frenar todavía más el envejecimiento, añadir otras terapias futuristas y extender aún más la vida? Seguramente sí; nada hace pensar que sea imposible. ¿Incluso hasta el punto de rejuvenecer y superar los ciento cincuenta o los ciento sesenta años? Esto es otra historia.

Los gurús del rejuvenecimiento celular no se conforman con lograr que los daños celulares se acumulen más lentamente, sino que plantean terapias para corregirlos. Es decir, reparar biotecnológicamente el deterioro de las células y los órganos del cuerpo de manera que, si en un momento determinado la edad biológica de alguien es de cuarenta y dos años, tras la terapia pasaría a ser de treinta y cinco. En la mente de estos iluminados, dichos tratamientos se podrían repetir periódicamente, rejuveneciendo por ejemplo siete años cada siete años, como si el envejecimiento biológico se detuviera, permitiendo superar los doscientos años o alcanzar potencialmente la inmortalidad. No veo para nada que esto sea factible. Ellos argumentan que lo están logrando en cultivos celulares y animales de experimentación, pero una cosa es reprogramar una célula y rejuvenecerla en el laboratorio, o reparar sus telómeros, y otra muy distinta es lograrlo en todas y cada una de las células de un organismo vivo, sin efectos secundarios, y que esto se traslade a toda la complejidad fisiológica del cuerpo humano, incluido el cerebro.

En 2007, el gerontólogo e investigador Aubrey de Grey publicó su best seller *Ending Aging*, en cuya contraportada decía literalmente que «ya ha nacido la persona que vivirá mil años». Fue una bravuconada para lograr que le pagaran mucho por dar conferencias, y que personas con muchísimo dinero financiasen sus investigaciones. Coincidí con él en un encuentro de la Singularity University en Nueva York, terminamos conversando en un bar, y diría que no se lo cree ni él. Pero prometer la inmortalidad vende más y da más titulares que prometer quince años de vida extra. Si yo no tuviera escrúpulos, también mentiría para vender más libros.

Algún inmortalista convencido me dirá que soy incapaz de ver que los avances científicos son exponenciales. Pero no es el caso. Simplemente soy bioquímico y sé que la ley de Moore no es aplicable a la biotecnología. Y sí, soy escéptico: También estuve con Liz Parrish, la CEO de una empresa dedicada al antienvejecimiento, quien dice haberse sometido a una terapia génica para reparar sus telómeros y haber rejuvenecido. Confieso que me cayó muy bien, su discurso técnico fue más coherente de lo que imaginaba, y tenía un aspecto realmente joven y atractivo para su edad, pero su caso es más marketing que ciencia. Porque aunque se haya realizado dicha terapia génica con telomerasa y alargado un porcentaje incierto (es más que probable que sea ínfimo) de los telómeros de las células de su cuerpo, esto no le habrá afectado a sus otros *hallmarks of aging*, y el impacto real seguramente será despreciable. Como prueba de concepto es interesante, pero poco más.

Dicho esto, si bien es cierto que no creo en el rejuvenecimiento farmacológico a medio plazo, sí creo, como decía al principio, en fármacos que pronto lograrán retrasar el ritmo del envejecimiento en humanos y lograrán que el cuerpo de quienes lo tomen envejezca más lento que el cuerpo de quienes no lo hagan. De hecho, podría estar pasando ahora mismo. Lo que ocurre es que se trataría de medicamentos que no están aprobados para este fin.

Tomar fármacos estando sanos

Pongamos el caso de la metformina, un medicamento para controlar los niveles de azúcar en diabéticos que desde hace años se sospecha que podría reducir la inflamación crónica de personas sanas y contribuir a una serie de procesos que retrasarían el envejecimiento celular, con lo que retrasarían la aparición de enfermedades y podrían extender la longevidad.[15] De hecho, estudios con animales de laboratorio lo han logrado significativamente, y la lógica dice que también debería ocurrir en los seres humanos.

«Pero hasta que no lo demuestre un ensayo clínico, no podemos afirmarlo —me dice el investigador en envejecimiento Salvador Macip, y añade—: Es importante hacerlo bien. Porque, ¿qué dosis aplicamos? Imagina una demasiado baja que no sirva para nada o una demasiado alta que provoque efectos secundarios. Deben hacerse buenos ensayos clínicos». Algo parecido me contó otra experta en antienvejecimiento, la encantadora Ana María Cuervo, codirectora del Albert Einstein Institute for Aging Research, institución cuyo codirector, Nir Barzilai, lidera el estudio TAME, que intenta captar a 3.000 voluntarios sanos de más de sesenta y cinco años para participar en un ensayo clínico aleatorio y de doble ciego que comprobaría si quienes toman el fármaco frenan su envejecimiento y si, durante un seguimiento de seis años, desarrollan menos diabetes, cáncer, enfermedad cardiovascular, demencia o alzhéimer que los controles que no la toman.

Hay dos aspectos muy interesantes de este estudio. El primero es que la confianza de los investigadores es tan alta que Ana María Cuervo me confiesa que mucha gente sana la está tomando por su cuenta sin prescripción médica y, como decía antes, quizá están ya frenando su envejecimiento; el segundo es que la agencia del medicamento estadounidense, la FDA, no termina de dar luz verde a este ensayo clínico. Por un lado, la metformina se usa desde hace sesenta años y ya no tiene una patente válida asociada. Eso hace que su precio sea muy económico y que no haya interés comercial en financiar un ensayo de estas características que, como todos, es muy costoso, y la industria solo logra compensarlo con las ventas posteriores. Pero el freno, de momento, se debe a algo más profundo que eso: este ensayo no sería para tratar una enfermedad, sino para tratar el envejecimiento. Indirectamente, serviría para retrasar enfermedades, pero por ahora los fármacos no se utilizan para este fin, lo cual complica su aprobación.

Detengámonos en este punto, porque es fundamental para analizar la medicina que vendrá en los próximos años. Permíteme ser simplista en aras de la comprensión y plantear lo siguiente: imagina que el límite saludable de glucosa en sangre en ayunas es de 100 mg/dl, porque se ha demostrado que, por debajo de eso, el riesgo de que aparezcan la diabetes u otras enfermedades es despreciable. Por tanto, alguien que tenga 90 mg/dl de glucosa en sangre está perfecto y no debe tomar ningún fármaco. Pero si al hacer el estudio TAME u otro similar se comprueba que el cuerpo opera mejor con valores de glucosa de 80 mg/dl, que algunos indicadores de envejecimiento mejoran y que protege, aunque sea poco, frente a la aparición de enfermedades, ¿debería recetarse metformina sistemáticamente a personas sin riesgo de diabetes? Quizá haya quien con ejercicio o una dieta muy estricta pueda lograr esos 80 o 90 mg/dl de glucosa en sangre, pero otro con una genética diferente no lo logrará. Y este fármaco barato, que está disponible como genérico y cuya seguridad se ha demostrado durante su uso por más de sesenta años, podría prevenir tanto el envejecimiento como las enfermedades. ¿Qué hacemos? Mi apuesta es que al final, tras muchas discusiones, el TAME o algún ensayo parecido se aprobará, lo que sentará un precedente para otros fármacos y terapias y significará la verdadera institucionalización de la medicina antienvejecimiento como parte de la medicina preventiva.

Por poner otro ejemplo, una de las sustancias que en estudios con animales ha demostrado evidencia para frenar el envejecimiento y retrasar enfermedades es la rapamicina, una molécula con potencial antibiótico, descubierta en los años setenta en bacterias de los suelos de la isla de Rapa Nui, y que posteriormente demostró propiedades inmunosupresoras útiles en el trasplante de órganos, anticancerígenas y antienvejecimiento, ya que regula el gasto energético e inhibe el metabolismo y la proliferación celular.[16] Varios estudios con animales ya han demostrado que este inhibidor de mTOR extiende su longevidad; pero, de nuevo, todavía no se ha realizado ningún ensayo clínico dirigido específicamente a demostrar que frene el envejecimiento y la aparición de enfermedades en humanos. A pesar de eso, y aprovechando que también es muy barato y que se encuentra disponible como genérico, hay personas que lo consumen en dosis bajas sin receta médica, y quizá están mejorando su salud, disminuyendo su riesgo de cáncer y extendiendo farmacológicamente su longevidad. ¿Qué hacemos al respecto? El debate está servido, pero ¿de verdad hay mucha diferencia con tomar un fármaco que reduce la tensión arterial, o una pequeña dosis de aspirina de manera preventiva, dado que algunos estudios sugieren que reduce la trombosis y el riesgo cardiovascular?

Reprogramación celular, terapia génica y senolíticos

Comentemos otras terapias antienvejecimiento más sofisticadas que están investigándose ahora mismo. Una de las más prometedoras es la reprogramación celular, impulsada por Juan Carlos

Izpisúa Belmonte en sus laboratorios de Altos Labs, empresa de la que es cofundador y vicepresidente. La carrera de Izpisúa es brillante y cuenta con varios hitos científicos, uno de los cuales es ser líder en la aplicación de los factores de Yamanaka en la reprogramación celular, tanto *in vitro* como *in vivo*.

Lo que estos tecnicismos quieren decir es que uno de los cambios que sufren las células a medida que envejecen consiste en modificaciones epigenéticas que hacen que unos genes estén más activos y otros menos, y que, cambiando esas marcas epigenéticas, se pueden rejuvenecer las células. Quien descubrió la manera de reprogramar células hasta estadios pluripotenciales fue el premio Nobel Shinya Yamanaka, a quien tuve la suerte de conocer en el NIH de Washington D. C. y luego entrevistar para *El cazador de cerebros* en San Francisco. Recuerdo muy bien cuando me explicó que era médico, pero que se convirtió en investigador por la impotencia que sintió cuando su padre sufrió una enfermedad hepática grave y no pudo hacer nada para salvar su vida, porque no se sabía suficiente de esa enfermedad. Vio que la única manera de curar a futuros pacientes como su padre era investigar más para comprender mejor la patología y así poder diseñar nuevas terapias para tratarla. Más simple, imposible.

Eso le llevó a su gran hito científico: descubrir un conjunto de cuatro genes, hoy conocidos como factores de Yamanaka (Oct4, Sox2, Klf4 y c-Myc), que lograban reprogramar una célula —de la piel, por ejemplo— a un estadio de célula madre indiferenciada y pluripotente (iPS cell), que después se podía forzar hasta convertir en cardiomiocito, neurona o cualquier tipo celular. Alucinante. La gran visión de Juan Carlos Izpisúa fue utilizar algunos de estos factores de Yamanaka para reprogramar parcialmente las células de algunos organismos y quitarles las marcas epigenéticas de envejecimiento. Si esto termina lográndose con un número significativo de células humanas y sin efectos adversos, en realidad estaríamos hablando de rejuvenecer el cuerpo. «Mi principal objetivo no es extender la vida, sino evitar la enfermedad», me dijo Juan Carlos durante una entrevista no emitida para *El cazador de cerebros*, añadiendo que la mayoría de enfermedades comunes son fruto del envejecimiento, y que su terapia sería preventiva.

De hecho, Izpisúa es de los que sí consideran el proceso de envejecimiento como una enfermedad, en parte porque, calificándolo así, es más fácil justificar que las agencias reguladoras del medicamento aprueben ensayos clínicos de terapias como las que él propone. La verdad es que, si bien los estudios con animales han ofrecido resultados muy favorables, todavía existen algunas limitaciones para dar el salto a humanos, como la manera de lograr modificar el máximo de células posibles de órganos determinados, y, la más importante, quedan incertidumbres sobre la seguridad del tratamiento, que implica utilizar genes promotores de tumores como el c–Myc. Pero el avance de las investigaciones es vertiginoso y la posibilidad de ensayar la terapia frente a enfermedades concretas como la pérdida de visión o la enfermedad renal no parece tan lejana.

Algo parecido ocurre con otro tratamiento potencialmente rejuvenecedor: la terapia génica, que introduciría en las células el gen productor de la enzima telomerasa y que podría alargar los telómeros. María Blasco, del CNIO, es líder en este campo, ha logrado extender la salud y la vida de ratones de laboratorio, y, si bien sabe que difícilmente le aprobarán un ensayo clínico con humanos sanos para ver si la terapia génica rejuvenece sus células, me cuenta que hay una enfermedad pulmonar para la que esa terapia podría ser una buena solución, y que quizá permitan hacer el estudio con dichos pacientes, logrando además comprobar cómo afecta al envejecimiento celular. De nuevo, el uso de esta terapia de extensión de telómeros para tratar una enfermedad en humanos puede estar más cerca de lo que pensamos. Ahora bien, lograr modificar los telómeros de un porcentaje significativo de células humanas *in vivo* hasta rejuvenecer todo el organismo de manera segura, sí parece una posibilidad más remota.

En cambio, hay otro tratamiento que empieza a liderar la carrera por el rejuvenecimiento: los senolíticos. Resulta que, a medida que envejecemos, muchas de nuestras células se van muriendo y renovando, pero algunas no desaparecen del todo y quedan en un estado latente. Se llaman células senescentes o zombis justo por haber perdido toda su funcionalidad pero no estar completamente muertas; son un fastidio, porque ya no sirven para nada y además segregan unos compuestos químicos que provocan inflamación crónica de bajo nivel, afectando negativamente a varios procesos fisiológicos. Las células senescentes son fruto del envejecimiento y al mismo tiempo lo aceleran, así que, desde hace tiempo se están investigando fármacos llamados senolíticos que sean capaces de reconocerlas de manera específica y de eliminarlas. Salvador Macip, que lleva mucho tiempo estudiando cómo la senescencia celular afecta al envejecimiento y a la aparición de enfermedades, me dijo que no se conoce el porcentaje exacto de células senescentes que tenemos a diferentes edades, pero que se calcula que alguien de ochenta años podría tener un 1 por ciento. La idea es clara: si a edades anteriores un senolítico logra reducir la cantidad de células zombi a la mitad, en un 25 por ciento o incluso en un 10 por ciento, seguramente se reduciría este grado de inflamación crónica y se retrasaría la aparición de enfermedades.

La clave del éxito de esta terapia está en lograr que los fármacos sean extremadamente precisos a la hora de identificar y eliminar solo las células senescentes. Los progresos son rapidísimos y ya están apareciendo senolíticos de segunda generación que no solo eliminan las células zombi, sino que previenen su acumulación (senobloqueantes),[17] y que podrían ser los precursores de las primeras terapias de rejuvenecimiento, ya que, *a priori*, no plantean tantos riesgos de efectos secundarios como la reprogramación celular o la terapia génica. Incluso se plantean posibles «senoreversores», que podrían rejuvenecer células viejas a punto de entrar en senescencia.

Hay líneas todavía más prometedoras. Según Macip, «es obvio que la parabiosis —transfusiones sanguíneas de animales jóvenes a viejos— funciona, pero no sabemos qué elementos en la sangre de un animal joven son los que producen este efecto». También hay terapias dirigidas directamente a la inflamación, otras a la actividad mitocondrial y algunas activan los sensores asociados a la restricción calórica o el ejercicio físico. Si bien no alcanzarían a «rejuvenecer», sí podrían frenar el envejecimiento y contribuir a la longevidad. En este sentido, se me ocurre un paralelismo con los viajes en el tiempo y la relatividad de Einstein. Según la teoría de la relatividad es imposible viajar al pasado, porque implicaría desplazarse más rápido que la luz, lo que resulta imposible según las leyes de la física, pero sí es posible viajar al futuro, en el sentido de que el tiempo pase más lentamente en situaciones de velocidad o de gravedad extremas. Diría que ocurriría algo parecido con el envejecimiento: veo factible envejecer más lento y que el futuro llegue más tarde, pero rejuvenecer y viajar al pasado, no. Aunque quizá me equivoque. Puede que la limitación sea más tecnológica que científica.

Lo que sí está claro es que este campo se encuentra en plena efervescencia y provoca un interés comercial obvio. Justo por eso, también atrae muchas exageraciones y aparecen clínicas que venden tratamientos sin efectividad demostrada. Por el momento, los científicos serios son cautos y huyen de prometer éxitos a corto plazo, pero en realidad sí confían en la llegada de ciertos fármacos o terapias que reviertan algunos deterioros celulares asociados al envejecimiento, permitiendo retrasar la aparición de enfermedades y extender la longevidad. El gran cambio de paradigma consiste en que, para que sean efectivos, deberemos empezar a tomarlos cuando estemos sanos. Esto ya lo hemos visto, es delicado, pero Salvador Macip me habló de un dato que llamó mi atención: están observando que los animales de laboratorio sometidos a estas terapias están, efectivamente, más sanos durante más tiempo, pero en realidad no extienden tanto su longevidad. Cuando enferman, de repente todo empieza a fallar y mueren más rápido. Si eso se trasladara a los humanos, significaría extender los años de vida saludable y evitar el deterioro lento asociado a la incapacidad y la dependencia que tanto nos preocupa a nivel individual y social. Esto no suena tan mal. Cuando estos fármacos estén disponibles con garantías de seguridad, el debate ético deberá justificar por qué no usarlos. Estamos frente a una nueva era de la medicina.

4

Entorno: crear un mundo a tu medida

> Envejecer es un proceso extraordinario por el
> que te conviertes en la persona que siempre
> deberías haber sido.
>
> DAVID BOWIE

Son las 15.40 y la gerontóloga Mayte Sancho llega acelerada y excusándose por presentarse diez minutos tarde a nuestra cita en su despacho de directora del Imserso. Me explica que se le alargaron varias reuniones al mediodía y que pasó un momento por el Alcampo a comer algo rápido. «Triste, pero funcional», añade, ya que llevaba toda la mañana sin parar y no había tomado ni un café. Le respondo un sincero «no te preocupes», pues ya nos conocemos, y sé de su siempre apretada agenda de viajes y reuniones de alto nivel. Relax. Nos sentamos y respiramos.

Cuando, tras unas palabras de distensión, voy al grano y le cuento que mi libro va de un tipo que acaba de cumplir cincuenta años y se da cuenta de que ser mayor puede ser una aventura mucho más extensa e interesante de lo que imaginaba, pero que para disfrutarla al máximo debe cuidar aspectos de su salud, su psicología, sus finanzas o su entorno social, Mayte me dice: «¿Cincuenta tienes ya?». Le digo que sí, disimulando el confort interno que me produce su sorpresa, y aprovecho para consultarle si, como gerontóloga e investigadora, está de acuerdo con

229

una de las tesis principales de este libro, la de que nos encontramos frente a una nueva etapa vital entre la vida adulta y la vejez que nunca había existido antes en la historia. Su respuesta es rápida y contundente: «Absolutamente. El mundo no estaba hecho para una persona de cincuenta como tú y una de setenta y dos como yo».

Ya sabía su edad desde la primera vez que hablamos en un congreso en Zaragoza, pero no había recapacitado. «¿No hay un límite para la jubilación?», le pregunté. «En la Administración sí, de setenta, pero para altos cargos no hay límite», respondió, dándome pie a mi siguiente pregunta: «Y esto de estar tan atareada, corriendo a todos lados, comiendo apresuradamente en el Alcampo a los setenta y dos años, ¿crees que te da vida o que te la quita?». «Me la da, me la da…», respondió convencidísima, y tras una breve pausa, añadió: «de momento», pero sin dudar de que para ella estar activa intelectual y profesionalmente es positivo en muchísimos aspectos.

No tiene por qué ser la norma para todo el mundo. Mi padre estuvo desde los quince años trabajando en talleres de reparación de automóviles, pasando frío en invierno y calor en verano, y al cumplir sesenta y cinco, se jubiló sin ninguna intención de agacharse bajo un coche nunca más. Se entiende perfectamente. En cambio, mi madre es profesora de música por vocación, y no se retiró hasta tener la máxima edad permitida, porque la docencia le ofrecía una motivación y una conexión social que la alimentaba. Hay muchos caminos posibles y cada uno debe elegir el suyo. Hablaremos de ello más adelante. Volviendo a la conversación con Mayte Sancho, la primera y principal recomendación que me planteó para afrontar la madurez de manera plena es «fomentar relaciones personales», en el sentido de que una red de contactos cercanos amplia y un tejido social sólido permite llevar una vida más activa, estar arropado en momentos delicados, tener más estímulos y evitar la tan dañina soledad no deseada.

Mayte continúa su batería de consejos con «tener un proyecto de vida con sentido a nivel personal y un rol social con significado y utilidad». Lo primero ya lo comentamos en el capítulo 2; respecto a lo segundo, citó varias iniciativas en zonas rurales y urbanas de España en las que los mayores se han convertido en diseñadores y constructores de su propio entorno, asumiendo un papel social activo en lugar de la pasividad de años atrás. Esto es muy interesante, porque en 2007 la OMS impulsó el programa Entornos Amigables con Personas Mayores, financiando proyectos para transformar barrios, ciudades o edificios en lugares más accesibles, amables y humanos para los mayores, y se ha observado que la iniciativa funciona mucho mejor cuando los mayores del lugar se involucran activamente en el diseño y la ejecución, tanto por el resultado objetivo de la intervención como por los beneficios que a ellos les genera participar.

Esto nos lleva a un punto clave: obviamente, por su posición como directora del Imserso, Mayte está convencidísima de que las instituciones públicas tienen la responsabilidad social de trabajar para el bienestar de toda la población, pero la actitud individual también cuenta. Además de reclamar, también se debe proponer y actuar. Es importante sentirse empoderado y luchar contra la apatía que suele aparecer a medida que nos hacemos mayores. Mayte puso como ejemplo a una amiga suya de setenta y cinco años, exprofesora universitaria que, unos días antes, le pidió a su hijo que le comprara unos billetes de tren en lugar de hacerlo ella misma. Quizá la web de Renfe podría mejorar, pero acomodarnos en pequeñas cosas como estas implica, en el fondo, que vamos abandonándonos y perdiendo independencia.

Cuando dice «independencia», Mayte recalca que no es lo mismo que «autonomía». La independencia es tener la capacidad de hacer algo, mientras que la autonomía es poder tomar la decisión de hacerlo. En este sentido, Mayte también critica el trato paternalista que damos a la gente mayor cuando les hablamos como si fueran niños y tomamos —con buena intención pero mal criterio— decisiones por ellos como si ya no tuvieran capacidad de decidir por sí mismos. Está claro que todos llegaremos a un momento en que esto ocurrirá, pero muchas veces los familiares nos excedemos en la protección de los mayores, influyendo de manera exagerada en sus decisiones y contribuyendo a hacerles sentir viejos. Fomentar la autonomía es importantísimo, y para ello el diálogo interno y externo resulta trascendental. Mayte me contó que había vuelto horrorizada de un programa de la televisión de Castilla-La Mancha dedicado a mayores en el que se les trataba con una condescendencia y ñoñería emocional casi insultante. Al parecer, el presentador repetía una y otra vez esa casposa expresión de «nuestros mayores», como asumiendo que necesitan nuestro afecto y reconocimiento y que no pueden valerse por sí mismos. Pues bien, muchas veces sí pueden, pero somos nosotros quienes les forzamos a creer que no. Lo que necesitan no es este cándido respeto, sino confianza, y esto es justo lo que promueve la enorme cantidad de iniciativas públicas y de fundaciones y entidades privadas que me mencionó Mayte, que se encargan de planificar territorios amigables, animar al envejecimiento activo y promover una participación social de los mayores que no solo les beneficia a ellos como individuos, sino a toda la sociedad.

Conversamos sobre muchos más temas. Por ejemplo, sobre lo fundamental que es el aprendizaje continuo y el uso y la adopción de nuevas tecnologías (los proyectos intergeneracionales para que jóvenes digitales y mayores con experiencia aprendan unos de otros suelen funcionar muy bien), sobre los procesos de pérdida de pareja y la reformulación de la vida y, cómo no, sobre los viajes del Imserso, por el valor que tienen a la hora de mantener el empleo en zonas turísticas durante la temporada baja y por su gran impacto en la creación de nuevas amistades y relaciones sociales —y sentimentales—. Por descontado, también hablamos de gestión financiera. Si bien en España la pobreza no es tan acusada porque las pensiones no están tan mal y la mayoría de adultos vive en su propio hogar, sí aparece de manera acuciante cuando llegan la dependencia y la necesidad de cuidados, tanto la propia como la de algún familiar. «Toca ahorrar», dijo, y no solo Mayte, sino todos los expertos que he consultado.

Salí de la reunión con muchos textos para leer y teléfonos de personas a las que entrevistar, pero también me llevé reflexiones sobre mi propio futuro que nunca me había planteado. En capítulos anteriores vimos cómo cuidar nuestra salud y nuestra psicología; avancemos ahora para ver punto por punto cómo cuidar nuestro entorno.

EL PODER DE AMIGOS Y VECINOS

Hablemos de un fenómeno bastante singular, pero cada vez más frecuente: personas que, tras jubilarse, al cabo de unos meses se arrepienten y quieren volver a trabajar. En algunos casos ocurre porque no se han preguntado con suficiente antelación «qué quieren ser de mayores», y al jubilarse no tienen suficientes actividades o motivaciones con las que llenar el día y dirigir esta nueva etapa. Pero también hay quienes sí echan genuinamente de menos el trabajo. Bueno, quizá no es el trabajo en sí lo que sienten que les falta, sino los cafecitos y chascarrillos con los compañeros, los buenos días por la mañana, compartir risas o preocupaciones cuando pasa algo... En definitiva, la vida social que acompaña a la mayoría de los empleos. En cualquier trabajo habrá quien te caiga peor y quien te caiga mejor, e incluso a estos últimos quizá los tengas catalogados como compañeros en lugar de como amigos, y no saldréis a cenar un sábado con las parejas. Aun así, tendréis buenos momentos frecuentes, y todas estas *weak connections* o conexiones débiles, si se suman, tienen mucho más peso en nuestro bienestar cotidiano del que creemos.

Es el mismo mensaje que quiso transmitirme Lola Puga, socióloga del CSIC experta en envejecimiento, con la siguiente frase: «Hay un momento de la vida en que los vecinos son más importantes que los amigos». Lola se refería a que, en personas mayores, en un momento dado un vecino con quien tengan buena sintonía puede ser de más ayuda y compañía cotidiana que un amigo íntimo que viva a muchos kilómetros de distancia. Porque, cuando hablamos de que las conexiones sociales son fundamentales para el bienestar, la calidad de vida y el envejecimiento activo, no estamos hablando solo de la amistad con mayúsculas, sino también de aquellas personas cercanas con las que, sin llegar a formar vínculos estrechísimos, sí compartimos afecto, conversaciones frecuentes y apoyo recíproco.

Todos sentimos un amor especial por nuestras amistades de toda la vida o por esas personas que en un momento determinado fueron especiales y con las que todavía mantenemos una gran complicidad, aprecio y amistad sincera a pesar de vernos poquísimo. Eso está genial, porque nos reconforta saber que «siempre están ahí» y que podemos confiar plenamente en ellas. Pero luego están todos esos compañeros de trabajo, vecinos, panaderos, conocidos que te caen bien o amigos con minúsculas que contribuyen a nuestro bienestar más de lo que parece, y que merece la pena cuidar mejor. No te pido que crees vínculos de amistad estrecha e invites a tu casa a todo aquel que te rodee, pero sí que fortalezcas las conexiones sociales con quien tengas buen rollo y coincidas de manera frecuente, porque de manera sutil os aportaréis muchísimo en conversaciones con perspectivas diferentes, favores recíprocos, resiliencia, actividades puntuales y puntos de conexión con nuevos círculos de amigos potenciales. No olvidemos que nuestros antepasados homínidos sobrevivieron gracias a la colectividad y que la sociabilidad es un rasgo evolutivo inherente a nuestra especie.

Como muchas y muchos que hemos vivido en ciudades y países diferentes, suelo reflexionar bastante sobre el concepto de amistad. La gran mayoría de nómadas mantenemos amistades a prueba de bombas de la adolescencia y la juventud, y cuando llegamos a una nueva ciudad creamos vínculos de manera más utilitarista con gente que nos cae bien y con quienes nos unen intereses o circunstancias comunes. Los padres de los amigos de tus hijos son un buen ejemplo. Al principio nos cuesta llamarles amigos, y, sabiendo que abandonaremos esa ciudad en menos de dos años, parece no merecer la pena el esfuerzo de consolidar una relación. Este es un gran error, porque esas *weak connections*, o amigos con minúscula que tenemos cerca y con quienes en esos momentos nos relacionamos, influyen más en el bienestar cotidiano que los amigos a miles de kilómetros de distancia. También porque, de entre todos esos conocidos circunstanciales, siempre habrá algunos con los que, sin que sepamos muy bien por qué, conectamos de manera especial y terminamos consolidando la amistad, y aunque nos separemos de ellos, se quedan para siempre en nuestra vida. De hecho, la primera referencia científica a las conexiones débiles es el artículo «The Strength of Weak Ties», que demuestra que la mayoría de personas conseguía trabajos no a través de sus amigos íntimos (*strong ties*), sino de conocidos, vecinos, antiguos compañeros o contactos ocasionales (*weak ties*), que actúan como puentes entre grupos sociales distintos y menos homogéneos que las redes cercanas.[1]

Insisto: todas las personas con quienes has conversado, bailado, reído o llorado durante una época específica, aunque no hayan llegado a la categoría de amistades con las que mantendrás el contacto frecuente, contribuyeron a que fueras más feliz. Yo tengo mis rostros en mi mente y tú tendrás los tuyos, algunos en apariencia insignificantes, como el vigilante de seguridad de mi edificio en Buenos Aires, a quien un día pude ayudar en una cosa y, desde ese momento, casi a diario intercambiábamos sonrisas y conversaciones breves sobre nuestras vidas tan dispares. No recuerdo ni cómo se llamaba, pero esa conexión social quizá resultó más beneficiosa que la de cierto escritor bonaerense con quien sentía una gran sintonía intelectual pero que, al final, solo logramos vernos un par de veces. De hecho, recuerdo muy bien un día que el vigilante de seguridad se fijó en un detalle de mi rutina familiar y me dio un consejo muy útil sobre la ciudad que a mí me hubiera pasado desapercibido.

Todo esto se puede hasta institucionalizar, porque en las redes de conexiones débiles hay verdaderos nodos que pueden tener una función social importantísima. Un día, conversaba de este libro con Mònica Martínez Bravo, buena amiga y consellera de Derechos Sociales e Inclusión de la Generalitat de Catalunya. Me habló de un proyecto que estaban apoyando en varias poblaciones pequeñas de la provincia de Lleida. En esta iniciativa, los asistentes sociales identifican a personas clave de cada barrio, que están muy conectadas (aunque de manera informal) con la población mayor, como puede ser un frutero o una farmacéutica, y se les empodera para que asuman la función de prestar atención a las personas mayores de su entorno, así como avisar a los servicios sociales si ven que alguien tarda días en aparecer, si detectan soledad no deseada o si parece que alguien está pasando por un mal momento. Se trata de aprovechar las redes vecinales ya establecidas para fortalecer a estos *champions*, que son figuras clave a la hora de fortalecer una comunidad y crear redes de cuidados.

Antes de pasar a los consejos prácticos y estudios científicos sobre la amistad, permíteme ensalzar este concepto de apoyo social, ayuda o altruismo sincero y situarlo como uno de los grandes poderes de nuestra condición humana. Ayudar a las personas cercanas es maravilloso; es un *win-win* en el que gana tanto la persona que recibe ayuda, por el problema que se resuelve, como aquel que la da, por la satisfacción emocional que obtiene. El mundo veloz y pragmático en el que vivimos nos hace perder esto de vista, pero el altruismo está en la base de nuestra esencia biológica y cultural. Ayudar a otros también te ayuda a ti. Yo, que he vivido el contraste de crecer en una ciudad pequeña de un país como España, donde damos tanta importancia a la amistad, para pasar luego a residir ocho años en un país de relaciones tan superficiales como Estados Unidos, veo clarísimo que es una fortaleza que no podemos permitirnos perder. En ocasiones, la coyuntura social no lo facilita, pero cada uno de nosotros puede estar más atento a la gente que nos rodea, ser más simpáticos, escuchar y conversar de manera sincera y no como si fuera un trámite, unirnos a grupos de intereses similares y fortalecer poco a poco nuestras redes sociales. Quien tiene amigos tiene un tesoro, ya sean amigos con mayúsculas o con minúsculas.

La ciencia de la amistad

La amistad es un concepto demasiado heterogéneo como para dar recomendaciones universales. Todos somos diferentes, y en función de nuestra personalidad y circunstancias, unos consejos servirán a unos y no a otros. Por eso, *a priori* parece rebuscado intentar analizarlo desde la mirada científica. Pero a los investigadores les gustan los retos y, de hecho, encontré muchos más estudios de los que imaginaba.

«Adult friendship and wellbeing: A systematic review with practical implications» es un buen punto de partida.[2] Tras compilar los datos y las conclusiones de 38 artículos científicos publicados entre los años 2000 y 2019, este *review* confirma que la cantidad y la calidad de amigos, el tiempo que se pasa con ellos, el esfuerzo invertido en mantener la amistad, compartir experiencias positivas y el apoyo emocional y práctico que se brinda en el contexto de la amistad correlacionan positivamente con los cinco pilares del bienestar formulados por Martin Seligman: sentir emociones positivas, sentirse comprometido, tener relaciones positivas y significativas, sentir que tu vida tiene un sentido y notar satisfacción ante metas alcanzadas. No solo eso, las evidencias muestran que las personas con relaciones sociales sólidas enferman menos, sufren menos cuadros depresivos y de ansiedad, cuentan con una mejor reserva cognitiva y tienen la mitad de posibilidades de muerte prematura, según un metaanálisis hecho con más de trescientas mil personas.[3]

Julianne Holt-Lunstad es una catedrática de Psicología y Neurociencia especializada en el impacto de las relaciones sociales. Dirige el Social Connection and Health Lab en Estados

Unidos y tiene datos para argumentar que la soledad es más perjudicial para la salud que la contaminación o la obesidad, que incluso enviar un mensaje de texto a un amigo supone una mejora transitoria para nuestro bienestar. También le concede mucha importancia a las «conexiones débiles» o interacciones aparentemente simples que tienen efectos fuertes; de hecho, utilizó el confinamiento durante la pandemia para investigarlas y demostrar —junto a varios otros estudios— que la pérdida de estas interacciones sociales rutinarias se correlacionó con un gran descenso de bienestar.

En el ámbito fisiológico, hay datos sobre neurobiología de la amistad que correlacionan la oxitocina y las neuronas espejo con el sentimiento de apego, pero me parece más curioso todavía un estudio que demostró que estar con un amigo reduce la tensión sanguínea. En el ámbito más práctico, varios estudios confirman que la mejor manera de crear y fortalecer amistades es compartir intereses, celebrar éxitos juntos, compartir problemas, mantener un contacto regular y fomentar el altruismo recíproco. De nuevo, la mayoría de veces ser generoso resulta tan o más beneficioso para quien ofrece la ayuda que para quien la recibe. Algunos estudios argumentan incluso que, desde la perspectiva evolucionista, las relaciones de amistad ya están presentes en otras especies animales,[4] y que la predisposición a formarlas viene favorecida por la selección natural, especialmente en especies prosociales como los humanos. Hasta hay un metaanálisis que, tras estudiar los impactos de tener amigos o novios durante la adolescencia, concluye que en esa etapa vital las relaciones románticas se asocian a más emociones negativas que a tener amigos, y que la amistad conlleva más beneficios que los noviazgos.[5]

Desde una perspectiva más subjetiva, algunos expertos plantean que lo ideal es tener tres tipos de amigos: los compañeros o conocidos, con quienes no te une una amistad profunda pero sí hay simpatía y apoyo mutuo cotidiano; las amistades más superficiales con gente con la que te lo pasas bien y que te hace la vida más divertida; por último, las amistades profundas que son desinteresadas, mucho más íntimas y especiales, y te ofrecen una satisfacción más eudaimónica.

Tampoco puedo dejar fuera la hipótesis del antropólogo Robin Dunbar, según la cual hay un «número de Dunbar» máximo de relaciones sociales estables y significativas que se pueden mantener. Basándose en el tamaño relativo del córtex cerebral entre especies, el comportamiento de primates sociales y el análisis de tribus y poblaciones alrededor del mundo, Dunbar estableció esta cifra en 150. En los años noventa esta idea ganó muchísima popularidad, reviviendo ya entrada la década de los 2000 con el auge de las redes sociales, aunque algunos expertos critican la falta de robustez estadística y la enorme variabilidad que hay entre individuos. De hecho, otros estudios más meticulosos apuntan a una distribución de las relaciones sociales en capas jerárquicas, de modo que un individuo tendría vínculos íntimos con 5 personas, 15 amistades estrechas, 50 buenos amigos, 150 relaciones estables, 500 conocidos y 1.500 personas reconocibles. Ciertamente, puede ser lógico que haya un límite tanto en nuestro cerebro como en las horas del día en cuanto al número de relaciones que podemos mantener, pero no debemos dejar que esto se convierta en una excusa: cuantas más y más buenas relaciones —evita las tóxicas—, mejor.

La amistad online es una ficción

Un estudio pidió a más de 160 voluntarios que pensaran en dos amigos que conocieran personalmente y en dos cuya relación fuera más digital, y que describieran sus cualidades y los diferentes aspectos de su relación.[6] Los resultados fueron bastante curiosos. Cuando la gente describía amigos *online* y *offline* relativamente recientes, los amigos personales se consideraban mucho más cercanos, profundos, comprensivos y comprometidos que los virtuales. Sin embargo, las diferencias se iban diluyendo a medida que la duración de la relación se hacía más larga, hasta el punto de que la amistad *online* llegaba a ser considerada muy sólida y auténtica. Aún más: en las relaciones con amigos de distinto género se observaron valores más positivos en las amistades virtuales de larga duración que en las físicas.

De hecho, otro estudio que analizó las cuatro principales dimensiones de la amistad (reciprocidad, empatía, autoconocimiento y vida compartida) confirmó que las relaciones *online* terminan pareciéndose a las personales.[7] Quizá la gran diferencia es que, cuando nos relacionamos *online*, no conocemos tanto a la otra persona por lo que proyecta, sino por lo que interpretamos. Tenemos cierta información muy valiosa, e incluso más sincera en algunos aspectos, pero nos faltan muchos otros matices, y rellenamos esos huecos con nuestra imaginación. Ciertamente, hay algo de ficción en esos casos, aunque eso no es necesariamente malo en el sentido de que no impide obtener los beneficios de la amistad. De hecho, están llegando robots sociales, inteligencias artificiales, asistencias y entidades digitales de todo tipo que nos ayudarán tanto en temas prácticos como a la hora de no sentirnos solos.

Importa más a quien más quieres

Respecto a la trampa de las redes sociales, es normal que queramos sentirnos apreciados y recibir *likes* cuando posteamos algo en Instagram, pero sabemos que se trata de algo efímero y superficial. Por dos razones: primero, porque con la madurez ganamos autenticidad y nos importa menos la opinión ajena, y segundo porque las opiniones de las personas que apreciamos de verdad, sea un familiar, un colega de trabajo o un amigo del mundo real o virtual, son las que más nos importan. En este punto, la calidad pesa mucho más que la cantidad. He conocido a muchas personas con infinidad de seguidores y amigos en redes sociales que, después de reírle a la cámara para la foto, se quedan con una cara de amargados y tristes que te hace comprender lo traicionera que puede ser la virtualidad. Gustarle a un gran número de desconocidos no es tan importante como gustarle a tus amigos. Parece de Perogrullo, pero, en un mundo tan distorsionado por las redes sociales, a veces parecemos dar por hecho el cariño de las personas cercanas y en cambio buscamos el agrado de los más distantes. Esto es pan para hoy y hambre para mañana, porque las conexiones sociales más beneficiosas, las que fomentan actividades, conversaciones y apoyos, son las que tienes al lado, no en la pantalla.

No sé hacia dónde vamos como sociedad. Quizá la película *Her* se hará realidad y tendremos un agente virtual dentro de ChatGPT que se convertirá en nuestro amigo chistoso, otro en nuestro amigo confidente y hasta otro del que lleguemos a enamorarnos. No me parece mal mientras no excluya a las amistades de verdad, las humanas, las imperfectas e impredecibles, las que te pueden dar un abrazo, beberse una cerveza contigo y ser unos plastas insistiendo en que hagas algo que no quieres pero debes. Esas son las que yo quiero tener de mayor.

Hay muchas vidas tras la jubilación

Felipe es un muy buen amigo ecuatoriano que conocí cuando ambos vivíamos en Washington D. C., y compartimos tantas tardes intelectuales como noches canallas. Todavía nos vemos regularmente, porque es un enamorado de España y viene al menos un par de veces al año. De hecho, se quiere retirar aquí. Felipe procede de una familia humilde, pero logró estudiar económicas, doctorarse, y lleva muchos años trabajando en un organismo internacional, ganándose muy bien la vida. Tiene una libertad financiera y personal absoluta. La última vez que nos vimos en Madrid, en un restaurante de Malasaña, me dijo que había hecho cálculos y que su intención era retirarse alrededor de los cincuenta y ocho años. Con lo que tenía ahorrado podía comprarse un buen piso en cualquier ciudad española, y la pensión que le quedaría le daba para vivir sobradísimo. Y en seguida me preguntó: «¿Tú dónde te instalarías, en Madrid o en Barcelona? ¿O quizá en una ciudad un poco más pequeña como Valencia, o en un entorno más natural y rural como Asturias?».

En la decisión de dónde retirarse intervienen muchos factores. ¡Muchísimos! Poder adquisitivo, conexiones sociales y familiares, preferencias culturales, necesidad de naturaleza… Conociendo a Felipe, tenía claro que su base debía ser una ciudad vibrante, pero de repente, como ya estaba escribiendo este libro, le hice una sugerencia que me pareció muy lógica y que él no se había planteado: «¿Y si lo concibes por etapas?». Me refería a que, jubilándose a los cincuenta y ocho, perfectamente puede comprarse un piso en Madrid, vivir diez o más años en un ambiente con muchas posibilidades de cultura, ocio y ligoteo, y luego plantearse si le apetece una siguiente etapa más rural, o incluso cambiar de país y reevaluar opciones cada cierto tiempo.

Tengo clarísimo que la mayoría no podremos comprarnos un piso en Madrid con lo ahorrado y vivir sin restricciones con lo que nos quede de pensión; aun así, el ejemplo de Felipe funciona. Cuando alguien se jubila, sea a los cincuenta y ocho, los sesenta y cinco o los setenta, cabe perfectamente plantearse vivir una primera etapa en un lugar que le permita explotar al máximo su *gerontolescencia* y una segunda etapa en la que mudarse a un entorno diferente para disfrutar de otras prioridades si las tiene. E incluso una tercera o más etapas, por qué no, dentro de las posibilidades económicas de cada uno.

Esto, que ahora nos empieza a parecer coherente, era impensable unas décadas atrás. Cuando uno se retiraba, elegía un sitio donde instalarse y pasar a gusto el resto de sus días. La edad y la salud prospectivas eran menores, las inquietudes también, y la jubilación se concebía como un período más homogéneo y rutinario. Lo de estar en forma y actuar como jóvenes a los setenta y cinco era cosa de famosos extravagantes. Ahora no tiene por qué ser así. Recuerdo a unos vecinos que tuve en Washington D. C.

por el año 2015, en mi apartamento de Adams Morgan. Era una pareja mayor que hasta entonces había vivido muchos años en un barrio muy tranquilo y agradable de las afueras de la ciudad, en una de esas casitas típicas de los suburbios ricos estadounidenses, con su jardín y un entorno bucólico. Pues bien, al retirarse se mudaron a un piso en el centro de la ciudad. Me sorprendió, pues no era lo que uno esperaría sino más bien lo contrario; me contaron que, al retirarse, con los hijos ya fuera de casa, querían vivir unos años en un ambiente más dinámico e interesante culturalmente. Razonaban que la vida en los suburbios era ideal para criar a los hijos en un ambiente más natural y amable, y para regresar a tu casa grande, cómoda y tranquila después de jornadas de trabajo intensas, pero que una vez jubilados y solos, se les hacía más aburrido y habían decidido pasar una etapa en la ciudad, donde había más oferta cultural, gastronómica y social. Y dentro de unos años ya verían si volvían a su casa, que mantenían alquilada. Ambos tenían claramente más de sesenta y cinco, pero se les veía muy bien, y con altas posibilidades de seguir así al menos quince años más.

Puede haber muchas vidas tras la jubilación, y para aprovecharlas debemos hacer dos cosas: primero, asumirlo de verdad, estar convencidos de ello, y segundo, prepararlo con antelación diseñando un plan de vida que incluya el factor financiero. Ahorrar es imprescindible. Además, también existe la opción de organizarse el tiempo de manera diferente…

Tomar sabáticos y retirarse por etapas

En un conocido experimento, investigadores estadounidenses seleccionaron 129 profesores de universidad de Estados Unidos, Israel y Nueva Zelanda que iban a tomarse un año sabático, y les pasaron diferentes test unas semanas antes de empezar sus doce meses de desconexión.[8] Esos mismos test los pasaron a otros 129 profesores de los mismos países con situaciones profesionales, personales y psicológicas muy parecidas, pero que no iban a tomarse un año sabático. La media de edad de ambos grupos era de cincuenta y seis años. Dos tercios eran hombres y un tercio mujeres. Decidieron seguir la evolución de ambos grupos durante el período sabático y después tras la reincorporación.

Obviamente, la experiencia del año sabático no fue maravillosa para todos los 129 que lo tomaron, pero las conclusiones del estudio fueron contundentes: tanto durante los meses sabáticos como bastante tiempo después de haber vuelto a sus trabajos, el bienestar y la satisfacción vital de quienes habían tenido el *gap year* era superior a los de sus compañeros homólogos que habían seguido trabajando. Los niveles de estrés bajaron drásticamente durante el período sabático, y aunque volvieron a subir al incorporarse al trabajo, en todas las medidas periódicas de seguimiento que se hicieron se mantuvieron por debajo de quienes no habían descansado.

Que desconectar un año te desestrese es bastante previsible, pero un aspecto interesante del estudio es que también se analizó la ganancia de «recursos», entendida como tiempo libre, vida social, conexión familiar, creatividad, horas de estudio..., y se vio que la ganancia era mucho mayor durante el período sabático, que en poquísimos ámbitos había pérdida de recursos y que, al reincorporarse, la tendencia era a volver a los niveles anteriores al año sabático, pero con una ligera ganancia neta.

Los estudios científicos solo hablan de lo que miden, y lo hacen con un lenguaje correoso, pero lo que vienen a decir este y muchos otros estudios similares es que un año sabático sienta de maravilla, y que, en aspectos prácticos y profesionales, se gana mucho más de lo que se pierde. También se observó que los efectos positivos del año sabático fueron mayores entre quienes cambiaron de ciudad o país respecto a aquellos que se quedaron en su casa, y también fue más beneficioso entre los que tenían más capacidad de organización y control sobre su vida.

Exclusivamente en el ámbito laboral, otras investigaciones han demostrado que esta etapa de descanso y reflexión suele conducir a un mejor equilibrio entre la vida y el trabajo, y a una mayor creatividad, capacidad de trabajo en equipo, tendencia a la innovación, así como más compromiso con la empresa y crecimiento profesional. Un estudio sobre los años sabáticos de investigadores científicos en el ambiente hospitalario observó que, aunque no conllevaba crecimiento académico, sí implicó un mayor número de promociones entre los que habían tenido un año sabático respecto a los que no.[9] Otros estudios han observado mayor compromiso en causas sociales, concienciación ambiental, pensamiento global y, sin duda, mejores dinámicas familiares.

Claro que no todos los casos son exitosos, y habrá quien no regrese a la empresa o se arruine, pero la gran mayoría de experiencias son positivas, incluidas las de quienes han aprovechado para cambiar radicalmente de vida. El mensaje que os estoy transmitiendo, en definitiva, es que aunque en nuestro país no estemos tan acostumbrados y la inestabilidad laboral que sufrimos no lo facilite, tomarse períodos sabáticos puede ser tremendamente beneficioso, tanto si se hace para aprender algo nuevo y dar saltos profesionales como si se hace para descongestionar la tan apretada vida que llevamos en la mediana edad. Quizá en algunos casos esto puede implicar cotizar menos y retrasar un poco la jubilación, aun así merece la pena, ya que quizá a los sesenta y muchos, con menos presiones externas, trabajar no suponga tanto peso como una o dos décadas antes. Recordemos esa curva de la felicidad que marca mínimos entre los cuarenta y los cincuenta debido a la concentración de presiones laborales, personales y familiares que se acumulan durante esa década. Quizá no está mal aligerar justamente esos años y repartir mejor los tiempos y las tareas.

En mi caso, lo tengo clarísimo. Soy autónomo desde hace más de quince años. Antes cotizaba como contratado en varias empresas, pero ahora valoro esta libertad de trabajar por proyectos para mí mismo y organizar mi vida como quiero. Dentro de esta estructura vital, puedo darme de baja tres meses seguidos para desconectar, pasar el verano entero con mis hijas, escribir un libro como este, o pensar bien en nuevos proyectos. Y antes, cuando vivía soltero en Nueva York, hubo períodos semisabáticos todavía más largos que me quitaron ingresos pero me regalaron experiencias inolvidables y transformadoras. Antes de eso, en 2007, pasé diez meses en el MIT de Boston con la beca Knight de periodismo científico, que me prohibía trabajar para así poder dedicarme libremente a aprender y tener tiempo de procesar mis próximos pasos profesionales. Y vaya si lo hizo. Fue el año más revolucionario de mi vida. Hay un Pere anterior al curso 2007-2008 y un Pere posterior. Y por usar una referencia más reciente, ahora mismo estoy aprovechando que TVE dejó de apostar por *El cazador de cerebros*, y en lugar de buscar nuevos proyectos rapidísimo, estoy escribiendo estas líneas en verano, en un bar al lado del Mediterráneo, estando de baja de autónomos y tirando de ahorros, pero con una sensación de paz infinita y de tiempo para pensar, estar con mi familia, hacer deporte, dormir bien, leer, escribir y preparar mis nuevas etapas vitales y profesionales. Todo esto me está sentando de maravilla, y augura un gran 2026.

Analizarse a uno mismo es difícil y muy poco objetivo, pero creo que estos períodos me han beneficiado enormemente, y estoy seguro de que seguiré repitiéndolos. Sé que implica que no podré ahorrar lo suficiente como para retirarme a una edad temprana, y que me tocará trabajar hasta pasados los setenta, pero creo que lo haré con gusto y con la experiencia y capacidad de organización que me permitirán congeniar perfectamente vida y trabajo. De ninguna manera pretendo ponerme como ejemplo ni instarte a que tomes períodos sabáticos, faltaría más. Pero sí a que los contemples. El modelo clásico de estudiar-trabajar-retirarse puede ser mucho más abierto y flexible de lo que fue en el pasado, y estas etapas pueden alternarse en cualquier momento de la vida. Cada uno debe diseñar su plan vital.

¿Qué nos frena?

Pero si todo son ventajas, ¿por qué no lo hacemos? Bueno, sin duda hay muchas personas y familias que no pueden permitirse reducir de manera significativa sus ingresos por un tiempo, eso lo primero. Pero también hay personas que sí podrían y, de hecho, les vendría muy bien, pero no lo hacen por un factor cultural. En algunos países es más habitual tomarse un período sabático, pero en España resulta mucho menos frecuente, y por eso no solemos ni siquiera contemplarlo como una posibilidad. La situación laboral está complicada, y esto nos lleva a un escenario que han analizado muchos gurús: en ciertas circunstancias, el miedo se impone a la ilusión.

Los psicólogos cognitivos saben de sobra que tomamos nuestras decisiones guiados más por la emoción que por la razón, pero también que en estas decisiones emocionales el miedo a la pérdida suele pesar bastante más que la ilusión por la ganancia. Eso se observa en experimentos que analizan el *frame effect* o «efecto marco», que presenta la misma opción en marco de ganancia o en marco de pérdidas, y comprueba la gran aversión inconsciente al riesgo que tenemos. Pongamos un ejemplo clásico. Imagínate que hay seiscientas personas enfermas y debes decidir entre las siguientes intervenciones: a) salvar seguro a doscientas personas o b) un 33 por ciento de posibilidades de salvar a las seiscientas personas y un 67 por ciento de no salvar a nadie. Exactamente lo mismo se puede plantear así: a) cuatrocientas personas fallecen seguro; b) 33 por ciento de posibilidades de que nadie muera y 67 por ciento de que mueran las seiscientas. En cuanto a resultado, las dos *a* y las dos *b* son situaciones idénticas. Lo único que cambia son las palabras, que en el primer caso hacen referencia a la gente que se salva (marco positivo) y en el segundo a las que fallecen (marco negativo). Y a pesar de su estricta equivalencia, en el primer planteamiento mucha más gente elige la opción *a*, y en el segundo planteamiento más personas eligen la *b*.

Lo negativo tiene mayor peso emocional que lo positivo, y cuando nos enfrentamos a la posibilidad de un período sabático nos entran miedos, inseguridades, y nos sirve de poco que «a la mayoría le haya ido bien», porque la mayoría no es el 100 por ciento, y lo malo —aunque la probabilidad sea baja— siempre te puede tocar a ti. Este proceso psicológico no es muy diferente del que hay detrás del recelo a una vacuna o a un fármaco que pueda tener algún efecto adverso. Pero no es racional. De nuevo, no querría que te fuera mal y que me echaras la culpa por incitarte, pero quienes conocéis mi pensamiento sabéis que, a la hora de decidir cosas como estas, intento no fiarme mucho de las tramposas emociones.

Yendo a aspectos prácticos, los gurús que defienden los períodos sabáticos explican que sí deben ser considerablemente más extensos que unas vacaciones largas, pero no hace falta que sea un año completo. También apuntan a que es bueno tener claro por qué quieres un sabático. A veces simplemente es desconectar o dejar algo atrás sin más objetivo concreto, pero normalmente conviene tener algunas motivaciones claras, como viajar, estudiar, afrontar algún asunto familiar, hacer voluntariado, impulsar un nuevo proyecto, cultivar cierta afición, tener nuevas relaciones o subir ochomiles. Después harás o dejarás de hacer estas u otras cosas, pero el punto de partida te da seguridad. Todos los gurús piden que te mentalices de que es posible perder cosas, pero que es el camino para ganar otras. Lo ideal, según dicen, es cambiar tu entorno por uno que te conduzca a lo que quieras lograr, y planificarlo todo bien, elaborando un presupuesto, invirtiendo ahorros y preparando un colchón económico ante posibles imprevistos. No nos pasemos de impetuosos, pero si tu empresa te lo pone fácil y puedes permitírtelo, puede ser una experiencia vital fabulosa para redescubrirte a ti mismo, para desarrollar nuevas habilidades y rutinas que contribuirán a tu desarrollo personal, o para formarte y diseñar un plan con el que alcanzar nuevos objetivos profesionales.

Por citar un último estudio, también en el ámbito corporativo, un análisis realizado por científicos sociales con 61 líderes de organizaciones sin ánimo de lucro que tomaron un sabático observó que regresaron a sus puestos con más energía y creatividad para afrontar problemas con nuevas perspectivas, y que su ausencia ofreció oportunidades de empoderamiento a otros trabajadores internos cualificados que aumentaron su compromiso y valor en la organización.[10] De nuevo, creo que en el contexto de este libro, cuyo mensaje es que la extensión de la vida no solo reconfigura cómo percibimos la vejez sino todas las etapas anteriores, quizá podamos desafiar también la organización de la vida académica, laboral, familiar y de ocio. Me refiero a que, aunque las herencias culturales son difíciles de cambiar, tal y como estamos ahora no tiene mucho sentido que acumulemos tanta presión, estrés y pérdida de satisfacción en la mediana edad, pensando simplemente en liberarnos de todo a partir de los sesenta y tantos. Considero que, para quienes lo deseen o lo necesiten, no estaría mal jubilarse más tarde a cambio de algunos períodos de desahogo anteriores.

PLANIFICA TUS FINANZAS

Hace tres o cuatro primaveras, cuando teníamos cuarenta y siete años, mi amigo de la infancia David y yo nos sentamos en la terraza de un bar del Born de Barcelona a tomar algo y a conversar sobre la vida. De repente salió un tema del que nunca habíamos hablado antes: David, que trabaja en banca, me interrogó sin previo aviso ni tapujos acerca de si había pensado en mi jubilación y en la situación económica en la que me quedaría. Mi cara de sorpresa fue mayúscula. Le dije que no, y que no quería ni pensar en eso, pero me equivocaba. Todo vino a cuenta de que en su institución circulaban rumores de posibles ERE, de esos que por edadismo empresarial afectan solo a la gente mayor, y me dijo que quizá ofrecerían prejubilaciones en muy buenas condiciones. Él difícilmente tendría la edad suficiente para pillarlos, pero aseguraba que no le importaría prejubilarse, y que ya tenía calculados los ingresos con los que contaría y los gastos asociados al tipo de vida que quería seguir.

Yo por mi parte le respondí que, siendo autónomo, no tenía ni idea de qué pensión me quedaría, pero que seguramente me tocaría trabajar hasta pasados los setenta, así que faltaba demasiado tiempo como para tener que preocuparme. La expresión de David hizo que de repente tomara conciencia de que era un descuidado y analfabeto financiero. No me iban mal las cosas, pero nunca me había preocupado de planificar ni lo más mínimo mis finanzas para asegurarme una buena salud económica de mayor.

No voy a hacer un Broncano y desvelar cuánto dinero tengo en el banco, pero sí confieso que en ese momento no lo estaba invirtiendo de la manera más inteligente, sino más bien todo lo contrario: tenía demasiado dinero en la cuenta corriente y algunos productos que te recomiendan los bancos porque les interesan a ellos, pero que a ti te dan poquísima rentabilidad. Tras el desconcierto inicial, me puse manos a la obra y traté de mejorar mi educación financiera. Moví parte de mi dinero a otro banco que me asesora y gestiona mejor, y ahora mis finanzas están más controladas y planificadas. De esta cuestión tan delicada trata precisamente este apartado.

Lo que aseguran todos los especialistas que consulté para escribir este libro y, de paso, revertir mi situación, es que cuidar la salud financiera no es muy diferente de cuidar la salud física; cuanto más las cuides, tanto de joven como de adulto, en mejor estado las encontrarás de mayor. Y si el ejercicio físico es la recomendación clave respecto a la prevención de la salud física, el ahorro es la de la salud económica. Ya sé que para muchas personas ahorrar parece un lujo, pero tal y como va el mundo, no nos queda otro remedio: si queremos una vida digna y plena de mayores, debemos ahorrar de adultos. Como la mayoría de vosotros, yo también soy un gran defensor de las pensiones, pero la verdad incómoda que todos los expertos explican en privado es que, con el envejecimiento poblacional y la evolución demográfica actuales, el sistema de pensiones ya no es sostenible solo con las cotizaciones. Sin duda habrá ajustes a la baja, y a muchos —a los autónomos desde luego— la pensión no nos bastará para poder disfrutar de este envejecimiento activo que tanto deseamos. Y eso contando con que sigan llegando inmigrantes a trabajar, porque si dejan de venir a causa de cualquier giro económico, los *españolitos* lo vamos a pasar muy mal.

España tiene un sistema de pensiones muy generoso comparado con otros países, que se sostiene tirando de impuestos que por fuerza no van a otras partidas. Fue diseñado cuando la gente vivía bastantes menos años, y es difícilmente discutible que, con el aumento de la esperanza de vida, muchos tendremos que jubilarnos más tarde, de manera que las pensiones públicas de todos irán perdiendo valor relativo. Gobiernos y empresas pueden hacer muchas cosas para que la situación sea lo más llevadera posible, pero nosotros, de manera individual, también debemos concienciarnos de que nos tocará ahorrar. ¿Cómo? Lo más habitual son los bienes inmobiliarios, los planes de pensión privados, los seguros de jubilación o los fondos de inversión.

Pero esto no es como el aceite de oliva o caminar a ritmo alto, que es bueno para todo el mundo. En temas financieros, todo depende del poder adquisitivo de cada uno, de sus expectativas futuras y del grado de riesgo que quiera asumir. Por ejemplo, un seguro de jubilación es más seguro —valga la redundancia— que un plan de pensiones o que un fondo de inversión, porque el seguro ofrece un capital y un interés mínimo garantizado, mientras que los planes de jubilación y los fondos de inversión, al estar sujetos a las contingencias del mercado, pueden entrar en pérdidas en caso de crisis financiera. Sin embargo, por lo general su rentabilidad a medio y a largo plazo es bastante más alta. Por eso, la recomendación estándar suele ser diversificar; disponer de algo de renta a plazo fijo, algo a interés variable y quizá una parte en activos más arriesgados como acciones o criptomonedas. Un asesor de confianza debería analizar bien tu caso, explicarte las opciones en detalle, aconsejarte y decidir conjuntamente. Igual que en los temas de salud, la inversión y la prevención merecen la pena.

Respecto a los activos inmobiliarios, en España hay una grandísima tradición de invertir en segundas residencias y a muchas personas les ha ido de fábula, especialmente a quienes acertaron a comprar pisos en zonas de gran revalorización. Con el mercado inmobiliario y los sueldos actuales, esto ya parece reservado exclusivamente a los ricos, que cada vez son más ricos. En cualquier caso, lo que sí está claro es que no deberías llegar a mayor viviendo de alquiler sin tener una vivienda en propiedad. Es arriesgadísimo. Soy plenamente consciente de lo disparatado que está el mercado inmobiliario, porque a mí también me afecta, y la odisea que puede parecer comprar un piso para una persona joven, especialmente en las grandes ciudades. Pero te aseguro que es clave para el bienestar futuro. Cada uno debe encontrar las fórmulas y las zonas que estén a su alcance, y debemos organizarnos para lograr que el Estado regule y facilite el acceso a la primera residencia. Además, los mayores con varias propiedades que tuvieron la suerte de comprar cuando los precios eran decentes, quizá deberían asumir cierto grado de solidaridad con las nuevas generaciones. La vivienda, además de una inversión para algunos, también es un ahorro y una *safety net* imprescindible para cualquiera.

Mucha gente tiene el comodín de heredar, lo cual es una suerte, pero cuidado, que los padres van a vivir muchos más años de los previstos y algunos pueden decidir hacer una hipoteca inversa para costearse su tercera y su cuarta edad. Como su propio nombre indica, en lugar de comprar un piso e ir pagándolo poco a poco en mensualidades, como ocurre con una hipoteca normal, la hipoteca inversa consiste en venderlo e ir cobrando mensualidades durante una cantidad determinada de años. Existen muchas fórmulas, algunas incluso permiten seguir viviendo en tu casa, lo que me recuerda una anécdota bastante simpática.

En los años sesenta, una mujer francesa llamada Jeanne Calment firmó un contrato de renta vitalicia con un abogado, acordando que él pagaría una renta mensual a Jeanne hasta su muerte y permitiéndole seguir viviendo en su piso a cambio de que pasara a ser propiedad del abogado cuando ella falleciera. En esos momentos Jeanne tenía noventa años, y parecía un trato ventajoso para ambas partes. Ocurrió que Calment vivió hasta los ciento veintidós años, convirtiéndose en la persona más longeva del mundo; de hecho, el abogado falleció antes que ella, perdiendo toda su inversión.

La incertidumbre es parte de la volatilidad económica, y a toro pasado es fácil lamentarse de las decisiones «equivocadas». Yo mismo, hace muchos años, invertí en bolsa de manera impulsiva, guiado por un amigo que creía saber lo que hacía, y perdí una cantidad considerable. Quizá por eso, escarmentado, cuando en marzo de 2013 un israelí a quien subalquilé mi apartamento de Nueva York ofreció pagarme 3.000 dólares en bitcoins, le dije que no. Pero un día de 2021, cuando se me ocurrió mirar qué valor tendrían si no los hubiera tocado, me quedé petrificado frente a la pantalla del ordenador: cinco millones de dólares. Sí; no es un error: 3.000 dólares de 2013 en bitcoin se revalorizaron a cinco millones, con las fuertes subidas en 2020 y 2021. Imagina la cara que puse. Si hubiera intentado enmendar mi error invirtiendo en bitcoins en ese mismo momento, me habría arrepentido, por la bajada drástica que hubo en 2022 y 2023, pero si hubiera tenido paciencia habría recuperado y ganado muchísimo con el período alcista de 2024 y 2025. Pero nadie sabe cómo evolucionará esto. La volatilidad es enorme. Quizá lo inteligente es hacer como un amigo mío de Washington D. C., que cada mes decide poner 100 dólares en alguna criptomoneda, sabiendo que para él no suponen mucho y que si los pierde no pasa nada, pero que quizá algún día se puede llevar una grata sorpresa.

A este respecto, los psicólogos y economistas conductuales que analizan las mejores estrategias psicológicas para ahorrar dicen que un buen método es programarlo de manera automática.

En lugar de tener que entrar cada mes en la banca *online* y decidir conscientemente una cantidad para meter en alguna cuenta de ahorro o instrumento financiero, se trataría de dejar programado que, cada ciertos días, un porcentaje de los ingresos o cantidad fija vaya a dicha inversión, como si fuera un gasto más, igual que el recibo de la luz.

Otro sesgo que analizan los economistas conductuales en relación con el manejo de nuestras finanzas es la aversión a las pérdidas, que nos hace sentir más intenso el fastidio de perder dinero que la satisfacción de ganar una cantidad equivalente, y nos vuelve demasiado conservadores. O también el sesgo de gratificación inmediata, que nos hace perder el interés por el sacrificio de ahorrar hoy para lograr una recompensa futura. Nuestro cerebro está programado para preferir recompensas inmediatas en lugar de beneficios a largo plazo, y eso dificulta el ahorro.

Pero, cuidado, porque el entorno y lo que hacen las personas cercanas a ti también influye en tus decisiones. Un experimento muy simple del MIT Agelab, basado en la influencia de la comparación social, lo demostró de la siguiente manera: primero pidió a voluntarios que hicieran el ejercicio de repartir sus ingresos en varios gastos, incluidos los ahorros, de la manera que les pareciera más coherente. Después les mostró los resultados de los otros participantes, revelando claramente si ellos eran de los que habían ahorrado más o de los que menos, y les dio a todos la oportunidad de repartir de nuevo las cantidades. Efectivamente, quienes habían decidido ahorrar poco en primera instancia, por comparación social, decidieron aumentar considerablemente su contribución al ahorro, tras sentir que no lo estaban haciendo bien.

Otras recomendaciones son fomentar la conexión con tu yo del futuro (algo que yo, por ejemplo, no había integrado en absoluto antes de afrontar este libro), simplificar opciones para que el análisis no resulte paralizante, presentar metas positivas y, obviamente, buscar incentivos económicos como, por ejemplo, que poner dinero en un plan de pensiones desgrave en la declaración de la renta del mismo año, de modo que puedas notar un ahorro inmediato. Es cierto que después, al recuperarlo, tocará tributar de nuevo, pero quizá con un porcentaje más bajo.

Me resulta difícil darte consejos más concretos, porque no soy experto en el tema, pero también porque, a diferencia de las recomendaciones para llevar una vida saludable o incluso las de bienestar y crecimiento personal, las situaciones de cada uno son muy diferentes entre sí. Lo que seguro que puede darse por bueno es el principio general de informarse mejor para aumentar tu inteligencia financiera y de dejarse aconsejar por profesionales de confianza que analicen tu situación específica y diseñen una estrategia a tu medida en función del riesgo que quieras asumir, los beneficios que desees conseguir, tu capacidad de ahorro, el horizonte temporal, la liquidez de que dispongas, etc. Se trata, en definitiva, de ahorro acompañado de inversión inteligente.

Cuando una noche en un bar le conté esto a Berta, noté en su mirada las ganas de decirme: «Pero tú, ¿en qué mundo vives?». Ella es el típico ejemplo de alguien con un trabajo por el que debería ganar mucho más y un alquiler en Madrid que le impide crear una *safety net* o red de seguridad hacia el futuro. El dinero condiciona demasiado nuestro bienestar y nuestra tranquilidad. A sus cincuenta años, Berta está bien, pero va muy justa; me dijo: «Y si me echan del trabajo o me rompo una pierna, ¿qué? Y a ver dónde me meto cuando me jubile con lo que me queda…». Le pregunté si tiene ahorros, y me dijo que pocos. Esto es un error. Una *safety net* es necesaria para al menos tener la tranquilidad de saber que podremos reaccionar ante imprevistos. Sin eso, es normal vivir con una inquietud constante que te impide arriesgar laboralmente y que, sobre todo, hace que mires al futuro con preocupación. Todo eso impide el bienestar. Berta me dijo que el sistema público debería cuidarnos mucho más, yo le respondí que tenía razón, evidentemente, pero sigo pensando que la realidad es la que es, y que a todos nos toca asumir cierta responsabilidad individual.

De nuevo, sé perfectamente que hay personas que luchan por llegar a fin de mes, pero en ocasiones pensar que «el ahorro es imposible con mi sueldo» puede convertirse en una profecía autocumplida. Seguramente muchas personas que ganan 1.200 euros al mes pueden intentar ahorrar 100 y ponerlos en una inversión que, al cabo del tiempo, por su capitalización compuesta, obtenga una cifra nada despreciable. Además, esto genera un hábito y, con el tiempo, es más fácil de asumir. De hecho, hay expertos que dicen que de la misma manera que desde las administraciones se hacen planes para que la gente lleve una vida sana, también se deberían hacer planes para forzar sutilmente (los *nudges* del *behavioral economics*) a que la gente tenga mayor cultura del ahorro y de la inversión para enfrentar las necesidades del futuro, como mínimo, y, a poder ser, también para permitirse algunos caprichos. Porque, sin ser agorero, como se ve en Estados Unidos y otros países, quien llegue a mayor sin piso en propiedad y sin ahorros tendrá una situación bastante delicada y se encontrará en riesgo de pobreza. En el capítulo 2 te recomendé que te hicieras un diagnóstico personalizado de tu estado de salud y que siguieras las medidas saludables específicas para tu situación. En este te sugiero que hagas lo mismo con tu situación financiera. Yo empecé a hacerlo demasiado tarde, y ahora me arrepiento de no haber sido más inteligente con algunas inversiones. Seguiré teniendo que trabajar muchos más años que David, pero al menos ya parece que lo tengo mejor enfocado.

APRENDER Y TRABAJAR POR PLACER

Quienes me conozcáis de otros libros sabréis que estoy bastante obsesionado con el diálogo entre razón y emoción en la toma de decisiones, con los sesgos cognitivos de nuestra percepción, memoria y razonamientos, y en general con entender las influencias y atajos inconscientes con los que el cerebro intenta guiarnos por el mundo hacia donde su pasado evolutivo cortoplacista considera que debe dirigirse. Y no solo lo analizo de manera teórica, sino que lo intento comprender y corregir para poner unas condiciones que obliguen a mi cerebro a querer ir hacia donde yo quiero dirigirme. Intento, en definitiva, comprender su funcionamiento más íntimo para aprovecharlo al máximo. Este último es uno de los principios de la neuroeducación, que trato de aplicar en mis hijas aprovechando, por ejemplo, aquello de las ventanas de flexibilidad cognitiva para facilitar la adquisición de nuevos idiomas o lo importante que es para sus conexiones neuronales aprender algo de música.

Por todo eso, cuando Eva tenía cinco años empecé a introducirle muy poco a poco el estudio musical, aprovechando que mi madre fue maestra de solfeo y piano y que yo también tengo nociones. De hecho, hace unos diez u once meses empezó clases de piano con una profesora. Al principio fue bien, y la maestra dijo que tenía facilidad, pero yo notaba que fuera del momento de la clase no le salía de dentro sentarse frente al piano y ponerse a practicar las cancioncitas aprendidas, ni siquiera jugando. Cuando le insistía en que practicáramos un poco, lo hacía, pero siempre negociando. No parecía disfrutarlo. Un día le pregunté: «Eva, ¿cómo es que no te gusta tocar el piano, con lo chulo que es?». Su respuesta me dio mucho que pensar: «Porque es como hacer deberes».

Ahí está la clave. Para ella, tocar el piano era una obligación que le habían impuesto desde fuera, mientras que pintar o leer es algo que decide hacer y disfruta libremente. Es todo cuestión de percepción. De repente pienso que, si este mismo libro no hubiera sido una iniciativa puramente propia, sino una petición de mi editor, quizá me hubiese costado más invertir tantas horas seguidas en documentarme y escribir. Seguramente a ti te ocurre lo mismo con muchas tareas que no queda claro si las haces por gusto o por obligación. Esta distinción condiciona enteramente nuestra percepción de la experiencia y es muy relevante para lo que en realidad te quiero contar sobre el cambio de perspectiva que supone aprender, hacer ejercicio o incluso trabajar por gusto y no por obligación.

Ingrid tiene cincuenta y muchos años y ha trabajado toda su vida en la Administración, ocupando en ocasiones cargos de bastante responsabilidad. Ahora trabaja en la gestión de un hospital. En una cena con un grupo de amigos, me contó que había empezado a estudiar historia en la Universitat Oberta de Catalunya (UOC). No hizo falta que le preguntara por qué; decidió matricularse porque siempre le ha gustado la historia, y seguir cursos y asignaturas le facilita la tarea de profundizar mucho en esta curiosidad intelectual. Está encantada, y dijo que avanza más rápido de lo que se había planteado. Obviamente, terminar o no la carrera es secundario, porque la recompensa no es el título, sino la satisfacción y el estímulo cognitivo que supone estudiarla. Fijaos qué diferente es estudiar y aprender por gusto que por obligación o por conseguir un título lo antes posible.

El caso de Ingrid no es aislado. La cantidad de mayores que empiezan a estudiar cada año no deja de crecer, y es muy posible que la demanda continúe aumentando, y que las maneras de hacerlo sigan diversificándose. Estudiar a distancia de manera virtual en instituciones como la UOC o la UNED es muy buena opción, sobre todo por la posibilidad de compaginarlo con otros trabajos u obligaciones. Pero quienes por tiempo y distancia pueden permitírselo, las Universidades de Mayores que ofrecen cierta presencialidad permiten obtener también beneficios en forma de conexiones personales y entornos socialmente ricos. De nuevo, hay miles de testimonios que podrían explicar las grandes mejoras cognitivas, sociales y anímicas que supone empezar o volver a estudiar, a la edad que sea, guiados más por el placer de aprender que por la obligación. También hay muchísimos estudios científicos rigurosos que confirman estas experiencias individuales tan positivas y son capaces de medir su impacto. Uno de ellos, por ejemplo, podría ser la investigación «Formación universitaria sénior. Informe sobre el impacto social en los estudiantes», realizado con 18.000 personas mayores de cincuenta años que cursaron programas formativos en 17 universidades de Catalunya, Valencia y Baleares, dirigidos a fomentar el envejecimiento activo, mejorar la calidad de vida de las personas mayores y aumentar su participación activa en la sociedad. El informe reveló que el 67 por ciento de los matriculados eran mujeres, que la edad media de los alumnos era de sesenta y ocho años, que cerca del 40 por ciento no tenía estudios universitarios previos y que, definitivamente, influía de manera muy positiva tanto en la salud física y psíquica como en el bienestar general de los alumnos. En muchos casos ayudaba a superar escenarios de soledad no deseada, sentimientos de ansiedad o depresión o incluso situaciones traumáticas, pero también mejoraba de manera generalizada la capacidad intelectual y de memoria, y hacía que los alumnos se volvieran más receptivos a aprender, a usar la tecnología y a incrementar sus relaciones sociales.

Este es solo un estudio, pero las revisiones y los metaanálisis realizados en diferentes países confirman que las Universidades de Mayores, Sénior o de la Experiencia mejoran la percepción de la calidad de vida, fortalecen las redes sociales, reducen el aislamiento, inducen mayor actividad y rutinas y ayudan a preservar funciones cognitivas. Al ritmo que está avanzando la sociedad respecto al envejecimiento, y con los perfiles que tenemos los que pronto seremos mayores, auguro una explosión en la demanda de plazas en los cursos universitarios dirigidos a séniors. Me parece incluso divertido.

Erasmus a los setenta

De hecho, hay toda una evolución del concepto de Universidad de Mayores. Marian Alesón, de la Universidad de Alicante, es una de las líderes en esta área, y me explicó que están desarrollando un modelo más completo que incluye la acción social.

Tienen dos modalidades, una integrada, en la que simplemente ofrecen un máximo de cinco plazas a personas sénior que quieran seguir cursos o asignaturas de grados dirigidos a los universitarios convencionales, pero luego tienen un programa personalizado con tres espacios formativos: uno clásico, donde se dan clases y se aprende, otro de investigación, donde la persona mayor se integra como investigadora en un área de interés propio y social, y otro espacio de materialización en acción social, donde realizan proyectos aplicados. Esto último es lo que les distingue, y lo que consigue que la experiencia sea mucho más enriquecedora que el simple aprendizaje académico.

«Por ejemplo, si alguien tiene mucho interés en la historia, le proponemos que, además de aprender, investigue sobre la historia de su pueblo o su ciudad y diseñe una ruta turística que pueda ser ofrecida por el ayuntamiento», me explica Marian, asegurando que esto es lo verdaderamente motivador. «Es un cambio de metodología: no solo escuchar, sino hacer cosas que después sean beneficiosas para su entorno y su comunidad. Es como una incubadora de proyectos y valores. Esto creemos que es el futuro de las Universidades de Mayores», añade Marian, agradecida por el apoyo de la Universidad de Alicante y de sus profesores, de los voluntarios y de los fondos de proyectos europeos, diputaciones y de allí donde les toca buscar para seguir creciendo. Porque también quiere compartir el siguiente mensaje: «Es cierto que la mayoría de personas que vienen fueron ya universitarias, y es una lástima, porque los grandes beneficios se dan en personas que no cuentan con esta formación previa. Y muchas veces no vienen porque creen que no podrían acceder; que, al no tener estudios, no pueden ir a la universidad. Y no es cierto. Estamos abiertos a todos. ¡Así que es importante que sepan que de mayores pueden ser universitarios!».

Lo último que me contó Marian es algo más inesperado, y me interesa especialmente. Resulta que han impulsado programas Erasmus de intercambio de alumnos sénior suyos con otros de Suecia, y van a ampliarlo a más países, porque la experiencia está resultando muy exitosa. Fabuloso; yo a los veintiún años me fui de Erasmus y tengo un recuerdo excepcional. ¡Qué ilusión pensar que a los setenta podría volver a hacerlo!

Llegados a este punto tan entusiasta, uno da un paso atrás y también piensa, obviamente, que incorporar séniors a las universidades podría ser un reto presupuestario para los propios centros o servicios sociales, que ya van bastante apretados. Pero quizá el gasto podría atenuarse si se enfocara en el sentido de «mayores constructores» y de «voluntariado sénior»: al igual que habrá muchos mayores que quieran regresar o ir por primera vez a la universidad, quizá también habrá antiguos profesores a quienes les apetecerá volver a dar clase, y séniors inquietos que se pondrán manos a la obra para crear ellos mismos dichas estructuras y grupos de aprendizaje. La *silver economy* o economía plateada es justo eso: aprovechar toda la energía y el talento de estos nuevos mayores para dinamizar la sociedad y a su propio grupo poblacional. El concepto de jubilado pasivo que solo recibe recursos está siendo rápidamente sustituido por uno proactivo que participa activamente en aspectos sociales: no solo se convierten en una gran bolsa de potenciales consumidores, sino que hay emprendedores que, al dejar sus trabajos, quieren montar una empresa, hacer voluntariado o simplemente tener un rol más activo y provechoso para su entorno. Veremos ejemplos en el próximo capítulo.

Trabajar por gusto

Después de muchos años en el mundo de los seguros y tras llegar a ser consejero delegado de una gran compañía aseguradora, a pesar de sufrir momentos de mucho estrés y haberse visto en ocasiones obligado a sacrificar tiempo de dedicación a su familia, Juan decidió no retirarse del todo cuando se jubiló y acogerse al régimen de jubilación activa para seguir disfrutando de hacer algo que le gusta y que se le da bien. «Influye que no tengo grandísimos *hobbies*», me dijo, y añadió: «Y que hago un trabajo intelectual. Lo que nuestros estudios muestran es que la gente que hace trabajos manuales o con bastante carga física no suelen tener ganas de continuar trabajando, mientras que quienes se dedican a tareas más académicas o intelectuales, sí».

Juan Fernández Palacios es el director del centro Ageingnomics de la Fundación Mapfre, y los estudios a los que se refiere son parte del barómetro anual que, desde hace ya bastantes años, preparan para entender cómo son los séniors españoles de entre cincuenta y cinco y setenta y cinco años. «Nos suelen decir que cincuenta y cinco años es una edad demasiado temprana para ser considerado sénior, pero por un lado es lo que establecen los estudios de la Unión Europea y por otro a los cincuenta y cinco es cuando la mayoría de personas empiezan a pensar en la transición de la vida laboral a la jubilación. Y los setenta y cinco es la edad media a la que la mayoría de personas llega a su plenitud de capacidades físicas e intelectuales». Como planteé en el primer capítulo, la idea que la sociedad tiene ahora de alguien «mayor» en esta nueva tercera edad es radicalmente diferente a la de unas pocas décadas atrás, y el mundo empresarial también debe contemplarlo.

Algunos pasos ya se han dado. Antes había una regla general de incompatibilidad absoluta entre pensión y trabajo, mientras que ahora, por ejemplo, con el estatus de jubilación activa del que goza Juan se cobra un porcentaje de la pensión (generalmente el 50 por ciento) y se pueden tener ingresos —sobre los que se pagan impuestos— de otras fuentes. Juan defiende tanto los modelos de jubilación activa como de jubilación parcial (la parcial sería más bien una reducción de jornada que conlleva recibir una parte proporcional de la pensión, y que puede iniciarse antes de la edad legal de jubilación ordinaria), pero explica que su motivación no es económica. «A mí lo que me aporta trabajar es sentirme activo, tener retos intelectuales, ir a congresos, relacionarme con compañeros… lo que pasa es que en España esto todavía no está del todo bien visto. Por un lado parece que estés enganchado al trabajo y que no sepas disfrutar de otras cosas y por otro te acusan de quitar trabajo a jóvenes cuando empíricamente está demostradísimo que no es así. Yo no voy a sugerir a nadie ya jubilado que se ponga a trabajar, faltaría más, pero en muchos casos es bueno para ellos, para las empresas, porque aprovechan gente con mucha experiencia, y para la sociedad, porque produces y pagas el IRPF».

Obviamente, la casuística es enorme. Mucha gente se retira sin echar de menos el trabajo ni un solo día, pero una investigadora del CSIC me dio el ejemplo de compañeras suyas que se habían jubilado con grandes expectativas y que a los pocos meses se habían arrepentido, regresando para pedir involucrarse en proyectos. Hay absolutamente de todo, y los estudios demuestran que quienes se mantienen laboralmente activos por gusto, porque prefieren mantener unas relaciones laborales enriquecedoras y seguir haciendo algo en lo que se sienten buenos o útiles, sienten que tienen un rol vital, y además les beneficia física y psicológicamente.

«Hay que vencer la pereza y la resistencia cultural», me dijo Juan, incidiendo en la idea de que los ciclos de vida del pasado siguen pesando mucho, porque los modelos que interiorizamos en la infancia son difíciles de cambiar y el cambio cultural va tan rápido que a nuestra mente no le da tiempo a adaptarse a esta nueva realidad. Y porque, como dijimos unas páginas atrás, con la extensión generalizada de la longevidad para disfrutar de un envejecimiento activo y lleno de planes interesantes no tendremos otro remedio que ahorrar y trabajar durante más años, aunque sea de manera parcial.

El cambio cultural debe empezar por uno mismo, imaginándonos como séniors activos, participativos, libres de prejuicios y con alta autoestima. Los gobiernos, por su parte, deben seguir facilitando que las personas puedan continuar trabajando y aportando su experiencia, y las empresas han de ser más inteligentes y no desestimar sistemáticamente a la gente de mayor edad, pues su experiencia puede ser valiosísima, y además a estas personas podrían quedarles años muy productivos por delante. La gente ha cambiado radicalmente, y un trabajador actual de sesenta años no tiene nada que ver respecto a otro de décadas atrás en cuanto a capacidad de aprendizaje, energía e ilusión. Muchas empresas ya están impulsando planes de mentorías inversas y otras fórmulas para aprovechar el talento sénior y conectar mejor las diferentes generaciones dentro de la compañía, algo que todos los estudios demuestran que es beneficioso para la productividad. Incluso existe el fenómeno creciente de los «emprendedores séniors» que montan sus *startups* con ideas que rondan su cabeza desde hace tiempo. Los mayores se están revalorizando.

Pero no dejemos que las palabras nos condicionen: si la expresión «trabajar» te da grima, puedes pensar en el concepto de voluntariado, que también es una labor fabulosa y que reporta grandes beneficios a quien la ejecuta y a quien la recibe. Ya comentamos en el capítulo 2 que la generosidad tiene efectos psicológicos positivos en quien la practica y poder invertir tu tiempo en algo que sientes que es útil y positivo para otras personas, también termina resultando útil para ti. Obviamente, si tu sueño es escalar montañas, viajar por el mundo, retirarte al campo o pasar la etapa más ociosa y desenfadada de tu vida, hazlo sin que nadie te condicione, pero asumamos también que los antiguos conceptos de aprender y trabajar pueden cobrar nuevas connotaciones en la actualidad, y que los mayores del presente y del futuro no tienen por qué ser personas pasivas que solo piden y reciben, sino que también serán ciudadanos activos que proponen y ofrecen.

MAYORES CONSTRUCTORES: DE MIRAR LAS OBRAS A DIRIGIRLAS

La imagen típica del señor mayor mirando grúas, capataces y obras a medio hacer de manera pasiva tras una valla está completamente obsoleta, y está sustituyéndose rápidamente por la de personas mayores que, de manera proactiva, toman cartas en el asunto y van a sus ayuntamientos a sugerir qué obras deberían hacerse. Hay incluso quienes se autoorganizan para llevar a cabo iniciativas por sí mismos sin esperar a que otros les diseñen su vida, crean comunidades para ayudarse entre sí y, en definitiva, se convierten en constructores de su propio entorno desde un voluntariado que no busca solo distracción, sino una mejora real de sus vidas y de su contexto social. Lo más novedoso ya no es hablar de envejecimiento activo, sino de envejecimiento participativo.

Uno de los muchísimos ejemplos que hay de este envejecimiento participativo es un pequeño pueblo extremeño llamado Pescueza, donde hace unos años el alcalde decidió preguntar a los mayores cómo querían vivir en lugar de sugerirles de manera paternalista y excesivamente protectora cómo debían hacerlo. Eso les empoderó, y propusieron poner pasamanos en las calles, ciertos cambios urbanísticos para moverse mejor, sistemas de televigilancia, iniciativas para evitar la soledad y, en última instancia, recordando el concepto que planteamos en el capítulo 2, «geriatrizar el pueblo» para que los mayores pudieran vivir en sus hogares el máximo tiempo posible sin necesidad de ir a una residencia. Es cierto que el ejemplo de Pescueza está dirigido a personas más bien ancianas, pero el principio fundamental de participación activa en la toma de decisiones también es aplicable a edades más tempranas; es una iniciativa muy bonita, porque logró revitalizar el pueblo e incluso atraer y retener a más familias jóvenes, volvieron a nacer niños tras diecisiete años sin que ocurriera, se creó empleo y el número de habitantes de Pescueza fue creciendo.

La verdad es que en todas las comunidades del país hay infinidad de iniciativas de voluntariado y de fomento del envejecimiento activo y participativo que están transformando el tipo de vida que llevan los mayores. No exagero. Cuando empecé a documentarme me sentí sobrepasado por la cantidad de proyectos que me sugerían, y citar ahora unos y no otros es casi cuestión de azar. Me quedé enganchado, por ejemplo, a los testimonios del Programa LEGADO del País Vasco, que afronta aspectos como el edadismo o la soledad no deseada, siempre con la participación activa de los mayores. Hay un vídeo, por ejemplo, donde la exalcaldesa de un pueblo explica que «un día un grupo de personas jubiladas vino al ayuntamiento y me dijo "vamos a ir por el pueblo a ver qué problemas hay, para cualquier persona, y traeremos un informe al ayuntamiento"». Es el mismo concepto: sentirse escuchados y empoderados para tener una actitud proactiva como constructores de una mejor sociedad para ellos mismos y para los demás. Los mayores tienen un potencial que todos podemos aprovechar. De hecho, la OMS reconoció al Programa LEGADO de Euskadi-Amigable como una de las diez mejores iniciativas internacionales contra el edadismo.

Insisto en la gran cantidad de iniciativas de voluntariado y asociacionismo que existen y que me quedo con ganas de conocer, como, por ejemplo, un colectivo de mujeres mayores de sesenta y cinco años llamado Lideresas de Villaverde, del que me habló Mayte Sancho. Impulsado inicialmente para afrontar desigualdades de género, estas mujeres se han convertido en exitosas activistas, no solo para apoyar a las mujeres mayores en sus situaciones personales y darles voz en la toma de decisiones, sino también para impulsar proyectos comunitarios que van del fomento de la interculturalidad a la gestión del plástico. Hay muchísimas asociaciones de mujeres mayores, empoderándolas y ofreciéndoles una comunidad y conexiones sociales de excelente calidad humana, lo que las enriquece y hace que se sientan más apoyadas. Y aunque suene fatal, su ejemplo me sugiere que, como los hombres mayores tienen cierta tendencia a quedarse aislados, no estaría mal que se formaran también redes o asociaciones de hombres para hablar de sus cosas y realizar actividades. Y ver juntos el fútbol no cuenta, porque el envejecimiento activo no es solo distraerse, sino tener propósitos y llevarlos a cabo.

Este mismo principio de hacer cosas es lo que impulsó a Manolo Gómez a fundar el movimiento De Mayor Crea en La

Coruña, que conocí porque la psicóloga e investigadora en longevidad del CSIC, Gloria Fernández-Mayoralas, me dijo que estaban evaluando su impacto en la calidad de vida de los mayores. Cuando hablé con Manolo, su entusiasmo me sobrepasó: «Todo empezó cuando participé en un proyecto europeo de envejecimiento activo de la Universidad de Salamanca y me di cuenta de que las actividades que se proponían servían únicamente para entretener a los mayores (manualidades, ejercicio...), y yo tenía clarísimo que esto no era suficiente para las necesidades de los nuevos mayores de hoy. En esta etapa de la vida, que ahora puede ser tan larga, se necesita una ilusión, un propósito de vida, un proyecto».

Manolo había trabajado en la industria audiovisual y producido varias películas de animación de éxito, como, por ejemplo, *El bosque animado*, que llegó a ganar un Goya. Entonces se le ocurrió un proyecto precioso: crear una escuela de cine y teatro dirigida a personas mayores de cincuenta años que no tuvieran experiencia previa y que no solo aprendieran a hacer guiones, grabar, editar, actuar, etc., sino que llegaran a producir obras audiovisuales que se pudieran proyectar en festivales locales. El resultado fue espectacular. La participación activa en un proyecto tan creativo y de equipo, en el que unos hacían de actores, otros de cámaras y otros de guionistas, lograba devolver la autoestima a muchos de ellos, y además les ofrecía ilusión y un grupo nuevo de amigos que transformaba sus vidas. De hecho, el estudio del CSIC comparó un grupo control que hacía otras actividades en el centro cívico con el grupo de participantes en los talleres de cine y confirmó que participar en el programa De Mayor Crea fomentaba una actitud positiva ante la vida, aumentaba la autoestima, la implicación social y la capacidad de compromiso, y reducía estereotipos negativos sobre la vejez. Incluso tenía efectos positivos en cómo se percibía su salud: «Algo muy interesante que vimos es que las familias cambiaban la percepción de su abuelo o abuela cuando les veían participar en estos proyectos. Esto es muy importante, porque en la sociedad hay un edadismo creciente que considera a los mayores inútiles e incapaces de crear algo —añade Manolo, quien continúa realizando talleres y creando nuevos programas de envejecimiento activo con impacto social—. No era el cine en sí lo que provocaba las mejoras sino la ilusión de participar en algo práctico, creativo, que implique a otras personas y que tenga un resultado. No algo que te distrae, pero que cuando llegas a casa no ha cambiado nada». Le pregunté a Manolo si él obtiene rédito económico de su actividad, y me dijo que al principio los talleres sí los preparaba con un socio y buscaban que hubiera cierta remuneración, pero que ahora prefiere hacerlo de manera totalmente altruista y voluntaria, porque le resulta más fácil e incluso más satisfactorio.

Esto me recuerda a un estudio clásico de *behavioral economics* que midió las horas semanales que dedicaban a cierto trabajo de voluntariado dos grupos de voluntarios equivalentes pero con una sutil diferencia: los miembros de un grupo no cobraban nada por las tareas realizadas y los del otro una cantidad muy pequeña (no recuerdo cuál, pero imagina algo así como 10 euros a la semana). Según la teoría del *Homo economicus*, que considera a los seres humanos seres racionales que toman decisiones lógicas, se esperaría que quienes cobraban 10 euros, aunque sea muy poquito, trabajaran de media algunas horas más, porque el incentivo económico se sumaba al incentivo altruista de la ayuda. Pero ocurrió lo contrario: quienes no cobraban nada trabajaron más horas de media. ¿Por qué? Porque ellos claramente trabajaban solo por ayudar, y no había confusión posible. En cambio, quienes cobraban algo tenían una sensación inconsciente de que les estaban dando una cantidad ínfima por muchas horas de dedicación, y eso les desmotivaba emocionalmente. En ese momento se vio que somos, en el fondo, muy irracionales, y que las tareas de voluntariado a veces pueden resultar más reconfortantes si se hacen sin retribución económica que si se cobra una miseria por ellas.

Seguramente todo esto sea discutible, porque cada situación es diferente, y unos pocos euros a la semana pueden suponer una ayudita nada despreciable para muchas personas. Lo que está claro es que el voluntariado sénior y los conceptos de envejecimiento participativo y mayores constructores son clave en un futuro donde la cantidad de mayores será enorme y no es sostenible que cumplan únicamente un rol pasivo y exigente, dedicándose solo a recibir cuidados y ayudas. Veámoslo al revés: su contribución social neta puede ser incluso positiva, pero para ello debemos superar el concepto de envejecimiento activo y dirigirnos hacia el envejecimiento participativo. Y de nuevo, ya hay infinidad de ejemplos. La propia Marian Alesón, de la Universidad de Mayores de Alicante, me contaba que tienen profesores jubilados que dan clases extraescolares gratis a alumnos de primaria y secundaria con pocos recursos, voluntarios apasionados de los libros que organizan clubs de animación a la lectura, o extranjeros que dan clases de idiomas. No hay dinero involucrado, pero todos ganan, tanto quienes reciben como quienes dan. El fomento del voluntariado sénior es algo clarísimamente necesario.

PREVENIR EL *SHOCK* DE LA JUBILACIÓN

En realidad, casi todo lo comentado en los últimos apartados hace referencia a cómo invertir el tiempo y las ilusiones una vez tengamos la opción de dejar de trabajar de manera formal y obligatoria. La palabra «jubilación» viene de «júbilo», y puede representar el inicio de una etapa maravillosa si nos preparamos para ella, pero también un reto si nos la encontramos de repente sin quererla del todo. El propio Manolo, de De Mayor Crea, me decía que muchos amigos suyos se deprimían, se abandonaban, e incluso enfermaban tras «retirarse» (expresión que viene del *retirement* inglés, y que deberíamos dejar de usar porque nadie debe sentir que se retira). Pero ¿es de verdad frecuente sufrir un bajón tras la jubilación o se trata de una profecía autocumplida? Y si ocurre, ¿cómo se debe afrontar según los expertos que lo estudian?

La primera conclusión que saqué al leer investigaciones rigurosas es que los impactos negativos no son tan frecuentes como en ocasiones se dice. De hecho, el estudio «Transition to retirement impact on risk of depression and suicidality», realizado a partir de una extensa encuesta longitudinal a nivel europeo, establece que en los meses anteriores y los inmediatamente posteriores a la jubilación el riesgo de depresión y de suicidio disminuyen y aumentan los niveles de satisfacción vital.[11] Estos efectos «protectores» desaparecen poco a poco, pero no parece que la jubilación en sí misma tenga, de media, un impacto negativo a medio o largo plazo. Lo que ocurre es que una cosa es la media poblacional y otra son las personas; en efecto, puede haber subgrupos de población en los que, por sus circunstancias particulares, jubilarse suponga una mejora brutal del bienestar, y otros en los que ocurra lo contrario, de manera que al hacer la media, ambos subgrupos se compensen.

Por ejemplo, la revisión de estudios «Involuntary Retirement and Depression Among Adults: A Systematic Review and Meta-Analysis of Longitudinal Studies» explica que, cuando la jubilación es involuntaria —por diferentes motivos—, sí suele haber un incremento de malestar emocional y un mayor riesgo de depresión.[12] Es decir, que para las personas que se jubilan por obligación o incluso poco convencidas, el riesgo de desidia y de malestar es absolutamente real. En parte puede influir que, al no desear dejar de trabajar, no se hizo un esfuerzo previo de preparación. Todos los especialistas explican que antes de la jubilación es fundamental empezar a construir nuevas actividades y relaciones sociales, planificar rutinas diarias, empezar aficiones y actividades físicas y cognitivas que querremos fomentar cuando tengamos tiempo, redefinir poco a poco la identidad propia, o, para quienes su trabajo sea vital, encontrar la forma de mantener esa actividad que tanto les llena. Lo importante es que esto sea una preparación previa y optimista para la jubilación, no una reacción posterior a una sensación negativa de desconcierto.

Volviendo a las publicaciones científicas, el artículo de 2024 en *PLOS* «Paradox of life after work: A systematic review and meta-analysis on retirement anxiety and life satisfaction» entra un poco más a fondo en las causas de que algunas personas experimenten dicha ansiedad y pérdida de satisfacción vital, y confirma que la «pérdida de identidad» es uno de los factores principales de malestar.[13] Las personas que dedicamos mucho tiempo y esfuerzo a nuestro trabajo, y quizá no tenemos tantas aficiones fuera de él como otros, corremos un mayor riesgo de sentir una especie de crisis de identidad al dejar una tarea que formaba parte de nuestra esencia. De repente no solo es que no sepamos qué hacer con el tiempo libre, sino que nos puede costar entender cuál es nuestro rol o propósito en el mundo, lo que nos llevaría a sentir cierto vacío existencial. Suena exagerado, pero puedo entenderlo perfectamente, y sé que será uno de los aspectos en los que más deberé trabajar si un día decido dejar de ser divulgador científico.

De hecho, el mismo *abstract* del artículo dice que, de todos los estudios revisados que analizaban la relación entre la jubilación y la satisfacción vital, «el 32 por ciento documentó una relación positiva, el 47 por ciento negativa y el 21 por ciento no encontró correlación. La heterogeneidad es muy alta, pero de media el efecto no fue significativo, sugiriendo que no hay un impacto consistente de la jubilación con la satisfacción vital». Volvemos a lo mismo: solo cuando acotamos los grupos en personas de características determinadas podemos comprobar si estos impactos son positivos o negativos. Pero entonces, ¿cuáles son los factores de riesgo? Un resumen de este y otros estudios establece los siguientes:

- Jubilarse de manera forzada.
- Sentir incertidumbre financiera añade una preocupación constante sobre el futuro y limita las opciones de ocio.
- Tener problemas de salud previos, porque dificulta el disfrute de las actividades de sociales o de ocio.

- Sentir dependencia psicológica del rol profesional y no tener rutinas extralaborales.
- Tener pocas redes sociales sólidas fuera del trabajo, porque puede llevar al aislamiento, la soledad e incluso al deterioro cognitivo.
- Quienes no han planificado qué hacer tras su jubilación corren mayor riesgo de caer en la apatía, el aburrimiento y el malestar.
- Un contexto cultural y familiar adverso y edadista en el que se percibe la jubilación como un estado de pasividad y de poca utilidad potencia sentimientos de irrelevancia y apatía.
- Ciertos tipos de personalidad como alto neuroticismo, baja resiliencia o escasa flexibilidad cognitiva se han asociado a mayor malestar posjubilación, mientras que las personas con alta autoeficacia y extroversión suelen adaptarse mucho mejor.

Acerca de si la jubilación afecta positiva o negativamente a la salud física y cognitiva, la heterogeneidad vuelve a ser enorme, y obviamente depende muchísimo de si el tiempo libre lo aprovechas para cuidarte mejor o si la desidia hace que te aísles y dejes de sentir la obligación de cuidarte y estar activo. De hecho, como todos tenemos muy buena voluntad a la hora de hacer planes de futuro, quizá imaginamos que, cuando nos jubilemos, practicaremos más deporte y cocinaremos de manera más saludable, pero una revisión de estudios publicada en 2025 bajo el título «How does retirement really affect physical health? A systematic review of longitudinal studies» pone de manifiesto que es más habitual lo contrario, y que la jubilación se correlaciona de manera consistente con «el deterioro de la función física, el aumento de la prevalencia de enfermedades y el riesgo de mortalidad».[14] De nuevo, se lavan las manos diciendo que depende de muchos factores sociales, económicos y vitales.

En el ámbito de la salud cerebral, el estudio «Effect of retirement on cognitive function: the Whitehall II cohort study» sí observó un declive bastante generalizado de la memoria, de la fluidez verbal y de alguna otra función cognitiva, pero nada exagerado, mientras que otro titulado «Does postponing retirement affect cognitive function? A counterfactual experiment to disentangle life course risk factors» establece que posponer la jubilación de manera voluntaria sí parece tener efectos protectores sobre la salud cognitiva, especialmente en las personas con mayor educación.

En resumen, la conclusión de la ciencia es un decepcionante «depende» que nos lleva, de nuevo, a buscar las conclusiones de expertos acerca de cómo afrontar la jubilación para formar parte del grupo de los beneficiados en lugar del de los perjudicados. Y aquí las recomendaciones son claras, e incluso están respaldadas por la evidencia empírica:

- Resulta fundamental la preparación tanto financiera como de ocio y rutinas, así como una preparación psicológica que trate de anticipar los sentimientos posibles. La reducción progresiva de la jornada o la jubilación parcial pueden significar una buena transición; en todo caso, de ninguna manera podemos empezar a pensar qué hacer con el tiempo libre el día después de jubilarnos. Debemos plantearnos el escenario varios años antes.
- Los expertos insisten en la importancia de mantener un propósito y de diseñar roles alternativos mediante el voluntariado, el emprendimiento o la participación en proyectos creativos que exijan una actividad mental sostenida e intensa.
- El aspecto social es básico, y debemos esforzarnos en preservar amistades, colegas y redes sociales y crear nuevos vínculos gracias a la participación en asociaciones, clubes, etc. Esto no solo reduce el riesgo de soledad, sino que contribuye a mejorar la salud.

- La recomendación de mantener un estilo de vida saludable con ejercicio físico, descanso y alimentación adecuados es una obviedad que no debemos esperar a la jubilación para implementar, pero que de mayores no podemos descuidar en ningún caso.
- Como en todo, si por alguna razón, sin entender muy bien por qué, empezamos a sentirnos con peor estado de ánimo, un profesional de la salud mental puede ayudarnos.

Un cambio de vida tan radical como la jubilación puede tener efectos inesperados. Como en todo nuestro comportamiento, una cosa es lo que pensemos y pronostiquemos racionalmente en un estado y circunstancias determinadas y otra distinta son las jugarretas que nos hace nuestro tan imprevisible cerebro emocional cuando las cosas no empiezan a ser exactamente igual a como las habíamos imaginado. Para muchas personas jubilarse es el verdadero gran cambio vital de su madurez, por eso es preciso planificarlo y afrontarlo con el mayor conocimiento, apoyos y buena actitud posibles.

COHOUSING: ¿DÓNDE Y CÓMO QUERREMOS VIVIR?

«Tengo sesenta y nueve años y, estadísticamente, me quedan quince o más, y los quiero vivir con intensidad —dice Jose Pedro a la cámara de *El cazador de cerebros* mientras corta unas ramas de parra en el *cohousing* Trabensol—. No me siento como una persona que ya ha acabado todo, para nada. Es como si empezáramos una etapa completamente nueva. Uno se hace viejo a medida que va perdiendo la ilusión y las ganas de hacer cosas diferentes», añade este exprofesor que se mudó a un apartamento de esta comunidad con su mujer, donde disfrutan de una red de conexiones amplia, gran cantidad de actividades, servicios comunes —incluidos médicos—, muchas posibilidades de aprender una libertad idéntica a la que tendrían viviendo en un piso en cualquier otro barrio de su ciudad. De hecho, Jose Pedro no se mudó porque se sintiera solo o empezara a necesitar cuidados, como podría ser el caso de algunas personas, sino simplemente porque vive más activo y feliz en este contexto de *cohousing*.

Marisa rondará los ochenta años y por fin puede dedicarle tiempo a una de sus pasiones: pintar. Mientras hace los últimos retoques a un cuadro de una habitación con una reproducción del Guernica al fondo, explica que siempre le gustó el arte, pero que de joven no tenía tiempo, porque trabajaba mucho. Pero de repente hace una pausa, separa la vista del cuadro, nos lanza una mirada muy directa, y, con una sonrisa vivaz, nos dice, por si acaso no lo teníamos claro: «Ser viejo es una cosa, pero no te vuelves tonto, ni vago… Tienes las mismas facultades, aunque estén un poco mermadas». Marisa sigue pintando, y añade que vivir en Trabensol es muy divertido, que tiene amigos cerca, que es muy práctico para cosas del día a día, que siempre hay actividades que la hacen sentir viva, y que «a veces parecemos estudiantes llevándonos la comida de un apartamento a otro». Medio en broma se queja de que casi no le da tiempo a pintar, y ya más seriamente, añade: «Es que si te quedas en tu casa te empobreces. Te empobreces física y psíquicamente».

Jaime Moreno, cofundador de Trabensol, explica que en la comunidad viven unas ochenta personas de entre sesenta y noventa años, que funciona como una cooperativa sin ánimo de lucro con una asamblea general y varias comisiones de trabajo, que la propiedad del terreno es compartida entre los socios, que hacen tertulias de actualidad, cinefórum, sesiones de gimnasia y otras actividades abiertas a la gente del pueblo; a sus ochenta y seis años, tiene clarísimo que «en la vejez no se trata de vivir solo del pasado. Nosotros tenemos proyectos de futuro. No sabemos cuándo nos va a llegar el día, pero de lo que no hay duda es de que nos encontrará moviéndonos y activos hasta el último momento».

Para María Luisa lo mejor es que «siempre hay alguien con quien charlar, con quien compartir, con quien desahogarte si has tenido un mal día», mientras que Marifé usa un tono más reivindicativo para destacar «sobre todo que es autogestionado y sin ánimo de lucro. Es que me parece tan injusto que a partir de cierta edad nos sienten a ver la televisión horas y horas...». Ella tenía claro que no quería vivir sola ni en una residencia, y se queja de cómo trata la sociedad a los mayores y de que proyectos tan buenos para el envejecimiento activo como el *cohousing* no cuenten con más apoyo económico y social, destacando que desde Trabensol hacen incluso proyectos de voluntariado en pueblos cercanos, y que hay quien hasta ha montado una ONG.

De hecho, llegué a Trabensol porque forma parte de un estudio del CSIC dirigido por Gloria Fernández-Mayoralas, que compara la calidad de vida de las personas que viven solas, en residencias clásicas o en *cohousings* sénior, y que, como muchas otras investigaciones, demuestra que las personas que cohabitan se sienten mucho más independientes, empoderadas y felices.

Por supuesto, todo depende de múltiples factores, y muchos de nosotros preferiremos vivir solos o con nuestra pareja en nuestra casa mientras estemos a gusto. Pero quizá llegará un momento en que la vida en el barrio o en nuestro propio piso se haga hostil a nuestras circunstancias, o cambie el vecindario y nos empecemos a sentir un poco más aislados o solos, y, en lugar de ir aguantando en una posible decadencia, nos planteemos vivir en otro lugar. Es más, tal y como está el mercado inmobiliario, para los mayores que viven en una ciudad, si dejan de encontrarse a gusto puede no ser mala idea vender o alquilar su piso y mudarse a una zona más cómoda y asequible con mejor calidad de vida, o a un *cohousing* que abra una nueva etapa y los revitalice con nuevas amistades, actividades y estímulos. Evidentemente, hay muchísimos más aparte de Trabensol, y están creciendo sin parar: el *cohousing*, las unidades de convivencia o las viviendas colaborativas están en auge, con muchos modelos de organización y gestión diferentes. Hay incluso grupos de amigos que compran un terreno y se lo montan a su medida. De hecho, la literatura científica que analiza el impacto de la vivienda colaborativa de personas mayores es extensa, especialmente en países con mayor tradición como Dinamarca —que se considera pionero del *cohousing*—, Alemania, Países Bajos, Estados Unidos o Suecia, y los resultados son contundentes: este modelo combate claramente la soledad no deseada y el aislamiento, aumenta el empoderamiento y la participación ciudadana de las personas mayores y reduce el consumo de recursos sociosanitarios.[15]

Como este libro aborda la tercera edad y no la cuarta, no quiero entrar a fondo en la problemática de las residencias y las situaciones de dependencia. Es un tema importantísimo, y sería frívolo por mi parte intentar despacharlo con tres o cuatro párrafos. Pero incluso más allá de las preferencias individuales, a nivel social cualquier iniciativa ciudadana que reduzca el gasto público en los cuidados de las personas dependientes y la necesidad de plazas de residencias es beneficiosa y debería ser apoyada. Si estos modelos de convivencia hacen que los mayores gocen de mejor salud, bienestar e independencia durante más tiempo, y además fomentan el envejecimiento participativo y el voluntariado, potenciarlos es bueno para todos.

Desde luego, hay otras fórmulas, como las comunidades intergeneracionales, que suelen funcionar bien pero afrontan retos como la gestión de expectativas, la compatibilidad de estilos de vida, la sostenibilidad en el tiempo o la escalabilidad. Por otro lado está el *coliving*, que es similar al *cohousing* pero gestionado por una empresa, con normas preestablecidas y basado en el alquiler de habitaciones o apartamentos con servicios comunes que pueden ser hasta lujosos dependiendo del coste. Ofrece mayor flexibilidad y no requiere tanta participación comunitaria, y quizá resulta más práctico para cierto tipo de personas, pero no tiene el espíritu del *cohousing* comunitario. Por descontado, hay muchísimas personas que, adaptando partes de la casa y recibiendo servicios a domicilio, pueden vivir independientes y felices en sus propios hogares hasta edades avanzadísimas.

Por mi parte, y por mucho que gracias a este libro esté haciendo el ejercicio de querer entender qué quiero ser de mayor, con una niña de cuatro y otra de ocho años, sabiendo que por el trabajo de mi pareja posiblemente me mudaré de ciudad y de país al menos un par de veces más, me cuesta horrores imaginarme dónde y cómo querré vivir dentro de veinte años. Sin embargo, igual que en el apartado anterior me ilusioné con la posibilidad de repetir un Erasmus al escuchar a Marisa, también me puedo imaginar a los ochenta años yendo con comida y libros de un apartamento a otro de un *cohousing*, casi como hacía en la residencia de estudiantes. O, por qué no, jugando al tenis con los compañeros, como antaño. ¡Qué sonrisa se me escapa de repente!

Sexigenarios: CUIDARSE POR FUERA REJUVENECE POR DENTRO

En octubre de 2022 impartí una conferencia sobre biomedicina y antienvejecimiento en un congreso llamado Cosmetorium, que reunía a los principales expertos y empresas del mundo de la cosmética. Me pareció interesantísimo. Algunas cremas y suplementos parecían tener más marketing que ciencia en sus fórmulas, pero, al ser una industria tan millonaria, sí había mucha investigación sólida detrás.

Uno de los momentos más curiosos ocurrió cuando, paseando por los estands comerciales, vi una máquina que fotografiaba tu cara con diferentes tipos de luz y analizaba las capas más profundas de tu epidermis, midiendo parámetros como la concentración de melanina, la humedad, la elasticidad, etc., y mediante un *software* de IA te decía la edad biológica de tu piel. No tengo excesivas arrugas, nunca he tenido problemas cutáneos, y me hice la prueba esperando que el personal del estand se sorprendiera al constatar que, a pesar de no cuidarme ni ponerme cremitas, tuviera tan buena piel. Chasco el mío. Tras hacer la prueba me dijeron: «Tú no te pones nada, ¿verdad?». Oh, oh… no empezó bien la cosa. Respondí tibiamente que no, y me insistieron con un «¿ni siquiera protector solar?», en un tono que me hizo sentir como un descuidado que no tiene el más mínimo respeto por su propio cuerpo.

Se ve que, aunque la elasticidad de mi piel era buena y por eso no tengo muchas arrugas, la radiación solar ha dañado bastante las capas más profundas de mi piel, y seguramente pronto empezarían a salirme manchas. Me dijeron —y mostraron, con imágenes mías y de otros— que mi piel estaba envejecida, y que debía cuidarla si quería frenar su deterioro. ¿Quería? Creo que sí, pero tampoco lo tengo tan claro.

Resulta que tengo una relación extraña con la estética. Por un lado, siento que no la valoro en exceso, que aprecio más la naturalidad, que me gustan esos rostros auténticos y envejecidos que transmiten virtudes más profundas que la belleza, pero por otro, cuando viví en Buenos Aires, me gasté una pasta para ponerme pelo y corregir mi creciente alopecia. ¿Contradicción? No lo sé. Parece que gustarnos a nosotros mismos es importante, pero que al mismo tiempo somos muy conscientes de que los demás pueden tener otros criterios, de modo que también queremos gustarles a ellos.

A mí, de verdad os prometo que las personas maduras que mantienen esa elegancia y esa especie de belleza deteriorada me resultan muy atractivas, quizá más que quienes están operadas e inconscientemente percibes algo extraño a causa de la falta de correlación entre diferentes rasgos de la cara. No sé si habéis estado en Oporto y visto esos edificios antiguos que mantienen una belleza intrínseca y muestras de la historia que pasaron, y son mucho más bonitos que si estuvieran reformados. En La Habana ocurre lo mismo. Y hasta cierto punto, también en la autenticidad de las personas.

Pero no nos engañemos: nuestro cerebro de primate correlaciona directamente la belleza con los signos de juventud y salud, y por mucha sofisticación cultural que le quiera poner, a primera vista unas canas no resultan tan atractivas como una melena brillante, ni una piel arrugada como una tersa. Sin duda, en algún momento de una eventual conversación esto deja de ser lo más importante, pero en un mundo en el que la estética tiene tanto peso, en ciertas situaciones la impresión inicial es fundamental; lo es para los otros, pero también para uno mismo. Me puse pelo porque presentaba en la tele *El cazador de cerebros* y debía cuidar mi imagen, pero si soy sincero, creo que lo hice más por la confianza que me daba verme —y sentirme— más joven.

Porque esto es importante: muchos estudios indican que si cuidamos la apariencia física y gracias a esto nos percibimos como una persona más joven y atractiva, nuestra autoestima aumenta e induce a llevar hábitos de vida más saludables y a lograr un mejor envejecimiento. La revisión científica «The Association of Self-Perception of Aging and Quality of Life in Older Adults: A Systematic Review», publicada en *Gerontologist* en 2024, concluye categóricamente que cuidar el aspecto y percibirse joven tiene una correlación directa con una mayor calidad de vida.[16] De hecho, hay otro estudio muy curioso realizado en una zona rural de Taiwán donde se instauró un *beauty program* o programa de belleza para mayores de sesenta y cinco años con sesiones de cuidado facial y maquillaje; a las trece semanas los participantes mejoraron en la autopercepción de su envejecimiento y sus índices de depresión se vieron reducidos.[17]

Otro estudio alemán titulado «What Determines That Older Adults Feel Younger Than They Are?» establece que el ejercicio y una buena salud física y mental son los principales factores que contribuyen a que alguien se sienta joven, pero que cuidar el aspecto y «verse joven» no es para nada un factor despreciable. Al contrario; aunque sepamos que la arruga sigue allí a pesar de taparla con maquillaje, la ayudita cosmética no solo engaña a quienes nos ven, sino también a nosotros mismos, y nos hace sentir mejor. Así, si nos sentimos mejor, nos animamos más al autocuidado, disminuye nuestro estrés, somos más extrovertidos y tenemos mejor actitud para establecer relaciones sociales. En palabras más llanas, el día que llevamos una camisa que nos sienta bien o nos sentimos más guapos, con mejor color de cara, saldremos más fácilmente de casa y socializaremos más con los amigos o con quienes se crucen por nuestro camino.

No quiero hacer apología de la cosmética ni de la medicina estética, sobre todo porque si se convierte en obsesión puede provocar el efecto contrario de no querer salir a la calle sin maquillaje o de preocuparnos en exceso cada vez que aparece una nueva mancha o arruga en la piel. Pero, de una manera psicológicamente sana, cuidar nuestro aspecto es también beneficioso para nuestra salud.

El contraste facial indica la edad

En este libro he utilizado la expresión «edad difusa» para describir a las personas cuya edad nos cuesta adivinar. Pero ¿qué es lo que nos indica inconscientemente la edad de una persona? Esto es lo que estudiaron los investigadores franceses que publicaron el artículo «Facial Contrast Is a Cross-Cultural Cue for Perceiving Age», y concluyeron que el factor principal no está en las canas o las arrugas, sino en la diferencia de color y luminosidad entre los rasgos faciales (ojos, labios, cejas) y la piel circundante. Es decir que, de manera natural, con el envejecimiento los labios pierden color a raíz de una menor vascularización, las cejas y las pestañas se vuelven más claras o grises, la piel alrededor de los ojos se oscurece por bolsas u ojeras, y esta pérdida de contraste entre rasgos y piel hace que la persona se vea menos atractiva y de mayor edad. No es casualidad que el maquillaje intente justo camuflar estos rasgos.

De hecho, una revisión de investigaciones sobre el tema establece que la piel (textura, uniformidad, arrugas y falta de elasticidad por pérdida de colágeno, manchas por exposición al sol, etc.) influye alrededor del 50-60 por ciento en nuestra percepción inconsciente de la edad, mientras que la zona periocular (párpados caídos, bolsas, patas de gallo o una mirada que transmite cansancio) influye entre el 15-20 por ciento. El contorno de la cara, modificado por el hundimiento de las mejillas, la flacidez o una mandíbula menos definida por acumulación de grasa facial influye un 10-15 por ciento, las canas por pérdida de melanocitos y la menor densidad del cabello un 5-10 por ciento, la postura corporal otro 5 por ciento, y por debajo del 5 por ciento, los dientes, la sonrisa o el peso corporal, que es más engañoso porque el sobrepeso en jóvenes envejece y la delgadez excesiva en mayores también. Y hablando de ciencia, varios estudios han confirmado que ciertos polimorfismos en genes como el MC1R están asociados a que algunas personas de la misma edad y con el mismo exposoma parezcan más jóvenes y otras mayores. Pero esto ya es lotería genética.

No es de extrañar, entonces, que la cosmética y los tratamientos estéticos estén en auge, no solo entre mujeres, sino cada vez más entre los hombres. Estamos viviendo un fenómeno curioso: como nos cuidamos mucho más, tanto por dentro como por fuera, y eso afecta a nuestra actitud y a nuestro «porte», cada vez más mayores se están convirtiendo en *sexigenarios*; personas de avanzada edad que resultan muy atractivas. Y no hablo solo de actores y actrices que parecen haber hecho un pacto con el diablo, sino de hombres y mujeres que, pasados los sesenta y los setenta, se cuidan y mantienen un aspecto muchísimo más joven, interesante y sensual de lo que era una persona de sesenta o setenta años solo unas décadas atrás. En ocasiones este culto por la imagen puede percibirse como algo banal, sobre todo cuando la gente se pasa y llega a provocar rechazo. Sin embargo, muchos mayores de ahora son unos guapetones y guapetonas de egos subidos, elegantes, y con cuerpos sanos y bien cuidados que les hacen muy pero que muy atractivos. Nunca lo había pensado, pero de repente me doy cuenta de que de mayor también quiero ser sexigenario. Por salud, claro.

Hasta que la muerte nos separe, o no

Ana es una mujer de edad difusa que se acercó a Javier Sampedro y a mí en la estación de tren de Tudela y, con una gran sonrisa, nos pidió si podíamos sacarnos una foto. Era domingo por la tarde, y unas horas antes Ana nos vio conversar en el escenario del Congreso del Bienestar y vino a felicitarnos. Como los tres estábamos esperando el tren, Javier el AVE a Madrid y Ana y yo el regional a Zaragoza, tras el *selfie* nos quedamos unos minutos conversando de manera muy agradable. Tanto, que al subir al regional me las arreglé para sentarme junto a ella y continuar, en realidad, interrogándola.

Llevaba dos años jubilada, nueve divorciada y estaba encantadísima de la vida. Trabajaba como enfermera y le gustaba su oficio —salvo el momento de la pandemia—, pero me dijo que, desde que se jubiló, sentía un nivel de bienestar que no imaginaba años atrás. Con hijos mayores y piso en propiedad, los dos mil euros al mes de pensión le son absolutamente suficientes para vivir bien en Zaragoza, y más todavía aprovechando la gran oferta cultural y social que hay en su ciudad. Me contó que no paraba, y que había venido con unas amigas a pasar el fin de semana a Tudela aprovechando el congreso, e hicieron nuevas amigas con las que ya habían organizado una quedada.

Ana es una persona absolutamente normal, si es que esto existe. Me refiero a que tanto de aspecto, de estado de salud, de actitud vital, de conversación, podría responder perfectamente al estereotipo de una persona de entre sesenta y setenta años. La observé, la escuché y la analicé, y vi el prototipo perfecto de persona «mayor» que lleva una vida activa, sana, rica socialmente y seguramente feliz. No la pondría como *role model* de alguien excepcional, claro, ni tendrá un impacto profundo en el mundo como pueden tener otras personas más comprometidas y revolucionarias, pero sí creo que su manera de afrontar la madurez puede ser una referencia para muchas personas de características similares, que son la mayoría.

Como estábamos hablando muy a gusto de todo, al final me atreví a preguntarle por un tema que a todos nos interesa pero que, por pudor, solemos hablar poco: las relaciones afectivas y sexuales. Le pregunté cómo las vivía, estando divorciada desde hace nueve años, y de manera un poco eufemística me vino a decir que ella no estaba demasiado interesada en eso. Que puntualmente había tenido amigos especiales, pero que en esos momentos de su vida no quería de ninguna manera tener pareja, o al menos pareja convencional. Enseguida le pregunté por lo que percibía en su entorno, y me respondió que hay de todo, obviamente, pero que notaba que la mayoría de mujeres sin pareja de su edad no estaban interesadas en buscar otra relación, porque se encontraban muy bien así con sus amigas, mientras que los hombres separados sí solían sentirse un poco más apagados e iban en busca de compañía estable. A decir verdad, aunque cada persona es un mundo, esta es la tendencia que muestran los estudios que analizan los patrones de relaciones en la madurez: las mujeres sin pareja sienten menos necesidad y ganas de buscar una relación que los hombres, se declaran más felices que ellos, y la esperanza de vida de los hombres casados respecto a los solteros aumenta mucho más de lo que aumenta (poco) en las mujeres.

Es como si los ciclos vitales no siempre coincidieran. No es un tópico que a ciertas edades muchos hombres, tras separarse, pasan por una fase de desenfreno emocional y lujurioso, mientras que las mujeres lo viven de maneras más diversas. Yo mismo, cuando me divorcié a los treinta y pocos pasé varios años evitando a toda costa el compromiso y alternando relaciones esporádicas, disfrutando de la libertad de estar solo y de las sorpresas constantes que me ofrecía Nueva York. Obviamente, en ciertos momentos notaba la falta de cariño y de complicidad para hacer proyectos con alguien, y recuerdo que un amigo me dijo: «Mira, debes elegir entre sábados aburridos o domingos tristes». Es un topicazo, por un lado, pero también una gran manera de reflejar que la vida de soltero me ofrecía aventuras muy divertidas de sábado noche, que algunos amigos casados envidiaban, pero en cambio yo pasaba muchos domingos tristes comiendo solo en casa, mientras que ellos salían de *brunch* o tenían planes bonitos con sus parejas.

Todos somos diferentes, y a lo largo de nuestra vida vamos encontrando diferentes necesidades, prioridades, circunstancias y momentos. Neurológicamente, no se puede desear lo que ya se tiene, y en los días grises es normal anhelar cambios vitales. Yo me sentía muy feliz con mi autonomía en Nueva York, hasta que empecé a sentir que la diversidad también se hacía rutinaria, y que el tiempo pasaba si en el futuro quería formar una familia. Entonces, de repente apareció una economista italiana que, tras varias conversaciones, planes, noches acaloradas y proyecciones, *hackeó* mi sistema límbico, y ya no quisimos separarnos. Somos cíclicos.

A Ana no le conté esta historia, pero sí la de Martina, una amiga de cincuenta y tantos que, tras tres años sin pareja, a pesar de tener algunos problemas físicos derivados de un accidente, ha recuperado su libido y tiene una vida sexualmente muy activa, alternando tres amantes y experimentando cosas que nunca había sentido antes. Sin terminar de explicarle su caso, Ana me dijo que sí tenía algunas amigas que habían pasado por esta fase, pero que solía ser transitoria, porque tanta búsqueda de sexo solía esconder un deseo inconsciente de encontrar pareja. De hecho, en mi última conversación con Martina me dijo justamente esto, que ya no disfrutaba tanto de los encuentros esporádicos y que le apetecía algo más exclusivo y estable. Fueron unas palabras que me podría haber dicho yo a mí mismo unos años atrás, al final de mi época promiscua. De repente vi que quizá los hombres y las mujeres no somos tan diferentes, y que a lo mejor solemos tener los mismos ciclos de necesidades en etapas vitales diferentes. Y sobre todo, como comentamos con Ana, intuí que esto de las relaciones románticas ya no responde a un patrón cultural tan marcado como antes, del que era difícil salirse.

Todo esto coincide plenamente con el detalladísimo estudio sobre la evolución de las parejas y familias en España llevado a cabo por el sociólogo Luis Ayuso, a quien entrevisté en *El cazador de cerebros*.[18] El análisis dirigido por Luis, con quien sentí una conexión intelectual fabulosa, es el más completo realizado en nuestro país hasta la fecha acerca de cómo han cambiado las relaciones de pareja a lo largo de las últimas décadas. Los resultados dan para escribir un libro, pero, resumiendo algunos de los mensajes clave: es radicalmente cierto que tanto jóvenes como mayores y tanto mujeres como hombres tenemos ahora muchísima menos presión social y nos sentimos más libres para organizar nuestras relaciones afectivas como mejor nos convenga. Separarse dejó de ser interpretado como un fracaso hace ya mucho tiempo, y ahora lo que se percibe como una condena es mantener relaciones que no funcionan. De hecho, Luis considera que las verdaderas artífices de esta revolución son las mujeres mayores, que son quienes han roto esquemas, impulsando de jóvenes la revolución sexual y ahora por fin se sienten libres, fuertes, independientes y empoderadas como ninguna otra generación de mujeres antes que ellas.

Según Luis, la conciencia generalizada del aumento de la esperanza de vida ha revolucionado el mundo de la pareja y las rupturas, haciendo que se extiendan muchas formas diferentes de estructurar las relaciones sexoafectivas. Todos los estudios apuntan a que la mayoría queremos seguir emparejándonos, porque está en nuestros genes, y como dije en *La ciencia del sexo*, nuestra naturaleza es «ser monógamos, infieles y celosos». Aun así, cada vez más mujeres y hombres se atreven a romper con las normas estrictas del matrimonio convencional y establecen un pacto privado para definir el tipo de relación y las líneas rojas que quieren establecer.

Gracias a mi investigación para escribir *La ciencia del sexo* sé un poco de todo esto, y os lo voy a resumir. El término paraguas que engloba estas «nuevas» maneras de emparejarse (que no son tan nuevas, pero sí cada vez más frecuentes) es el de «no monogamias consensuadas». La palabra «consensuadas» es importante para separarlo radicalmente de cualquier contexto de infidelidad o engaño. Entre estas «no monogamias consensuadas» hay dos grandes tipos. Por un lado está el poliamor, en el que se mantienen relaciones románticas consensuadas con varias personas a la vez (puede ser de manera jerárquica, con parejas primarias y secundarias, o de manera no jerárquica), y por otro lado está la sexualidad liberal, en la que el amor existe exclusivamente con una persona —la pareja—, pero se permiten relaciones sexuales esporádicas por placer. En algunos casos, la pareja establece una «relación abierta» y pactan aspectos como la frecuencia de sus otras relaciones, si se lo cuentan o no, o incluso «la regla de los 100 km», que establece que solo se pueden tener escarceos si se está de viaje o lejos del núcleo familiar. En otros casos, las parejas se definen como *swingers* y tienen relaciones juntos con otras personas. Luego está la anarquía relacional, que rechaza etiquetas y busca que cada pareja defina las normas de su relación sin ningún tipo de condicionante. Sé que estoy simplificando mucho, pero este resumen nos da una vista panorámica de las opciones que existen.

Dicho esto, el gran reto en todos los casos es que ambos miembros de la pareja coincidan en sus preferencias. Es muy frecuente que una de las partes desee abrir la relación y la otra no, y por mucho que se discuta no se llegue a un consenso. En general se acepta el pacto más restrictivo, pues es más fácil contenerse a la hora de tener una aventura que tolerar que el otro la tenga. Aunque aquí aparece otra opción, poco popular, pero que también está creciendo. Un día, hablando en un bar de todo esto con un grupo de periodistas científicos, recuerdo que una colega dijo: «Vaya líos… Yo estoy a favor de los cuernos de toda la vida». Nos quedamos un poco en *shock*, pero enseguida entendimos lo que quería decir. Una relación larga y con hijos puede funcionar muy bien en muchos sentidos, pero es habitual que con la rutina aparezcan fases de apatía sexual seguidas de la fantasía de tener un encuentro intenso con alguien que nos atrae mucho. Mantener una relación paralela o un amante regular era una línea roja para esta amiga que lo comentaba, pero una aventurilla esporádica en un momento determinado, de manera que el recuerdo se quede para ti y nadie se entere, y sin que, desde luego, debas confesarlo a tu pareja, eso lo veía como algo que incluso podía ser positivo para la relación. Por supuesto, aquí la ciencia no tiene nada que decir, y sería osado por mi parte presentarte estudios que defienden una u otra postura porque, de nuevo, cada pareja es un mundo. Sin embargo, sí es cierto que, mientras escribía mi libro, leí mucha literatura académica y conocí a muchas personas que practicaban sexualidades alternativas, y comprendí que, si bien el poliamor suele ser muy complicado de mantener y la sexualidad liberal también (sobre todo cuando las dos personas no quieren exactamente lo mismo), puede que, sin ser ideal, ya que hay un componente de engaño, mi amiga periodista quizá tuviera algo de razón. De hecho, un estudio del CIS de 2023 demostró que los y las españolas somos excepcionalmente tolerantes a la libertad sexual de cada uno, y al 41 por ciento de encuestados le parece bien el concepto de pareja abierta y que alguien pueda tener sexo fuera de la relación sin que haya vínculo sentimental. Esto no quiere decir que el 41 por ciento de personas quiera hacerlo; posiblemente el porcentaje es bastante menor, pero sí significa que a un número altísimo de personas no le parece mal que otros hagan lo que les dé la gana.

En todo caso, volviendo a los estudios sociológicos de Luis Ayuso y a las relaciones en edades avanzadas, algo igualmente interesante es que hay un concepto, el LAT, que empezó definiéndose en jóvenes pero que cada vez más adultos adoptan. LAT es el acrónimo de *living apart together*, y sería algo así como «vivir juntos pero separados»; es decir, ser novios o pareja estable, pero vivir cada uno en su casa, con su independencia y sus manías. Como dije, esto parecía algo «moderno» de los jóvenes, pero se da el caso de que, con sus sueldos y el precio de la vivienda, ya no pueden permitírselo, e incluso existe el fenómeno contrario: parejas que rompen pero siguen viviendo juntas por compartir los gastos. En cambio, a personas mayores como Ana les resuena muy bien esta filosofía de tener pareja y hacer planes bonitos, pero ni hablar de convivir, perdiendo la libertad y la tranquilidad de tomarse el café cuando realmente a uno le apetezca, y por la noche tener que soportar ronquidos o sonidos peores.

No quiero que parezca que estoy defendiendo una opción respecto a la otra, faltaría más; desde luego, es precioso ver parejas jóvenes y mayores bien avenidas que comparten lo mejor y lo peor de la vida juntos, con respeto y alegría. Por descontado. Pero también hay otras parejas en las que no todo es tan idílico, y no está mal ser consciente de que hay muchas maneras de vivir la sexualidad y las relaciones de pareja.

LA LIBERACIÓN SEXUAL DE LA MUJER, DEL HOMBRE Y DE LAS PAREJAS

Hablando exclusivamente del aspecto sexual, me gustaría hacer una referencia a la conversación con una de las sexólogas más reconocidas de España, Francisca Molero, a quien me une un cariño especial. Hablando de este libro, un día me dijo: «Las preguntas que me hacen las mujeres ahora en consulta no tienen nada que ver con las que me hacían hace escasos veinte años». Paqui Molero es ginecóloga y sexóloga, lleva treinta y cinco años atendiendo a mujeres, fue una de las pioneras del estudio científico de la sexualidad en España, presidió la Federación Española de Sociedades de Sexología y tiene una experiencia y una sabiduría teórica y práctica enorme.

Lo que quiso decirme con esta frase fue que antes el sexo era un tabú para las propias mujeres: les costaba hablarlo, y llegaba una edad en la que muchas lo dejaban de lado. Podían tener relaciones con sus maridos, pero veían como algo normal no sentir gran placer o no llegar al orgasmo. El cambio ha sido radical. Gracias a una cultura más tolerante, pero también a una mayor divulgación sobre sexualidad —yo lo viví con la publicación de mi libro, para el que Paqui siempre tiene gratas palabras—, las mujeres mayores acuden ahora a su consulta preguntándole por temas de placer, lubricación, orgasmo y fantasías. Están empoderadas, libres de condicionantes religiosos, se sienten atractivas, empiezan a oír que la función sexual no se pierde con la edad, sino con la salud, que hay muchas otras maneras menos coitocentristas de vivir el sexo, y de repente tienen la sensación de querer disfrutarlo mientras puedan, y en algún caso incluso con la sensación de recuperar el tiempo perdido. Recuerdo muy bien la expresión de una mujer de unos setenta años que vino a una presentación de mi libro y, al terminar, me dijo: «Si hubiera sabido todo esto antes…». Yo le dije que nunca era tarde, y al principio puso cara de «venga ya…», pero a eso le siguió una mirada perdida que interpreté como que se lo estaba pensando.

La revolución femenina es tan significativa que Paqui observa cómo cada vez más hombres de edad avanzada acuden a las consultas porque de repente sienten inseguridades al ver amenazado su rol dominante tradicional, unido a erecciones menos frecuentes e intensas que afectan sobremanera a su autoestima. En este sentido, lo primero es que los hombres asumamos por fin que este rol tradicional dominante está obsoleto y que debemos relacionarnos con las mujeres con absoluta sensación de igualdad. Además, tenemos que entender que en el sexo, la sensualidad y el erotismo hay muchísimo más que erecciones y penetraciones, que nunca es tarde para aprender nuevas técnicas, y en todo caso, si tu médico te lo permite, algunos fármacos para la erección como el cialis o la viagra pueden tener resultados espectaculares para mantener el vigor sexual y la turgencia de las erecciones. Especialmente en los hombres sin pareja estable, en quienes la pérdida de dirección puede deberse más a la presión psicológica en el momento de tener un primer encuentro con una persona nueva, por lo que esta ayudita puede ser muy útil.

Paqui Molero insiste en lo mismo que apuntaba Luis Ayuso: en cuanto a relaciones sexoafectivas, la sociedad ya ha cambiado, impulsada por una generación de mujeres valientes, empoderadas e independientes que han roto con patrones sexistas del pasado, pero también por la mejoría de la salud general de los sexigenarios y la consciencia de un gran aumento de la esperanza de vida. En este sentido, las mujeres deben seguir impulsando el cambio, a los hombres les toca adaptarse de manera convencida a esta nueva realidad, y las parejas tienen que empezar a hablar más abiertamente sobre las opciones planteadas unas líneas atrás.

Recuerdo un día en Washington D. C., pasando la tarde con un grupo heterogéneo de personas en casa de unos amigos, cuando una pareja de colombianos de unos cincuenta y cinco años me dijo: «¿Tú eres el que escribió *La ciencia del sexo*? Lo vi en el aeropuerto, lo compré y nos ha cambiado la vida». Se referían a que, con niños ya mayores, ambos tenían la sensación de que su sexualidad estaba estancada, pero no se atrevían a hablarlo. Un día él compró mi libro, y aquello fue la excusa para abrirse. Decidieron probar la sexualidad liberal e ir a clubs de *swingers* cuando estaban de viaje, y desde entonces su relación se ha revitalizado. De nuevo, no quiero incitar a nadie, solo mostrar una contundente realidad: el mundo de las relaciones sexoafectivas en los mayores ya no es lo que era, y la opción de vivirlo como a uno le apetezca es más frecuente que nunca.

Solo apunto dos tendencias del futuro antes de terminar: la primera es que, según el INE, el 36 por ciento de los españoles mayores de cincuenta años están solteros o separados, la tendencia a no casarse va en aumento, y dentro de unos años habrá una masa considerable de hombres y mujeres sin pareja estable ni hijos, que vivirán su vida de manera diferente a los divorciados. Sin la carga económica que suponen los hijos, tienen un poder adquisitivo muy alto, están acostumbradas a una variedad de relaciones largas, cortas, con mayor o menor compromiso y, seguramente, cuando sean séniors con vínculos familiares menos estrechos, formarán uniones socioafectivas cualitativamente diferentes. La segunda tendencia que está por llegar es la *erobótica*: toda la gama de avatares románticos y sexuales, juguetes eróticos muy sofisticados e inteligencias artificiales que pueden usarse como alternativas de compañía a los humanos. Aquí yo estoy sesgado, porque no quiero que esto llegue nunca. Entiendo lo útil que puede ser para personas con soledad no deseada o problemas físicos, y en estas circunstancias me parece perfecto que se utilice, pero espero que no se implante de manera masiva; en todo caso me gustaría pensar que una generación como la nuestra, que nació en un mundo analógico, nunca dejará de valorar el imperfecto pero tan misterioso toque humano.

De todas estas opciones, quizá mucha gente seguirá siendo como Ana, a quien le parece perfecto que cada uno haga lo que quiera, pero que ya está bien como está, no le falta de nada y no tiene ganas de complicarse la vida incorporando a alguien que le dé unas cosas pero le quite otras. Tuve la tentación de plantearle lo que se estaba perdiendo, pero me contuve, pensando que a su edad y con experiencia ya lo sabe de sobra.

Ocio: rasca donde no pica

Un día, en Burgos, tomando una cerveza con Juan Luis Arsuaga tras regresar de Atapuerca me dijo que, etimológicamente, la palabra «negocio» es la «negación del ocio», y que «la mayoría de las personas consideran ocio ir a buscar setas, jugar con nuestros hijos, hacer vida social, pasear por el campo... hacer lo que hacían nuestros antepasados».

Lo que Juan Luis planteaba, como paleoantropólogo que es, era que, aunque culturalmente hemos evolucionado muchísimo, todavía somos homínidos, y nuestras necesidades e instintos más profundos no son tan diferentes a los de los *Homo sapiens* de hace decenas de miles de años. En este sentido, la conexión con la naturaleza es clave para nuestro bienestar interior.

No te voy a sugerir que empieces a caminar descalzo o a abrazar árboles, porque, si bien hay algunos pequeños estudios que atribuyen beneficios a estas prácticas, el efecto es más por sugestión que otra cosa. Pero sí te aconsejaré que, en tus planes de ocio, incorpores las experiencias frecuentes con la naturaleza. Sobre todo si vives en una gran ciudad, meterte en un bosque genera una relajación y sensación de bienestar inmediata. Es como una reconexión; como si nuestro cuerpo y cerebro de homínido percibiera ese entorno natural y dijera: «Ah, por fin me has sacado de ese sitio tan extraño que llamas ciudad, con olores y ruidos que no reconozco...». Bueno, al menos a mí me ocurre así. Me crie en un ambiente muy natural entre los montes de Tortosa-Beseit y las playas del Delta de l'Ebre, y me defino como urbanita porque me encanta la intensidad de la vida en las grandes ciudades, pero cada vez que piso un bosque o me sumerjo en el mar siento un bienestar inmediato y más profundo que con otras experiencias. Está claro que las preferencias de ocio de cada uno son muy dispares, pero creo que todos deberíamos incorporar un mínimo contacto con la naturaleza.

Por supuesto, habrá actividades de ocio que, aparte de distraernos, también resulten beneficiosas para nuestra salud, como practicar algún deporte o hacer voluntariado (cuyos beneficios ya mencioné), pero que cada cual haga lo que quiera en su tiempo libre. Si a uno lo que le apasiona es coleccionar sellos y a otro ver documentales, que disfruten de hacer lo que les gusta, faltaría más. No obstante, teniendo en cuenta la gran oferta de actividades de ocio, me gustaría trasladaros de manera humilde una recomendación.

Uno de los consejos más sabios y útiles que he recibido me lo dio en 2007 el director del Knight Science Journalism Fellowship del MIT, Boyce Rensberger, cuando iba a empezar diez meses de beca para aprender toda la ciencia que quisiera en el MIT. En la primera reunión con los diez *fellows* que tuvimos, Boyce nos dijo que todos teníamos muy claro lo que queríamos aprender, lo que nos interesaba, pero que, con diez meses por delante, debíamos *scratch where it doesn't itch* («rascar donde no pica»), e interesarnos por cosas que *a priori* no nos interesaban, posiblemente porque no las conocíamos.

La analogía es clarísima: normalmente nos rascamos donde nos pica. Si nos pica el cuello nos rascamos en el cuello, si nos pica la rodilla nos rascamos en la rodilla, pero si de repente nos rascamos en un sitio que no nos pica, como el codo o una parte de la cabeza, muchas veces empezamos a sentir más picor y más ganas de rascar. Intelectualmente ocurre lo mismo: si sabemos algo de historia es probable que sintamos «picor» por querer leer libros de historia, y que al final sea eso lo que decidamos leer. Y está muy bien. Pero quizá pensemos que la ciencia no nos interesa simplemente porque nunca hemos «rascado» en ella. Entonces, la propuesta de rascar donde no pica es empezar a leer un libro de ciencia aunque no despierte nuestro interés, y ver si nos gusta. Quizá no y lo abandonemos, quizá sí y descubramos una nueva afición. Con la comida pasa lo mismo. Quienes hayáis tenido niños pequeños recordaréis la típica frase «esto no me gusta», seguida de la respuesta «pero si no lo has probado». Nos parece muy obvia, pero si reflexionamos, la podríamos aplicar a nosotros mismos en infinidad de situaciones. Podemos decir que no nos gusta el cine de terror, la ópera, los viajes del Imserso, la bici de montaña o las revistas de economía, sin haberlo experimentado nunca. Somos libres de —como el niño— guiarnos por nuestras impresiones e ideas preconcebidas y seguir sin probarlo, pero a veces el niño se mete la cuchara en la boca y dice: «Mmm...».

Boyce nos miraba uno a uno y nos decía: «Tú en la aplicación a la beca dijiste que querías profundizar en la parte científica y económica del cambio climático, tú en genética, tú en inteligencia artificial y robótica, tú en sociología... muy bien; hacedlo. Pero abrid la mente y probad también a ir a clases o charlar con científicos de otras disciplinas, porque quizá descubriréis cosas mucho más interesantes de lo que imagináis». Estas frases resonaron profundamente en mi cabeza, apliqué el consejo a rajatabla, y mereció la pena. Mi primer libro, *El ladrón de cerebros*, y el programa de TVE *El cazador de cerebros* vienen de ahí, de «rascar» en cada científico que me encontraba y alucinar con las cosas interesantísimas que me contaba sobre las trufas, las esponjas marinas, la epigenética o el fondo de microondas. De hecho, escribí un libro que titulé *Rascar donde no pica*, basado en sorpresas científicas inesperadas.

Así pues, aunque no tenga ningún artículo científico en el que apoyarme, os recomiendo encarecidamente ampliar los límites de vuestra curiosidad y empezar a ver documentales que no os atraen, ir a comer a restaurantes de comida que no conocéis, viajar a algún destino diferente al habitual, hacer caso a esa amiga que os quiere convencer de practicar cierta actividad, apuntaros a cursos de cosas varias a ver qué tal, leer periódicos de ideología contraria a la vuestra y, en general experimentar, darle la oportunidad a actividades y planes de ocio que no están en lo más alto de vuestras prioridades, pero que quizá se convierta en una nueva pasión. Incluso algo tan sencillo como ir a la frutería y comprar una fruta que no has probado nunca te pone en una actitud exploradora que puede empujarte a ampliar tu curiosidad.

Soy consciente de que en ocasiones hay un equilibrio de coste-oportunidad, y a quienes todavía estamos trabajando y encima tenemos niños pequeños no nos queda tanto tiempo para el ocio como para dedicarlo a cosas que no nos atraen. Aunque sigo pensando que es bueno rascar un poco donde no pica, lo entiendo. Pero la situación es muy diferente cuando vamos haciéndonos mayores y los niños ya no nos exigen tanto —o al menos en términos de tiempo con ellos—, la carga laboral va descendiendo y llega un momento en que nos jubilamos y tenemos tanto tiempo libre como tenían esos antepasados nuestros a los que se refería Arsuaga. Cuando esto ocurre, el ocio vuelve a formar parte de nuestra vida. Claro que las principales recomendaciones para un envejecimiento activo y saludable son practicar ejercicio, hacer voluntariado y más cosas que hemos planteado en este libro, pero incluso cumpliendo con estas recomendaciones como si se tratara de un «deber autoimpuesto», nos queda tiempo para el ocio. Qué maravilla. De nuevo, cada uno tendrá en mente a qué *hobbies* y aficiones dedicará su tiempo libre cuando lo tenga, y es bueno pensarlo con antelación para evitar el *shock* de la jubilación que comentábamos en páginas anteriores. Nos queda mucha vida por delante, y las oportunidades de ocio que nos ofrecen ayuntamientos, fundaciones, centros públicos y privados y todo tipo de instituciones, comunidades y agrupaciones sociales son muchísimo mayores y más diversas de lo que imaginamos. Seamos intelectualmente promiscuos, tengamos un espíritu valiente y decidido y rasquemos donde no nos pica para disfrutar al máximo de todo lo que se nos ponga delante. Incluido ir a buscar setas.

REINVENTARSE CUAL PUNSET

Personas mayores excepcionales que logran cosas fuera de lo común hay muchas. Muchísimas. He querido evitarlas en este libro y he procurado hablar de casos más comunes, de Marías y Felipes que llevan vidas menos vistosas pero también ejemplares, con las que puedas identificarte y dejarte inspirar. Dicho esto, quiero contar la historia de la primera persona mayor que me deslumbró y me hizo pensar que era un ejemplo a seguir: Eduard Punset.

Conocí a Eduard en octubre de 2001 cuando escribí un correo electrónico al programa *Redes* de TVE ofreciéndome a colaborar, y me respondió él personalmente, pidiéndome que fuera a Barcelona para hacer una entrevista. Yo estaba en una nube. Nos vimos por la mañana, y por la noche me di cuenta de que ese día me había olvidado de comer. No había espacio para otras emociones. A Eduard le gusté, a los pocos días empecé un período de pruebas en *Redes*, pasé meses trabajando motivadísimo, y poco a poco me fui convirtiendo en su mano derecha, tanto en el programa como en la productora. Le considero mi mentor. Cuando falleció en mayo de 2019, *El País* me pidió escribir un obituario, que titulé «Carisma en estado puro». Eduard era fascinante. Inteligentísimo, sabio, librepensador, imprevisible y con un carisma desbordante como nunca he vuelto a encontrar. Para mí es todo un referente. Quizá ya no lo idolatro como antes, pero en ocasiones todavía pienso: «¿Qué haría aquí Punset?». Recuerdo infinidad de anécdotas sobre su vida, obra y pensamiento, pero en el contexto de este libro me gustaría destacar lo que hizo ya cumplidos los sesenta años: reinventarse y cambiar radicalmente de actividad profesional.

Punset fue abogado y economista, director económico de *The Economist*, especialista del Fondo Monetario Internacional en Estados Unidos y Haití, político, ministro en el gobierno de Adolfo Suárez y *conseller* de la Generalitat, eurodiputado, miembro de consejos de administración de varias empresas y presidente de ENHER, entre muchos otros cargos. De hecho, siempre explicaba que fue en ENHER donde empezó a preguntar a los ingenieros qué diantre era la electricidad, y al ver que le contaban cosas curiosísimas sobre electrones y átomos, pero que ni ellos mismos lo terminaban de entender, empezó a interesarse por la ciencia y se puso a leer libros de divulgación como un aficionado más. Rascó donde no le picaba, y le fascinó. Eduard era una persona cultísima, que sabía infinidad de historia, política y cultura, y de repente encontró en la ciencia un océano de información nueva e interesantísima, que además iba creciendo con nuevos descubrimientos cada semana.

Por esa época —mediados de los noventa—, Eduard había colaborado en algunos espacios televisivos, y por lo singular de sus pelos rizados, su forma de hablar y su originalidad a la hora de abordar los temas, TVE le propuso empezar un programa nocturno llamado *Redes*, donde conversaría sobre actualidad con invitados en un plató. En los primeros capítulos de *Redes*, allá por 1996, se invitaba a expertos y a personajes famosos, como actrices o cantantes, que daban sus opiniones sobre aspectos sociales, hasta que Punset se cansó de oír siempre lo mismo. Consideró que los famosos no eran referentes de nada, y que en realidad no contaban las cosas con enjundia, y convenció a TVE para que le dejaran invitar solo a científicos a su programa. Ellos sí tenían información nueva, interesante y cautivadora que explicar. Así fue como nació el *Redes* que conocimos y, pasados los sesenta años Eduard Punset se reinventó completamente hasta convertirse en un grandísimo y reconocidísimo divulgador científico. Es cierto que cometió algunos errores al inicio y al final de su carrera que le valieron algunas críticas, pero lo que consiguió —poner la palabra ciencia en la mente de centenares de miles de personas— fue tremendamente meritorio. Un pionero.

Lo que quiero destacar en este texto es su valentía a la hora de reinventarse a los sesenta años y el impacto que eso tuvo en su vida. Cierto que Punset tenía unas neuronas privilegiadas, pero no es nada fácil empezar a aprender ciencia y cambiar de vida pasados los sesenta años, sobre todo en la sociedad de hace ya casi tres décadas. Él lo hizo, gracias a una gran confianza en sí mismo y una actitud jovial que, medio en broma medio en serio, le hacía asegurar que «no está demostrado que me vaya a morir». Conocí muy bien a Eduard. Su espíritu era joven y su visión de la madurez absolutamente activa. Tenía suficientes recursos económicos para haberse quedado leyendo y descansando en el Empordà en su masía de Fonteta, pero él quería aprender, viajar, conocer gente, ligar, trabajar, disfrutar y vivir. Pero esto no es lo que le hacía especial, muchos de nosotros también queremos estas cosas. Lo primero que le hacía único era el carisma y el talento que le hizo triunfar y que, honestamente, quizá la mayoría de nosotros no tenemos; lo segundo fue una postura irreverente frente al destino, junto con la fuerza de reinventarse y redirigir su vida hacia nuevos caminos, y esto quizá sí podamos imitarlo. En realidad, es más una cuestión de actitud que de aptitud. Si se puede sacar una lección de Eduard, es que nunca es tarde para reinventarse, que no es tan difícil como parece, y que hacerlo multiplica los días por vivir. Podría justificarlo con estudios sobre los beneficios de tener un propósito vital, de vivir motivado, o aspectos de la teoría de la selectividad socioemocional que citábamos en el primer capítulo, pero no hace falta. A los sesenta queda mucha vida —quizá una nueva— por delante, y eso debería ser suficiente motivación para reinventarnos si es lo que cada dos por tres nuestra vocecita interior nos va sugiriendo.

LONGEVAS Y PODEROSAS

No quise incluir demasiados matices de género en este libro. Reconozco que en muchos momentos preferí tener una lectora imaginaria en mente, para intentar equilibrar mis posibles sesgos inconscientes, pero rehúyo los estereotipos y considero que en realidad hombres y mujeres no somos tan diferentes. Con sus metaanálisis, su psicología diferencial y su *gender similarity hypothesis*, Janet Shibley Hyde ya estableció que la heterogeneidad interna dentro del conjunto de mujeres y dentro del conjunto de hombres es muchísimo mayor que las diferencias medias entre géneros, y muchas de estas disparidades son herencias del pasado que se están diluyendo. Pero, por otro lado, asumo que la realidad actual no es la de hace cinco o seis décadas, y en una obra así no puedo obviar el papel transformador que tuvo la generación de mujeres que ahora son mayores, y del que se están beneficiando las actuales. Y hablando de diferencias entre géneros, en un libro que habla de longevidad quizá tampoco puedo ignorar el hecho tan curioso de que ellas vivan más años que ellos. Empiezo por esto último.

¿Por qué las mujeres viven más años?

A nivel mundial, las mujeres viven de media entre cinco y siete años más que los hombres. Esto está perfectamente documentado. Incluso un artículo publicado en PNAS establece que la esperanza de vida de las mujeres es un 7,8 por ciento mayor, y analizando 101 otras especies de mamíferos también observa una longevidad media de un 18,6 por ciento superior en las hembras que en los machos.[19] Esto induciría a pensar en fuertes causas biológicas. Cuidado, que las medias esconden cosas. Cuando hilamos fino, las mujeres rusas viven once años más que los hombres, en países europeos como España la diferencia es de unos cinco años, mientras que en la India de apenas tres, y en algunos países del centro de África incluso menos.[20] Y en el mundo animal, la crudeza de la selección sexual y la presión por la supervivencia hacen que las variaciones entre especies sean muchos mayores. Eso quiere decir que, efectivamente, algo biológico debe condicionar que en todo el mundo las mujeres suelan vivir más años que los hombres, pero si hay tanta diversidad entre países es porque el entorno y las condiciones de vida —consumo de vodka por ejemplo— influyen bastante más.

Los estudios sobre las causas biológicas han analizado aspectos hormonales, genéticos, inmunológicos y metabólicos, pero siguen sin encontrar una causa principal.[21] Los estrógenos protegen más ante procesos inflamatorios y problemas cardiovasculares, mientras que el exceso de testosterona suprime el sistema inmunológico. Se ha observado mejor respuesta femenina al estrés oxidativo, y un estudio comprobó que durante grandes epidemias o hambrunas las mujeres enfermaban y morían menos que los hombres.[22] De hecho, los hombres enfermaron más gravemente y fallecieron en mayor proporción por covid que las mujeres. Pero cuando se analiza en detalle, algunos factores biológicos y psicosociales resultan muy difíciles de separar. Por ejemplo, la testosterona conlleva más conductas de riesgo y hace que la mortalidad debida a accidentes y violencia sea mucho mayor en hombres que en mujeres. Para complicar más el asunto, la nueva manera de envejecer está revelando una paradoja: las mujeres viven más años, pero suelen llegar a edades avanzadas con mayor fragilidad. Si sumamos un mayor abuso masculino de tabaco, alcohol y drogas, aparece un cóctel de factores difícil de desgranar. Pero atención, porque analizar las diferencias en términos de longevidad entre hombres y mujeres a lo largo de la historia reciente nos lleva a una conclusión interesantísima: los motivos de la mayor longevidad femenina han ido cambiando con el tiempo. Me explico.

Hasta principios del siglo xx, los bebés y niños pequeños fallecían más que las niñas. Este es un hecho muy bien documentado, que todavía se observa en algunos países, y que responde a factores biológicos como la respuesta a infecciones y enfermedades. La medicina actual ha disuelto estas diferencias, pero en el pasado, la principal causa de la mayor esperanza de vida media de las mujeres fue la mayor mortalidad infantil masculina. Luego, en la primera mitad siglo xx las guerras mundiales acortaron estadísticamente la esperanza de vida media de los hombres más que la de las mujeres, y en la segunda mitad el mayor consumo de tabaco y alcohol por parte de los hombres provocó una mayor mortalidad masculina por enfermedades crónicas. Llegados ya al siglo xxi, estas diferencias en hábitos se han ido reduciendo, pero las variaciones de longevidad entre géneros se mantienen, y aparece una tipología de factores nuevos: las mujeres mayores suelen buscar atención médica antes y con mayor frecuencia que los hombres, se adhieren mejor a los tratamientos prescritos, y mantienen más vínculos sociales y redes de apoyo que les ayudan a regular mejor el estrés, las emociones, evitar la soledad y tener mejor estabilidad emocional y estrategias de afrontamiento frente a situaciones difíciles como duelos o el propio proceso de envejecimiento. Los aspectos biológicos pueden seguir influyendo, pero estos factores conductuales asociados a la madurez y la vejez no tenían ningún peso cuando la esperanza de vida era menor a los sesenta años; sin embargo, ahora son la clave de la longevidad y reflejan un mensaje fundamental de este libro: quien se cuida más, vive más. No podemos cambiar la genética —de momento— pero sí los hábitos. Aprendamos de ellas.

Mujeres revolucionarias

Hay algo en las mujeres rebeldes y poderosas que siempre me ha generado admiración. Creo que es su carácter pasional y su determinación para enfrentarse a injusticias. Recuerdo hace ya bastantes años cuando conocí a Vera Rubin, la astrónoma que en los años setenta, observando la rotación de las galaxias, descubrió que el universo estaba lleno de algo desconocido llamado materia oscura. Cuando la visité en la Carnegie Institution en Washington D. C. tenía ya más de ochenta años y seguía disfrutando de conversar con jóvenes investigadores y leer las últimas teorías sobre qué podría ser esta materia oscura, que sigue siendo un misterio cincuenta años después. Mientras hablábamos de su trayectoria, me contó algo muy significativo: resulta que, siendo ya una joven investigadora, el telescopio Mount Wilson tenía prohibida la entrada a mujeres y, para utilizarlo, ella tenía que pedir hora en nombre de su marido, científico también. Vera todavía se indignaba al explicármelo. Me contó que en el telescopio no había baño de mujeres, y que en señal de protesta dibujaba cada día en un papel la típica figura femenina de los aseos y la pegaba encima de un baño de hombres. Cada noche se la quitaban, pero ella insistía a diario y protestaba ante la injusticia (no solo del baño, sino del machismo que vetaba a las mujeres científicas). Eso incomodaba a algunos hombres, me dijo, pero le daba igual. Era intolerable, y tocaba sublevarse. Hay millones de ejemplos como este, pero, para mí, aquella imagen que recreé en mi mente de una mujer joven y menuda caminando sola entre señores dentro de un telescopio y con un papel en la mano, dispuesta a pegarlo en un baño, moleste a quien moleste, es el símbolo de una lucha durísima con la que muchas mujeres ahora mayores han logrado una transformación social espectacular.

Sin salir del ámbito científico, recuerdo el empeño y la energía que me transmitía Carme Valls, una investigadora que estudió durante mucho tiempo el sexismo en medicina, para hacerme ver que los síntomas de algunas enfermedades difieren entre hombres y mujeres y que el metabolismo de algunos fármacos también. Lo que ocurre es que, como la medicina ha estudiado tradicionalmente más al hombre que a la mujer, ellas todavía sufren más efectos secundarios, diagnósticos más imprecisos y detección más tardía de enfermedades importantes. Hablando con Carme, a ratos sentía rabia en su mirada. De nuevo, la vehemencia puede incomodar a cierto tipo de señoros, pero yo apreciaba esta rabia. Me gustaba porque era justificada, sobre todo porque también era necesaria para seguir impulsando el cambio y contagiar a mujeres jóvenes a las que todavía no se les ha hablado de estas luchas y que pueden seguir afrontando discriminaciones de todo tipo.

Eso último fue lo mismo que me transmitió Nancy Hopkins, investigadora del MIT y famosa por llevar a cabo un estudio histórico en el ámbito de la discriminación por género en ciencia. Cuando, a finales de los noventa, Nancy Hopkins se quejaba de que en el MIT había discriminación sexista, los directivos de la universidad le mostraban tablas con datos salariales, permisos, etc., argumentando que su percepción no estaba justificada. Entonces ella se puso a medir los laboratorios y los despachos de todos los investigadores e investigadoras y demostró que, a igualdad de rango, los científicos disponían de manera sistemática y significativa de más espacio que las científicas. Los responsables del MIT se sorprendieron, reconocieron la evidencia, asumieron públicamente esos resultados como una muestra del machismo inconsciente que había en su centro y tomaron medidas para corregirlo. Fue un éxito rotundo. Recuerdo a Nancy advirtiendo preocupada que, como las investigadoras jóvenes no estaban notando esta discriminación, no parecían estar alerta de esos sesgos, y temía que pudiera producirse una involución. Por eso las mujeres de cierta edad están tan sensibilizadas: porque han sufrido y luchado mucho para lograr esta revolución todavía inacabada.

He elegido ejemplos de científicas, porque es mi mundo y mi área de conocimiento, pero obviamente hay infinidad de casos similares en todos los sectores. Podríamos hablar de la gran Manuela Carmena, que hizo el camino inverso a Punset y a los setenta y un años se convirtió en alcaldesa de Madrid, quien luchó en un mundo de hombres y que sigue muy involucrada tanto en el empoderamiento de la mujer como en programas para el envejecimiento activo. Es sin duda una *role model*, como también podrían serlo ciertas artistas, escritoras, actrices, periodistas y caras muy reconocidas, pero sobre todo millones de mujeres que no salen en los medios y que han contribuido desde abajo a cambiar las reglas del juego. Quizá tú misma, que estás leyendo estas líneas.

No olvidemos que, en España, estas mujeres ahora mayores nacieron bajo el régimen franquista que institucionalizaba la moral católica y el patriarcado, en el que las casadas necesitaban el permiso marital para trabajar, abrir una cuenta bancaria o viajar al extranjero, el divorcio y el aborto estaban prohibidos, y social y educativamente se reforzaba el papel de la familia tradicional y de la mujer como esposa y madre. Insisto: no olvidemos que durante toda la historia, hasta hace apenas cincuenta años, el mundo ha sido así. El progreso es enorme, pero frágil todavía.

Recordemos que, incluso en esas condiciones, muchas mujeres estudiaron más de lo que «tocaba», asumieron trabajos que «no eran para mujeres», rompieron techos de cristal, empezaron a rebelarse y a decir «no» dentro y fuera de casa, hasta que lograron liberarse económica, emocional, familiar, social y sexualmente. Fueron la verdadera generación bisagra en cuanto al sexismo, convirtiendo aquel patriarcado tan rígido en el escenario actual, todavía imperfecto, pero abismalmente mejor. Sufrieron dobles cargas laborales y domésticas, críticas y discriminaciones, violencia, injusticias, acosos, edadismo y unas pensiones más bajas que todavía arrastran, pero lograron nuevas leyes y cambios culturales tremendamente meritorios, que deben ser más reconocidos y admirados.

De qué se arrepienten los mayores al mirar atrás

Hace muchos años, cuando me mudé a Barcelona para trabajar en el programa *Redes*, tenía una compañera de piso sueca que estaba bastante zumbada, en el mejor sentido de la palabra. Yo tenía unos veintiocho años y ella unos veinticinco o veintiséis. Divertidísima e imprevisible, trabajaba de economista por el día y quemaba los bares por la noche, y se convirtió en una de las amigas y compañera de aventuras que recuerdo con más cariño.

Poco tiempo después dejó su trabajo y se mudó a Dinamarca para arrancar su nueva carrera en el sector del diseño y la moda. Un día la llamé a ver qué tal estaba y me dijo de sopetón: «Aburrida. Justo estaba haciendo una lista de los tíos que me he follado y de los que hubiera podido follarme pero no lo hice. ¿Y sabes qué? No me arrepiento de ninguno de los que me he follado, incluso de algunos que después vi que eran unos verdaderos idiotas, pero en cambio me arrepiento de casi todos aquellos con los que no me acosté». Yo seguía trabajando en *Redes* cubriendo temas de psicología humana y le respondí: «Normal; nos solemos arrepentir de lo que no hacemos, no de lo que hacemos, incluso cuando sale regular».

Esto mismo, arrepentirse bastante de lo no hecho y muy poco de lo hecho, es la principal conclusión a la que llegan los estudios científicos que analizan de qué se arrepienten y qué declaran que hubieran hecho diferente las personas mayores al mirar hacia atrás en su vida. La casuística es tremenda, y seguramente tu abuela o tu tío se arrepentirán de unas cosas diferentes a las de los míos, pero en cualquier caso está bien que les preguntes y les escuches si tienes ocasión. Como en todo, a mí me gusta trascender los testimonios individuales y buscar investigaciones que analicen de manera metódica esta situación. Y las hay. Muchas.

Ya en 1995, un citadísimo estudio titulado «The experience of regret: What, when, and why» estableció primero que, a corto plazo, sí podemos arrepentirnos de decisiones «equivocadas» que salieron mal pero que a largo se suelen relativizar e ignorar, y segundo, que los principales motivos de arrepentimiento son no haber hecho cierto viaje, no haber arriesgado en un momento determinado, no haber estudiado cuando había la oportunidad o no haber expresado sentimientos en momentos especiales. Habrá excepciones, claro que sí, pero es una tendencia confirmadísima experimentalmente por muchos otros estudios, por ejemplo «Getting Over Past Mistakes: Prospective and Retrospective Regret in Older Adults», que demostró algo singular: los mayores tienen, efectivamente, mucho menor arrepentimiento retrospectivo (por decisiones tomadas) que los jóvenes, pero siguen tomando decisiones guiadas por el arrepentimiento prospectivo (miedo a «equivocarse»).[23] Esto es interesante, porque indica que los mayores suelen aconsejar a los jóvenes ser más atrevidos, pero ellos mismos no lo aplican tanto como dicen.

Si analizamos una revisión de estudios como «The relationship between life regrets and well-being: a systematic review», vemos que la cantidad e intensidad de los arrepentimientos está correlacionada con menor salud física y bienestar.[24] La correlación puede darse a la inversa (sentirte infeliz hace que tengas la sensación de haber tomado malas decisiones en el pasado), pero los autores aseguran que, en general, no superar ciertas decepciones y atribuirse culpa por ello condiciona inconscientemente más de lo que parece. En este sentido, establecen como medidas protectoras disminuir la comparación social, aumentar la autoestima y practicar —en ocasiones con ayuda— la reapreciación cognitiva (reinterpretar hechos pasados en clave positiva). Todo esto ayuda a vivir con más serenidad las elecciones pasadas, como también apunta el estudio «Regret in later life: exploring relationships between regret frequency, secondary interpretive control beliefs, and health in older individuals».[25]

La idea de preguntar a los mayores «¿de qué te arrepientes cuando miras atrás?» es mucho más simple: se trata de escuchar su perspectiva para que no nos ocurra lo mismo. En este aspecto, los arrepentimientos más frecuentes son:

- No haber pasado suficiente tiempo con los hijos y haberse perdido etapas determinadas o actividades importantes. No sé cuántas veces, yendo con mis hijas pequeñas, habré oído la frase «aprovecha ahora, que pasa rápido» por parte de otros padres con hijos mayores que ahora se arrepienten de no haber disfrutado más de ellos años atrás.
- No haber reparado peleas, sea con la pareja, familiares, amigos, compañeros y, desde luego, con los hijos. No haber pedido perdón a tiempo puede dejar un gran remordimiento.
- En las relaciones románticas y de pareja, las personas suelen arrepentirse de no haber cuidado suficientemente la relación ni expresado más amor (hay un estudio en viudos y viudas que resulta muy triste).[26] Las malas rupturas suelen dejar también sensación de arrepentimiento, los romances muy deseados pero nunca iniciados se quedan en ese limbo platónico de la duda sobre lo que podría haber sido y, en general, muchísimas personas se arrepienten de no haberse divorciado, mientras que poquísimas se lamentan de haberlo hecho.
- En el ámbito académico, mucha gente se arrepiente de no haber estudiado lo suficiente o de no haber seguido una carrera deseada.
- Haber trabajado demasiado, no haber cambiado de empleo, no haber tenido el coraje de perseguir una vocación.
- En general, muchas personas se arrepienten de no haber sido fieles a sí mismas por miedo a la opinión de los demás, como si hubieran sacrificado su autenticidad personal. Es a lo que se refieren muchos mayores cuando nos aconsejan: «Toma tus propias decisiones, sé más tú mismo y no te dejes influenciar tanto por los otros».
- No haber cuidado la alimentación ni haber hecho ejercicio o desatendido revisiones médicas puede ser un claro motivo de arrepentimiento cuando llegan los problemas de salud.

- No haber disfrutado suficiente de planes de ocio como viajar, invertir tiempo en una afición determinada o tomarse tiempo libre para uno mismo, aunque esto es relativo a las consecuencias que uno considera que han tenido dichos sacrificios. Nadie se arrepiente de haber salido poco de fiesta durante la carrera si se la sacó de manera exitosa y gracias a ello impulsó una gran carrera profesional.

De manera similar, obviamente hay arrepentimientos que son fruto de lo bien o lo mal que salió una decisión. El caso más claro es el ámbito de las finanzas, donde una apuesta impulsiva en bolsa puede celebrarse como un éxito si generó ganancias considerables o lamentarse como un fracaso si supuso pérdidas. Cada uno tendrá sus arrepentimientos particulares, lo importante es identificarlos, asumirlos y tener en cuenta que nunca es tarde para impulsar intervenciones de reminiscencia y reconciliación que ayuden a reducir su carga emocional.

Las intervenciones de reminiscencia son técnicas psicológicas en las que las personas mayores repasan su vida, exploran sus recuerdos, reflexionan sobre sus decisiones y comparten sus experiencias, generalmente con un psicólogo que les ayuda a dar coherencia al relato, a integrar logros y fracasos, resignificar arrepentimientos y mejorar su autoestima y su sentido de propósito. Como confirma el estudio «Effects of reminiscence therapy on quality of life and life satisfaction of the elderly in the community: a systematic review», estas técnicas tienen efectos muy positivos en la satisfacción vital de quienes las reciben.[27]

Las intervenciones de reconciliación son, en cambio, programas o terapias dirigidas a resolver conflictos específicos del pasado, cerrar asuntos pendientes o reparar relaciones significativas. Pueden ser aplicadas en terapia individual o familiar, buscan facilitar el perdón, reducir el trauma emocional asociado al arrepentimiento y mejorar la calidad de las relaciones. Uno de los ejercicios más habituales es escribir cartas de perdón aunque no se envíen.

Resumiendo mucho, la reminiscencia tendría que ver con integrar el pasado para darle sentido y la reconciliación consistiría en sanar heridas abiertas con uno mismo o con otros. Ambas son herramientas clave para manejar arrepentimientos en la vejez y aumentar el bienestar psicológico, aunque, desde luego, lo ideal es que cuantos menos motivos haya de arrepentimiento, mejor. Por tanto, escuchemos los consejos de los mayores y hagámosles caso, porque si no lo hacemos un día podríamos lamentarlo.

ESPIRITUALIDAD A LA CARTA

Tratar el tema de la religión y la espiritualidad en este libro me incomoda, porque lo que creo en el ámbito intelectual no es lo más conveniente a nivel práctico. Me refiero a que no creo en Dios ni en la vida espiritual después de la muerte, pero muchos estudios científicos demuestran que las personas creyentes que participan activamente en actos religiosos tienen en general mejores índices de bienestar, satisfacción vital y estado anímico.

Es importante matizar que estas investigaciones realizan medias poblacionales y que desde luego habrá personas no religiosas que sean mucho más felices que otras creyentes. Aun así, la correlación está contrastada por muchas fuentes diferentes. Incluso un estudio con 16.000 personas titulado «Religion and survival among European older adults» observó, tras ajustar sus resultados por factores sociodemográficos, que quienes participaban en servicios religiosos tenían menor riesgo de mortalidad.[28] Otros estudios con obituarios y registros funerarios también confirmaron que las personas religiosas practicantes vivían en promedio algunos años más que las no religiosas, posiblemente por los mayores niveles de bienestar, menor riesgo de depresión, estilos de vida más saludables y mayor vinculación y soporte comunitario.

Dicho esto, como comprenderás, aunque yo no sea religioso, no tengo ningún incentivo para sugerir a alguien religioso que deje de serlo. De hecho, si este libro fuera de autoayuda y lo único que me preocupara fuera tu bienestar, quizá te recomendaría que te unieras a alguna comunidad que profese algún tipo de fe, espiritualidad o creencia que coincida con tus principios, y hasta quizá te recomendaría leer a ciertos charlatanes. Pero en mi manera de divulgar información el pensamiento crítico y la racionalidad científica son imprescindibles, y no puedo sacrificarlos de manera condescendiente, incluso pese a los beneficios que quizá implicaría. Así que, en esta encrucijada, y siendo un tema que no puedo obviar en este libro, sin ánimo de quitarte la fe y sin ninguna pretensión de certeza absoluta por mi parte, sí debo trasladarte mi visión y mis conocimientos de manera honesta.

Creo que Dios existe como concepto creado por los humanos, no como ente sobrenatural preexistente, independiente de nosotros y creador omnipotente. Me refiero a que, si me preguntas si Dios existe, puedo responder que sí, igual que si me preguntas si existe la democracia. Es una idea, una construcción cultural, algo inmaterial pero que obviamente existe y puede guiar nuestra vida y dar un orden y un sentido a quienes creen en el conjunto de normas y valores formados alrededor de él. Pero estas normas y reglas no son en su origen tan diferentes como las normas y reglas del fútbol, que inicialmente fueron diseñadas por los primeros apóstoles de este deporte y poco a poco fueron modificadas por los consensos de una Iglesia llamada FIFA. Que una mano dentro del área sea penalti y se lance desde nueve metros sin barrera es una norma arbitraria creada por los humanos, no algo que haya existido desde siempre y haya sido revelado por un ente superior.

Disculpad la analogía. No pretende ofender a nadie. Es mi opinión, que difiere de la de los creyentes que profesan una religión y sí defienden la existencia de un Dios omnisciente que puso en marcha el universo y tiene poder sobre el destino de nuestra vida. Como esta visión del Dios creador está en el ámbito de lo sobrenatural, ni yo ni la ciencia podemos negar rotundamente su existencia. Por eso algunos creen y otros no. Sin embargo, la mayoría de quienes tenemos un pensamiento científico y analizamos el funcionamiento físico, químico y biológico de la naturaleza no encontramos ningún indicio ni planteamiento mínimamente coherente para defender su existencia.

Tampoco tenemos indicios de la existencia de un alma, una conciencia o una vida independiente del cerebro que pueda sobrevivir a la muerte. Ya sé que habrás oído muchos debates en los que se intenta defender con argumentos científicos esta visión religiosa o espiritual sobre la separación del cuerpo y la conciencia, pero déjame decirte que, cuando las afirmaciones de estos gurús pseudocientíficos se analizan de manera rigurosa, hacen aguas por todos lados. Puedes leer un libro que te habla de cuántica y supraconciencia, y si no sabes cuántica, puede parecerte hasta coherente, o incluso una revelación, pero si sabes algo de física verás que los términos están totalmente tergiversados, sacados de contexto y manipulados para aparentar una solidez de discurso científico que en realidad no tienen. Yo, la verdad, tolero más a alguien que diga creer en espíritus sin evocar a la ciencia que a alguien que utilice la ciencia de manera distorsionada y decorativa para pretender dar un aura de validez a sus ideas.

De hecho, para mí la conciencia no es conceptualmente muy diferente de la digestión. Ambas son propiedades emergentes, que se generan cuando sumas muchas actividades separadas. Por ejemplo, en la digestión no tiene sentido preguntarse qué órgano la produce, o en qué parte del cuerpo reside, porque hay muchos procesos sin los cuales no existiría: necesitas una boca para masticar, un estómago para triturar, intestino para absorber, hígado, venas y, en última instancia, células. Puedes decir que la digestión está en las células, pero sería tan simplista como decir que la conciencia está en las neuronas, o que hasta las bacterias tienen un grado mínimo de conciencia. Sí, pero no. La conciencia nace de un cerebro que percibe el mundo, tiene memoria para recordarlo durante un tiempo, inteligencia suficiente para darse cuenta de que ese cuerpo es propio y diferente del resto y lenguaje interno para hablarse a sí mismo. Todo esto lo ejecutan áreas diferentes del cerebro que, sumadas, hacen emerger lo que llamamos pensamiento o conciencia, de la misma manera que emerge la digestión. No lo veo tan mágico.

Insisto, esto no quiere decir que el alma o el espíritu no existan como algo inmaterial creado por el cerebro y nuestra identidad y, hasta cierto punto, independiente de ellos. Creo que obviamente tengo un alma, un espíritu, una voz interior, un «algo» que me da una sensación de individualidad y que los otros perciben como esencia de Pere y recordarán cuando mi cuerpo ya no esté. Pero no es una esencia con vida propia fuera de las neuronas, sino una idea, una referencia imaginaria que se manifiesta en decisiones y en percepciones internas y externas. Esta esencia no sale del cuerpo tras la muerte ni se convierte en una «energía» que observa lo que pasa a su alrededor, ni tampoco se queda vagando durante toda la eternidad. Para mí, la autoconciencia o el espíritu propio desaparece con la muerte, aunque se quede en la mente de otros. No es mi papel en este libro desmontar las experiencias cercanas a la muerte de personas que las han vivido, pero hay explicaciones racionales más coherentes que las que defienden los gurús de la espiritualidad. La trascendencia y la inmortalidad son para mí otra cosa, más bien unida a la cultura y al cerebro de los otros. Dicho de otra manera, sí creo que existe el espíritu —si le queremos llamar así— de Lorca o el de Marie Curie, pero no el de un embrión humano de pocos días que aún no tiene sistema nervioso ni sus padres saben de su existencia.

No quiero dejar de subrayar que todas estas creencias dualistas, según creo, son reales en la medida en que son construcciones de nuestra mente y nuestra cultura. A mí, por ejemplo, sí me importa lo que pensarán mis hijas de mí cuando yo no esté, y quizá se podría decir que, en función de mis actos, ellas tendrán un recuerdo u otro que hará que mi alma —entendida como lo que ellas piensen de mí— esté en el cielo o en el infierno. Yo no tendré conciencia ni existiré para mí, pero sí para otros, y eso también genera una espiritualidad y una sensación de trascendencia que es bueno cuidar y fomentar. Si a todo esto unimos lo terrible de la muerte y la idea angustiosa de la inexistencia, es normal que nos sintamos más cómodos y protegidos creyendo en dioses y en el más allá, aunque rompa todas las leyes científicas.

Esta es mi visión. Sé que es una postura que vende menos libros y que resulta mucho menos viral que otras, pero es en la que creo, y mi integridad intelectual no la va a sacrificar. Pero tampoco trataré de imponerla, sobre todo sabiendo que tener creencias religiosas y espirituales y participar activamente en actos comunitarios puede ser beneficioso —aunque no imprescindible— para el bienestar y la longevidad. Tú decides.

AFRONTAR LO INEVITABLE

Hay un vídeo viral de Keanu Reeves —el actor de *Matrix*— donde el presentador de un *late night* le pregunta: «¿Qué crees que ocurre después de la muerte?». Reeves se queda pensando, deja pasar unos segundos y, con tremendo aplomo, responde: «La gente que nos quiere nos echará de menos». No es fácil dejar sin palabras a Stephen Colbert, el presentador que, tras quedarse atónito, se limita a extenderle la mano reconociendo la brillante respuesta. En cierto sentido, la muerte afecta más al que se queda que al que se va, y tan importante es aprender a gestionar el final de uno mismo, como el duelo por la pérdida de seres profundamente queridos.

Pero nos cuesta hacerlo. Porque pensar sobre la muerte es incomodísimo. De hecho, en los años setenta unos psicólogos sociales describieron el efecto MUM (*minimize unpleasant messages*) según el cual, de manera natural, tendemos a resistirnos a interiorizar y transmitir información negativa o potencialmente dañina para el receptor del mensaje, que pueden ser los otros o nosotros mismos. Pero esto es un error, porque, como me decía en *El cazador de cerebros* el psicólogo clínico y experto en cuidados paliativos Bernat Carreras, «cuando uno siente la cercanía de la muerte, lo que necesita precisamente es hablar sobre ella», añadiendo que, cuanto más hayamos reflexionado internamente sobre la aceptación de la muerte, más llevaderos serán el momento y las etapas previas, tanto en el caso de la propia muerte como en el acompañamiento a los demás.

Bernat explica que todos le tenemos miedo al sufrimiento, al dolor, a la soledad, a lo desconocido…, pero que, en realidad, lo que él observa es que esos temores se van diluyendo a medida que se acerca el momento final. Según él, el proceso de morir implica en cierto modo un «dejarse ir», un «soltar», una aceptación que hace desaparecer nuestra ansiedad cotidiana. De hecho, «lo más curioso de todo es que cuando ya se ha producido esa muerte y vuelvo a ver a los familiares para acompañarlos en el duelo, casi todos señalan que no fue tan duro como creían, o que lo superaron antes de lo previsto», dice Bernat, añadiendo que «en parte construimos a nivel social tal temor hacia la muerte que, cuando cae el telón y se desvela la escena, jamás es tan dolorosa como uno esperaba». En el momento de morir, ese miedo se difumina, quedando una especie de lucidez, humildad y sensibilidad hacia los pequeños detalles. Evoca la idea de «morir desnudo, cuando uno ya se despoja del traje final y queda solo lo más profundo».

Desde luego, hay muchas situaciones diferentes, y nada tiene que ver la muerte plácida o relativamente rápida de una persona mayor con el drama de un suicidio, una enfermedad larga con mucho sufrimiento o una muerte inesperada. En estos casos, la aceptación y la superación del duelo son mucho más complicadas. Por eso es tan importante la humanidad y el trabajo de profesionales como Bernat que, con sus cuidados paliativos, evitan el dolor físico, la agonía, acompañan emocionalmente para que al final de la vida haya más amor que sufrimiento. De hecho, explica que algunas personas se despiden apesadumbradas centrándose en su malestar, pero que muchas transmiten gratitud, generosidad, amor, se centran en las necesidades y el bienestar de los otros, y «a mi modo de ver, estos tendrán una mejor muerte y sus familiares un mejor duelo», asegura Bernat. A decir verdad, no lo dice solo él, sino también varios estudios científicos que han hecho encuestas con personas que afrontaban sus últimas semanas e incluso horas de vida.

Tsunami cerebral

Existen estudios de neurociencia que podrían llegar a confirmar esta teoría de la muerte plácida. En unos experimentos muy singulares, el investigador alemán Jens Dreier midió parámetros neuroquímicos y actividad neuronal con electrodos durante los minutos anteriores, posteriores y durante la propia muerte de voluntarios enfermos terminales.[29] Observó que, junto al ya conocido proceso de transición de la vida a la muerte en tres fases (pérdida de circulación, pérdida de respiración y pérdida de actividad electrocortical), tenía lugar también un evento muy singular conocido como *tsunami cerebral*, caracterizado por una intensa actividad cerebral repentina seguida de una despolarización total de las neuronas, que se esparce por el cerebro y que en los experimentos duró entre 13 y 266 segundos. Dreier observó también una excepcional liberación de serotonina antes del momento de la muerte, acompañada después de la liberación simultánea de grandes cantidades de todo el resto de neurotransmisores presentes en el cerebro humano, tanto excitadores como inhibidores. Según explica, esto puede inducir un estado cerebral muy singular en los momentos previos a la muerte y una alteración de la conciencia brutal en medio del tsunami que podría explicar la aparición de recuerdos e imágenes en personas que han tenido experiencias cercanas a la muerte. Si a esto le sumamos la constatación de que las neuronas tardan unos minutos en morir después de la pérdida de circulación sanguínea y la despolarización, según Dreier no tiene sentido concebir la muerte como un hecho que ocurre en un solo momento concreto, sino que más bien se trata de un proceso que dura varios minutos. Esto es interesantísimo, y tiene muchas implicaciones.

EL DUELO ES UN PROCESO

El proceso de duelo es algo por lo que, de manera más o menos traumática, todos pasaremos. Muchos seres queridos se irán a lo largo de nuestra vida, la mitad de las personas enamoradas despedirán a sus parejas y, no quiero ni pensarlo, pero puede haber pérdidas todavía mucho más dolorosas. La heterogeneidad de situaciones y respuestas emocionales posibles es abrumadora, pero los psicólogos e investigadores que lo estudian ven algunos patrones comunes que pueden servir para comprenderlo y afrontarlo.

Lo primero es concebirlo como un proceso de adaptación neuropsicológica. La fase inicial de *shock* es una respuesta emocional intensísima en la que se mezclan tristeza, rabia, negación y desesperación. Puede incluso conllevar un cortocircuito límbico y un entumecimiento emocional para proteger al cerebro frente al dolor, la pérdida de control y el riesgo de colapso. Lo normal es que, después de esto, se activen nuestros mecanismos de resiliencia natural y de manera progresiva vayamos recuperándonos y aprendiendo a funcionar en un mundo en el que esa persona querida ya no está. En cualquier momento, la memoria nos golpeará emocionalmente, la amígdala provocará dolor físico real y el núcleo accumbens seguirá anhelando esa presencia que era parte de nosotros, pero varias investigaciones en neuroimagen han demostrado que, poco a poco, el recuerdo del ser querido va activando con menor intensidad las áreas asociadas al dolor.[30] La añoranza nunca se pierde del todo, aunque, según varios modelos (por ejemplo, el Elisabeth Kübler-Ross), se va entrando en una etapa de restauración que implica un reajuste vital, nuevas rutinas y redefinición de la identidad hasta llegar a hacer compatible el bienestar con el recuerdo. Si esto no ocurre, en algunos casos podría llegar a desencadenarse un desorden por duelo prolongado que requeriría ayuda especializada.[31]

De todas maneras, esto es un vaivén impredecible, y existen circunstancias, personalidades, culturas y maneras de vivirlo muy diferentes, conque las explicaciones científicas o las recomendaciones genéricas pueden parecer tremendamente superfluas, y seguramente lo son. A pesar de las dificultades para hablar sobre el tema, es algo a lo que todos nos enfrentaremos de mayores, y sí parece consensuado que tener conciencia de ello y entender qué nos está pasando nos ayudará a reaccionar mejor cuando ocurra. Los expertos suelen mencionar una serie de principios básicos que facilitan la recuperación, como expresar emociones y aceptar el dolor sin intentar suprimirlo, no aislarse y permitir apoyo social y de gente cercana, mantener vínculos simbólicos con la persona perdida, evitar tanto la reexposición constante como querer pasar página demasiado rápido e intentar no desentendernos de nuestro cuidado físico.

En algunas personas, las cinco etapas que anticipé serán más largas o intensas que en otras, pero sí parecen bien establecidas: 1) negación, o no poder creer ni querer aceptar lo que ha pasado, y percibirlo como irreal; 2) ira, o sensación de injusticia, buscar culpables o preguntarse con enfado «¿por qué a mí?»; 3) negociación, o una especie de búsqueda racional de sentido —que puede recurrir a lo divino— para intentar salir del dolor; 4) depresión, en la que sobrevienen el gran bajón y la crisis existencial que llega tras el *shock*; finalmente 5) aceptación, una mezcla de reflexión, estabilización neuroquímica y situaciones cotidianas que redirigen nuestra atención y nos obligan a relativizar. De nuevo, es importante no estancarse en ninguna etapa y forzarse por evitar el decaimiento, la falta de apetito o el no querer salir de la cama. Debemos esforzarnos en la medida de lo posible por socializar, dejarnos cuidar y emprender pequeñas acciones que nos reconforten y nos obliguen a pensar en otras cosas, incluso aunque sintamos que es imposible.

Escribo esto pensando en un trauma intenso por la pérdida de un ser muy querido, pero obviamente hay duelos «menores» causados por la pérdida de familiares o amistades menos cercanas, o incluso pérdidas por motivos de salud, profesionales o vitales que pueden desencadenar una respuesta parecida. Respecto a las clases de duelo, aquí hay más disenso entre los expertos, pero se habla de los siguientes tipos: el duelo anticipado (generalmente por enfermedad incurable, como asimilación y preparación ante la pérdida), el duelo sin resolver (cuando se prolonga mucho más tiempo de lo normal, en ocasiones de manera patológica, y necesita tratamiento personalizado), el ausente (cuando la persona queda encallada en la fase de negación), el retardado (cuando toca ocuparse de hijos, trámites, cuidados, se congelan emociones para «estar fuertes», y el golpe viene pasado un tiempo), el inhibido (no se logra expresar sentimientos y se acumula tensión interna), el desautorizado o no reconocido (si el entorno no ayuda y se reprimen emociones y conversaciones para no incomodar), el distorsionado (cuando es desproporcionado, generalmente porque se junta con otro trauma), el traumático (cuando la pérdida es repentina, inesperada, violenta, de un ser muy cercano, y el *shock* inicial es mucho más intenso y conlleva riesgo de estrés postraumático) o el colectivo (compartido por un grupo de personas, por ejemplo, ante desastres naturales o ante la pérdida de una figura pública muy carismática).

Reconozco que me incomoda escribir sobre algo tan personal, íntimo y heterogéneo como el duelo. Tenía claro que debía tratarlo en el libro, y en realidad hay mucha investigación científica alrededor de ello, pero no puedo evitar imaginar a lectores con experiencias muy dispares a quienes cuatro consejos básicos, clasificaciones por tipologías o explicaciones de procesos neuronales les puedan llegar hasta a ofender, y a psicólogos especializados que, ante una casuística tan enorme, no admitirían generalidades. Así que, esperando que algo de lo escrito en estos párrafos pueda haber resultado al menos interesante, y ojalá útil en cuanto a la concienciación o la preparación, avanzo hacia un nuevo planteamiento que no está del todo desconectado.

EL FINAL PLANIFICADO DE KAHNEMAN

Este libro no va de la muerte, ni siquiera de la vejez entendida como la cuarta edad, en la que hay incapacidad física o cognitiva que conlleva dependencia. Este libro va de la tercera edad entendida como una madurez que puede empezar a los cincuenta y cinco o los sesenta, durar indefinidamente mientras uno esté bien y pueda manejarse con independencia y autonomía, y ser una etapa vital fabulosa. Por eso no he abordado temas muy importantes como los cuidados de los ancianos dependientes, y si al final decidí meter el tema de la muerte es porque tanto la propia como la de seres queridos nos puede llegar en cualquier momento. Paul Zamecnik, por ejemplo, vivió en esta tercera edad hasta los noventa y siete, y murió de repente, esquivando la cuarta. Algo parecido hizo el premio Nobel Daniel Kahneman, pero a conciencia. Os lo cuento porque es una historia que no puedo quitarme de la cabeza.

En 2022 entrevisté a Daniel Kahneman en su apartamento en pleno centro de Nueva York, justo al lado de la mítica Washington Square. Estaba nerviosísimo porque admiraba su trabajo como fundador, junto a Tversky, de la economía conductual y de los estudios sobre la irracionalidad en nuestra toma de decisiones, que le valió el Premio Nobel. Kahneman tenía ochenta y ocho años cuando fui a visitarle, y no sabía en qué estado lo encontraría. Fue una gratísima sorpresa. Ya desde que nos abrió la puerta nos recibió con una amplia sonrisa, tuvimos una charla interesantísima mientras el equipo montaba las cámaras y luces, me explicó que por la noche saldría con su pareja a un concierto en un club cercano, que cada poco iba a Princeton —donde seguía siendo catedrático emérito—, pero que vivir en Nueva York le resultaba más estimulante, y si bien al final de la entrevista le noté un poco cansado, su lucidez y energía eran envidiables. Tanto me sorprendió que, antes de despedirme, le invité a venir a España a dar una conferencia, sabiendo que cualquier institución pagaría gustosamente el hotel y el viaje en primera clase para tenerlo en su auditorio. Kahneman se rio y me dijo: «No no…, gracias, pero ahora viajo menos. Quizá en unos meses vaya a París, pero no pasaré por España». Le pedí que me avisara si cambiaba de idea, y nos despedimos. Me fui de allí sintiendo que esa entrevista representaba un hito en mi carrera.

No recuerdo pensar mucho más en Kahneman hasta que se anunció su muerte dos años después, en marzo de 2024, recién cumplidos noventa años. Las causas no trascendieron, porque en realidad, con una obra académica tan revolucionaria, eso era lo de menos. Pero semanas después se desveló lo ocurrido: días antes de su muerte, Kahneman había escrito una carta a sus amigos explicando que estaba bien, pero que empezaba a notar un cierto deterioro cognitivo, el riñón comenzaba a fastidiarle, y había decidido irse en plenas capacidades físicas y psíquicas, habiendo disfrutado de una vida excelente y evitando los próximos años, en los que intuía que todo iba a empeorar. Daniel Kahneman viajó a París a pasar unos días fantásticos con su hija y su familia más íntima, comiendo en excelentes restaurantes y disfrutando de la ciudad y de la compañía, y de allí voló a Suiza para recibir suicidio asistido.

Cuando lo leí, recordé inmediatamente la conversación que tuvimos. ¿Puede ser que, dos años antes, ya tuviera planificado ese desenlace, y me lo hubiera soltado sonriendo como si nada? No tengo ni idea, y tampoco es lo más trascendente. El punto clave es la reflexión que hizo un amigo y colaborador suyo que recibió la carta en un artículo publicado en un medio *online*, donde mostraba su incredulidad —y cierto enfado— ante la decisión de su amigo. La opinión vertida en el artículo es que Kahneman no estaba todavía tan mal como para recibir suicidio asistido. Obviamente, hacerlo es una decisión personal, y de ninguna manera querría valorarla como mejor o peor de manera objetiva. Cada uno debe poder hacer lo que considere, y recuerdo a una geriatra que me dijo que ella dejaría un escrito pidiendo que, si en algún momento sufriese alzhéimer, cuando tenga una infección en la fase de deterioro cognitivo severo, no la tratasen y la dejaran fallecer de sepsis. Para algunos, esto atenta contra sus principios morales, y también es totalmente respetable, pero el caso es que Kahneman no estaba ni por asomo cerca de esta situación. Se encontraba bien todavía, y seguramente le quedaban algunos años buenos. O quizá no, no lo sé, pero la incredulidad de su amigo iba en esta dirección: no entendía que alguien con un grado de bienestar tan alto pudiera decidir de manera consciente abandonar este mundo tan pronto.

Nadie sabe lo que pasa por la mente de los demás, y quizá no deberíamos juzgar a otros con nuestros criterios en un asunto así. Insisto en que no hablo de esto como una situación a plantearse. Creo que de ninguna manera seguiría su ejemplo, pero es una historia con mucho trasfondo que considero debe estar en este libro, aunque rompa con el tono optimista y tremendamente vital que en realidad os quiero contagiar. Sigamos en esa línea, entonces, porque los mayores no solo pueden ser constructores de una mejor vida para ellos, sino también de una mejor sociedad en general.

5

Futuro: hacia una nueva sociedad

> En la vejez no nos deben preocupar las arrugas
> del rostro, sino las del cerebro.
>
> SANTIAGO RAMÓN Y CAJAL

Un día charlaba con la conocida psicóloga Patricia Ramírez justo antes de representar la obra de teatro que hacíamos juntos, y salió el tema de la excelente genética que tiene su padre. Se ve que a los ochenta y largos su padre está en plena forma, lúcido, con una piel envidiable y sin enfermedades ni achaques; según ella, su abuela también tuvo muy buena salud hasta que falleció a los noventa y muchos. De hecho, si uno observa su estado físico, nunca diría que Patri supera los cincuenta. Está claro que ha heredado una buena genética familiar, además se cuida haciendo mucho ejercicio, tanto de cardio como de fuerza, come sano (salvo por su debilidad por los torreznos) y se mantiene muy activa sin que esto la estrese.

Entonces le dije: «¿Tú eres consciente de que por tu genética y hábitos tienes muchas posibilidades de superar los cien años? Tus hijos ya vuelan solos, estás muy bien posicionada profesionalmente, y justo en la mitad de tu vida. ¿Qué quieres ser de mayor?». Patri no dijo nada. Puso cara de disonancia cognitiva, como pensando simultáneamente «bah, no exageres» y «coño, quizá es verdad…»; solo respondió al cabo de unos segundos un tenue «nunca lo he pensado…».

No sé qué probabilidades hay de que esto ocurra. El destino no está escrito. Todos podemos sufrir imprevistos en cualquier momento, o quizá los progresos médicos hacen que este escenario se vuelva cada vez más realista. En cualquier caso, lo que está claro es que cada vez más estamos rodeados de personas como Patri, que se cuidan y que alcanzarán una edad que resultaba excepcional décadas atrás. Como ya comenté en capítulos anteriores, ahora hay unos 16.000 centenarios en España, y las proyecciones son que se disparen hasta los 220.000 en 2070.

Cuando lo analizamos a nivel individual, esto es fabuloso y debe forzarnos a adoptar una mirada optimista sobre nuestra tercera y cuarta edad. Porque la positividad nos motiva a cuidarnos y a vivir más ilusionados y activos, y si la aventura se trunca antes de lo previsto, pues mala suerte. Pero ¿qué ocurre cuando analizamos esta nueva longevidad a nivel social? Pues que solemos fijarnos en los riesgos y desequilibrios que el envejecimiento poblacional podría suponer en lugar de las ventajas que puede conllevar. Antes de que me llaméis utópico o ingenuo, permitidme dejar una cosa muy clara: el futuro no existe. Es muy importante que asumamos esto.

Obviamente, hay certezas menos discutibles, como que dentro de veinte años en verano seguirá haciendo más calor que en invierno. Pero que dentro de veinte años yo siga siendo clase media, rico o pobre no está escrito en ningún lado. Dependerá en parte de la mala o de la buena suerte que tenga, de lo que ocurra en el mundo fuera de mi control y de las decisiones que tome durante mi vida. Pues bien, a nivel social pasa algo parecido: ciertamente, es ingenuo esperar que el cambio climático se corrija por sí solo, pero en muchos otros aspectos el futuro no está escrito, y depende de las decisiones que tomemos en el presente.

De hecho, los gurús más serios no hablan de predicciones cuando anticipan el futuro, sino de escenarios más o menos probables. Tuve la suerte de entrevistar a Yuval Noah Harari en Ámsterdam, y fue muy contundente: «No pronostico el futuro; planteo qué pasará si hacemos unas cosas y qué pasará si hacemos otras». Esto es tremendamente útil, porque, aunque la realidad actual está plagada de conflictos bélicos, desigualdad, autócratas y crispación, nos da una sensación de responsabilidad y de margen de acción, y permite ciertas miradas optimistas y motivadoras.

No es fácil. Efectivamente, podemos afrontar el futuro con pesimismo, optimismo o realismo. A mí, por mi pensamiento científico y trabajo periodístico, siempre me ha gustado ser lo más realista posible, pero ahora creo que para afrontar retos como el que nos ocupa —el impacto social de la longevidad— debemos tener un grado de optimismo motivador. Porque lo contrario, el pesimismo que viene a decir que todo está fatal y que iremos a peor, suele generar resignación, quejas poco productivas y un individualismo del «sálvese quien pueda».

Pensemos que hay dos tipos de optimistas: los ingenuos y los estratégicos. Los ingenuos son un poco simplistas y desoyen cualquier cosa que contradiga sus visiones utópicas (pasa con quienes creen que, gracias a la biotecnología, pronto podremos vivir más de ciento cincuenta años). Los estratégicos, en cambio, saben que lo están siendo, y que su visión quizá no es la más objetiva, pero creen que ser optimista es la mejor manera de mantenerse motivados y de lograr hitos difíciles. Si el número 20 del ranking ATP sale a jugar contra Alcaraz sintiéndose ya derrotado y rezando por que no le meta un doble 6-0, nunca dará la sorpresa. Tiene que creérselo y confiar en sí mismo, por difícil que sea.

¿Por qué os cuento todo este rollo? Porque en las páginas anteriores he utilizado el optimismo motivador para afrontar la longevidad individual y en este capítulo voy a hacerlo en el ámbito social. No lo haré desde una perspectiva ingenua, sino convencido de que el envejecimiento poblacional que tanto tememos puede traer aspectos muy positivos si tomamos las decisiones adecuadas, tanto individuales como colectivas, de manera que el futuro podría continuar siendo mejor que el presente. Para ello, los propios mayores deberán convertirse en agentes de cambio y modificar su rol en la sociedad. Vayamos poco a poco y empecemos con algunos datos y proyecciones demográficas.

DE LA PIRÁMIDE AL PIRULÍ Y AL RECTÁNGULO POBLACIONAL

Se calcula que en el año 1500 había unos 500 millones de personas en el planeta. La población mundial tardó tres siglos en duplicarse hasta los 1.000 millones en 1800, y alrededor del año 1900 alcanzó los 1.500 millones. Hasta ese momento el crecimiento era sostenido, pero en la primera mitad del siglo xx, gracias al descenso de la mortalidad infantil, al inicio de la vacunación y a las mejoras en higiene y potabilización de agua, se aceleró hasta alcanzar los 2.500 millones de habitantes en 1950. A partir de ahí, el acceso generalizado a antibióticos, la producción masiva de alimentos, el perfeccionamiento de las vacunas y la atención médica moderna dispararon el crecimiento poblacional de manera exponencial, hasta superar los 6.000 millones en el año 2000 y los 8.000 millones en 2022.

Si el crecimiento poblacional siguiera este ritmo y el mundo en desarrollo adoptara el patrón de consumo occidental, llegaríamos al colapso en pocas décadas. Pero, en este sentido, tus nietos y sobre todos tus bisnietos pueden estar tranquilos (tú no), ya que la mayoría de modelos demográficos indican que el ritmo de crecimiento global ya se está frenando, que la población mundial seguirá aumentando muy poco a poco hasta llegar al pico de 10.500 u 11.000 millones de habitantes alrededor de 2060, y que después se estancará o incluso descenderá.

¿Por qué ocurrirá esto? Hay dos factores que deben considerarse. El primero es que la explosión demográfica reciente no se debe solo a que hubo muchos nacimientos en el *baby boom*, sino a que la esperanza de vida también ha aumentado muchísimo, de manera que ahora hay muchas más personas vivas al mismo tiempo. Me refiero a que si la esperanza de vida media de las últimas décadas hubiera sido de cincuenta años, como en las anteriores, muchísimas personas mayores que ahora están vivas hubieran fallecido ya, e incluso con el mismo número de nacimientos el número total de habitantes del planeta sería mucho menor. Esto parece un detalle, pero es importante para entender el futuro descenso poblacional.

El segundo factor clave es el descenso global de la natalidad, que se prevé en función del concepto de la tasa de reemplazo, cuyo valor es de 2,1. La tasa de reemplazo indica que si en una sociedad cerrada, sin personas saliendo ni entrando de ella, cada mujer tuviera de media 2,1 hijos, asumiendo que algunas personas fallecen antes de dejar descendencia, el número de habitantes en dicha sociedad se mantendría estable en el tiempo. En España, Europa y Estados Unidos la tasa de natalidad es considerablemente menor (1,2, 1,4 y 1,6 hijos por mujer, respectivamente), y si la población sigue aumentando es solo por dos motivos: la inmigración, por supuesto, y el efecto del aumento de la esperanza de vida que comenté antes. En España, por ejemplo, a pesar de tener una tasa de natalidad bajísima, en 2023 no fallecieron muchas más personas (436.000, aproximadamente) de las que nacieron (321.000). La inmigración que recibimos lo compensó, e hizo que la población total de españoles subiera de 47,4 millones en 2022 a 48 millones en 2023, llegando a los 48,6 en 2024 y superando los 49 millones (máximo histórico) en 2025. Pero esto fue gracias a la inmigración, no a los nacimientos. Si la situación económica diera un vuelco y los inmigrantes dejaran de llegar, o incluso si algunos regresaran a sus países, España perdería población.

A nivel global, como en muchos lugares de Latinoamérica, Asia y especialmente África, el número de hijos por mujer es muy superior a la tasa de reemplazo, y la mortalidad infantil se está controlando. Esa es la razón por la que la población mundial sigue aumentando sin parar. Pero la situación cambiará pronto, porque está demostradísimo que, a medida que los países en desarrollo se van industrializando y modernizando, su tasa de natalidad disminuye, como ya ocurrió en las sociedades occidentales. Es por eso por lo que, poco a poco, los nacimientos «extra» de las zonas del planeta con mayor natalidad dejarán de compensar la pobrísima tasa de fecundidad de las regiones más avanzadas, lo que hará que el crecimiento poblacional a nivel global se frene paulatinamente hasta —según calculan los modelos— alcanzar su pico entre 2050 y 2060, cuando la tasa de fecundidad a nivel mundial llegue a coincidir con la tasa de reemplazo, o incluso a ser menor que ella.

A partir de entonces, las distintas proyecciones de los modelos demográficos discrepan ligeramente, dependiendo de asunciones económicas, energéticas y geopolíticas. Unos pocos modelos consideran que la población mundial seguirá aumentando, aunque a un ritmo muchísimo más lento, otros que se mantendrá estable entre los 10.500 y los 11.000 millones de habitantes, y la mayoría afirma que, a causa del fallecimiento de las generaciones de los diferentes *baby booms* y la caída de la natalidad, podría descender hasta los 9.500 millones en 2100.

Pero cuidado, que esto es a nivel global, y el crecimiento o decrecimiento poblacional no será uniforme. La mayoría de modelos establecen que ciertas regiones, como África, seguirán creciendo, mientras que algunos países de Europa —incluido España— perderán población. Ahora que estamos en un ciclo económico bueno y recibimos mucha inmigración que viene a trabajar —y a pagar impuestos— esto nos parece extraño, pero si las condiciones de vida de otra partes del planeta —como Latinoamérica— mejoran y se hacen más igualitarias respecto a las españolas, los flujos migratorios cambiarán (como cambian entre zonas rurales y urbanas) y, teniendo en cuenta los fallecimientos de la gran masa de españoles nacidos en el *baby boom* entre principios de los años cincuenta y mediados de los setenta, la población española podría decrecer considerablemente. De hecho, la mayoría de expertos cree que es lo más probable que ocurra a partir de mediados de 2040, y los modelos más pesimistas proyectan una población de 30 millones de habitantes en 2050. Pero lo más delicado podría llegar incluso antes.

El parón demográfico puede ser duro

Si analizamos las pirámides poblacionales, durante la historia de la humanidad hasta los años setenta la distribución de población por edades tenía forma de pirámides muy anchas en la base debido a la alta natalidad y un estrechamiento progresivo a medida que avanzaban las décadas y la gente iba falleciendo. Pero en algún momento de los setenta las pirámides de países como España empezaron a cambiar de forma. Los nacimientos se reducían, las pirámides empezaban a estrecharse por la base y aparecía una especie de protuberancia correspondiente a la gran masa de personas nacidas entre finales de los años cincuenta y mediados de los setenta (*baby boom*), que iba ascendiendo en comparación con las pirámides poblacionales de las últimas décadas. Pues bien, esta protuberancia seguirá aumentando hasta el 2040, momento en que la generación *baby boom* tendrá entre setenta y ochenta y cinco años, y representará la franja de edad con mayor población en España. Eso dejará la pirámide poblacional española en forma de pirulí, con una protuberancia en la parte alta y una fina «antena» correspondiente a la proporción de gente muy longeva que superará con creces los noventa y hasta los cien años de vida.

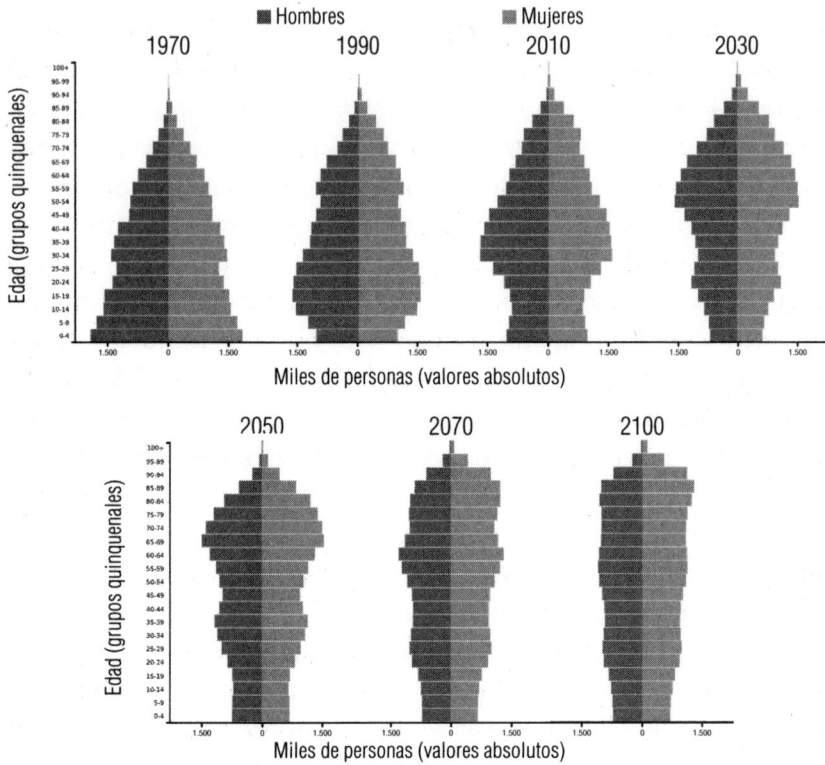

Fuente: <www.populationpyramid.net>.

GRÁFICO 2. Pirámides poblacionales de España (1965-2100).

Si la llegada de inmigración en edad de trabajar o un milagro en la tasa de natalidad no lo compensa, este envejecimiento poblacional tan abrupto puede convertirse en una situación muy delicada —como está ocurriendo en Japón—, a no ser que cambiemos algunas dinámicas sociales. Más nos vale ser acogedores con los que vienen de fuera y empezar a plantear un nuevo papel social para los mayores.

A largo plazo, la situación no será tan grave. Una vez la generación *baby boom* haya desaparecido de la pirámide poblacional, la tendencia en un país como España es que la pirámide empiece a tener forma de rectángulo y el número de habitantes, aunque menor que el actual, no fluctúe demasiado y se mantenga equilibrado en el tiempo. De nuevo, esto dependerá en gran medida de la economía y de la calidad de vida de cada país concreto: si es alta, la gente se quedará y tendrá más hijos; si es hostil, se irá. En cualquier caso, las fluctuaciones serán menores que en la actualidad y a nivel global ocurrirá algo parecido. Si en la segunda parte de este siglo el índice de natalidad global medio es cercano al 2,1 hijos por mujer, la población mundial se quedará en un número estable. Y como la medicina está logrando que la mortalidad por debajo de los ochenta años descienda muy considerablemente y se genere un efecto llamado «compresión de la morbilidad», la tendencia es que la pirámide adopte una forma rectangular. A decir verdad, ese sería el escenario ideal, porque nos permite soñar con un mundo más sostenible y equilibrado. Además, no es para nada descabellado.

De nuevo, el gran reto lo viviremos antes, justo en las próximas dos décadas, entre 2030 y 2050, porque en ese período deberemos gestionar el enorme desequilibrio que supuso tener un *baby boom* seguido de un desplome de la natalidad tan rápido y notable. La primera reacción es asustarse y preocuparse; sin embargo, como decíamos, el futuro no está escrito y depende de las decisiones que tomemos. Pero no todo son malas noticias. Hay datos esperanzadores y posibilidades de darle la vuelta a la tortilla y de que la nueva longevidad sea un revulsivo social y económico; para eso necesitamos un cambio de mentalidad. Las estructuras y los pensamientos diseñados muchas décadas atrás, cuando el mundo era muy diferente, no nos sirven para afrontar el futuro.

UN FUTURO CON MENOS VIEJOS

Uno de los primeros datos esperanzadores es que probablemente en el futuro haya menos viejos y el gasto sanitario que representen sea menor, no mayor. Déjame que te lo argumente.

331

Justo cuando estaba a punto de terminar de escribir este libro, en septiembre de 2025, la revista médica *The Lancet* publicó un extenso estudio que muestra que la probabilidad de morir antes de los ochenta años de una *non communicable disease* o enfermedad no transmisible, como cáncer, diabetes, párkinson, enfermedad cardiovascular, renal o respiratoria, lleva décadas disminuyendo de manera continua en los países desarrollados.[1] La fortaleza del estudio es que recoge datos muy precisos de todos los países del mundo, identifica los pocos en los que esta probabilidad se incrementa (algunos en desarrollo), y observó que, por ejemplo, en Dinamarca la morbilidad se está reduciendo mucho más rápido que en Estados Unidos. Más allá del análisis fino, lo que demuestra de manera indiscutible es que los habitantes de los 25 países más desarrollados están alcanzando los ochenta años cada vez con mejor salud. Esto se debe a que, en general, la población incorpora cada vez más hábitos saludables, y sobre todo a que la medicina y la farmacología son cada vez más precisas y eficientes en el diagnóstico personalizado y en el manejo de enfermedades. En definitiva, que hasta los ochenta años la gente está cada vez más sana y tiene mejor controladas sus patologías.

Esto, evidentemente, contribuye a aumentar la esperanza de vida absoluta, que también sigue creciendo en todos los países desarrollados (excepto durante la pandemia de covid); además hay un punto interesante: lo que realmente está creciendo más es la esperanza de vida en salud, no tanto la esperanza de vida total, que de media aumenta a un ritmo mucho menor. Es decir que, efectivamente, llegamos a los ochenta o los ochenta y cinco años bastante más sanos, pero en algún momento enfermamos o decaemos de manera rápida, y solo nos morimos un poco más tarde. Esto es lo que genera el efecto de *compression of morbidity* o «compresión de la morbilidad»,[2] que ya propuso en los años ochenta el doctor James Fries: gracias a las mejoras médicas y de estilo de vida, el manejo de enfermedades crónicas es mucho mejor, y eso lleva a que la gente disfrute por más tiempo de un buen estado de salud y a que la etapa de enfermedad grave y discapacidad al final de la vida sea más corta. El fenómeno de la compresión de la morbilidad no es universal; en realidad, algunos países experimentan una expansión de la misma, pero la tendencia general es a que la esperanza de vida saludable crezca más que la esperanza de vida total, comprimiendo lo que en este libro hemos venido llamando la cuarta edad.

Quizá al leer en el título de este apartado «un futuro con menos viejos» hayas pensado: «¿Pero no estábamos hablando de un envejecimiento de la población?». Sí, es cierto, pero lo que argumento es que en términos de salud, y sobre todo en cuanto a los aspectos psicológicos y culturales, lo que habrá en el futuro serán más mayores, no más ancianos. Si volvemos a la distinción entre la tercera y la cuarta edad, otra manera de decirlo es que habrá más séniors de tercera edad llevando vidas activas y participativas, pero que la cuarta edad será más corta y, por tanto, habrá menos ancianos dependientes en ella. Y eso es bueno para todos, porque, retomando los estudios sobre fragilidad del capítulo 3, el coste medio sociosanitario de una persona mayor sana no dependiente en España es de unos 900 euros al año, el de un mayor con dependencia leve es de 4.175, pero con dependencia grave asciende hasta los 8.632, y con dependencia severa llega a los 14.361. Si los mayores envejecen con una mejor salud y la etapa de dependencia es más corta, el gasto sanitario que representan se reduce.

Pero ¿de qué depende esto de considerarse viejo o no? Me gustaría volver a otro concepto del capítulo 1, donde argumenté que la edad es propiocepción, es decir, que depende de cómo te sientes en función de las señales que te envía tu cuerpo. Tengo un ejemplo muy directo de alguien que con ochenta años estaba fenomenal en todos los aspectos, al poco se le acentuó una artrosis en ambas rodillas, perdió mucha movilidad, y con ochenta y un años, el verse a sí mismo caminando poco a poco y sujetándose a todos lados «como un viejo» le hizo sentirse de repente como tal. En este caso no fue la aparición de una enfermedad grave o el deterioro de salud cognitiva lo que convirtió a esa persona en «vieja», sino un estado mental asociado a su pérdida de movilidad. Esto se correlaciona muy bien con la tendencia reciente a conectar la salud con la pérdida de funcionalidad, no con la enfermedad. Lo llaman *intrinsic capacity* o «capacidad intrínseca», un concepto publicado inicialmente en el informe sobre envejecimiento y salud de la OMS en 2015, que evalúa la salud en función de la capacidad o la incapacidad de hacer cosas y de llevar una vida satisfactoria. Por ejemplo, la sordera leve no es una enfermedad, pero reduce la capacidad intrínseca de socializar de manera satisfactoria, mientras que la diabetes bien manejada permite hacer de todo y llevar una vida normal.

Los investigadores que han definido este concepto de capacidad intrínseca la miden en seis dominios: locomoción, cognición, oído, visión, salud mental y vitalidad general.[3] Según ellos, este modelo permite entender cómo está envejeciendo una persona mucho mejor que la presencia o no de ciertas enfermedades.[4] Los investigadores validaron su modelo y realizaron un estudio con una enorme cantidad de registros de salud recientes e históricos del siglo XX, y observaron un progresivo y muy notable aumento de la capacidad intrínseca con el tiempo. «Me sorprendió. Observamos mejoras muy consistentes en casi todas las dimensiones. Es como si los setenta fueran los nuevos cincuenta», dijo John Beard en una entrevista en *New Scientist*, concluyendo que, según esta medida de capacidad intrínseca, la compresión de la mortalidad que estamos viviendo gracias a audífonos, prótesis y demás apoyos es todavía más significativa.

Analicemos, por ejemplo, el caso de una persona de ochenta y un años con osteoartrosis según este paradigma. ¿Cuál es su futuro? Resulta que el resto de su estado de salud general es bueno y su edad prospectiva todavía larga. ¿Qué hacemos con sus rodillas entonces? Si los sistemas de salud de su comunidad consideran que operarle y ponerle unas prótesis es caro y «no merece la pena» a su edad, esta persona entrará antes en fragilidad y dependencia y pasará muchos más años necesitando una gran inversión de recursos por parte de los servicios públicos, representando al final un gasto público extra mucho mayor del que costaba su operación. Recordemos a los geriatras expertos en fragilidad del capítulo 3 que argumentaban con datos empíricos que las intervenciones para retrasar la fragilidad no solo son buenas para el individuo, sino también para el sistema de salud y los contribuyentes. Conclusión: todo lo que hagamos a nivel individual y social para extender la esperanza de vida en salud y comprimir la morbilidad es positivo a todos los niveles. Cuidarse a uno mismo es, en el fondo, beneficioso socialmente.

Los expertos en *morbidity compression* reconocen que se trata de un concepto muy heterogéneo y que, por ejemplo, hay zonas en las que la alimentación es mucho peor ahora que hace un tiempo, o ancianos muy enfermos o con deterioro cognitivo severo que ahora viven más años en estas condiciones que antes. Pero aseguran que la tendencia general apunta a que seguirán alcanzándose edades avanzadas con mayor salud y capacidad intrínseca.

Por estas razones, y a raíz de los avances médicos constantes y del cambio cultural que estamos viviendo, en el futuro la etapa de la madurez será cada vez más larga y la de la vejez más corta y, en consecuencia, tendremos un futuro con menos viejos. Esto es muy bueno y debemos aprovecharlo: tenemos la oportunidad de convertir un temor en una esperanza. Una población mayor sana, comprometida y productiva supone un gasto sanitario menor del que sospechamos. No solo eso, porque además estos nuevos mayores sanos, activos y con recursos pueden representar un *boom* económico en lugar de ser vistos como una carga social, y pueden contribuir a mejorar no solo su propia vida como colectivo, sino la del resto de la sociedad.

SILVER ECONOMY: LONGEVIDAD COMO CATALIZADOR ECONÓMICO

El término *silver economy* o «economía plateada» hace referencia al color de las canas de la gente sénior, y plantea contemplar el envejecimiento no solo como un coste, sino también como una oportunidad de consumo, desarrollo e innovación. Su origen se sitúa a finales del siglo XX en Japón, donde empezó a utilizarse el término *silver market* o «mercado plateado» para definir la gran oportunidad comercial que significaba la creciente masa de personas sénior, a quienes se veía como un nuevo perfil de consumidores con alto poder adquisitivo y necesidades específicas.

El concepto llegó a Europa en la década de los 2000, y poco a poco fue adquiriendo una dimensión más amplia —no solo comercial— hasta convertirse en *silver economy*, y a partir de 2010 empezó a aparecer en documentos oficiales, artículos académicos y a popularizarse en medios de comunicación. Al principio reflejaba la misma idea: había un nuevo sector de población sénior que llegaba a la edad de jubilación con recursos económicos y ninguna intención de llevar un envejecimiento pasivo, todo lo contrario, lo que representaba una nueva oportunidad de negocio. Estos jubilados con pensiones y patrimonios considerables eran muy diferentes a los de generaciones anteriores; querían viajar, ir al teatro, comer en buenos restaurantes, vestirse mejor de lo que lo hacían sus padres, apuntarse a gimnasios, a clubs o a centros culturales y, en definitiva, llevar la vida más activa posible, dentro de lo que permitieran sus ahorros. Obviamente, las empresas vieron un nuevo perfil de consumidores de características diferentes, con hipotecas ya pagadas, hijos independientes y mucho tiempo libre, de modo que podían ofrecer productos específicos para ellos. El sector turístico vio un filón en los viajes fuera de temporada, muchas marcas empezaron a dirigir publicidad hacia los sénior, el sector cultural y de ocio adaptó horarios a sus preferencias, desde luego los sectores de la salud, la

336

nutrición y los cuidados se volcaron hacia ellos, también el *fintech*, la tecnología a muchos niveles, y la verdad es que todavía queda mucho margen para innovar y ofrecer nuevos productos de consumo a esta creciente y más sana y activa población «plateada». Según algunos datos, en España el 60 por ciento del gasto en consumo lo hacen personas mayores de cincuenta años.

Pero el término *silver economy* puede adquirir también una perspectiva más amplia y considerar que los mayores pueden dinamizar la economía de muchas otras maneras,[5] no solo como consumidores. Ya hemos hablado en capítulos anteriores de los nuevos modelos de vivienda, urbanismo y aprendizaje continuo, pero un aspecto clave de la economía plateada es el aprovechamiento del talento sénior: los mayores actuales están formados, tienen experiencia, ambición y seguridad en sí mismos, y todavía pueden aportar mucho a diferentes niveles. No se trata de aparcarlos, sino de aprovecharlos. En el mundo de la empresa, por ejemplo, se está viendo que, tras jubilarse, muchos y muchas mayores quieren seguir aportando su experiencia en el sector y se convierten en consultores externos o piden jubilarse a tiempo parcial. Incluso algunos se convierten en emprendedores y montan sus propias *startups*.

Cuando conversé con Irene Arias, especialista en *silver economy* del BID, me dijo que cada vez que organizan ferias y encuentros de innovación aparecen más séniors armados con mucha capacidad, tiempo libre, vitalidad, confianza, buenos contactos en el sector, ideas muy coherentes, e incluso fondos propios para impulsar sus *startups*. De hecho, me comentó que tenía la impresión de que, gracias a su experiencia, sus proyectos solían tener más éxito que los de los jóvenes. He buscado datos al respecto, y el *review* «Age and entrepreneurial career success: A review and a meta-analysis» dice que esto depende mucho del sector y del contexto, pero sí ve una ventaja de los emprendedores sénior respecto a los jóvenes. Buen ejemplo para ilustrar esta revolución de la *silver economy*: al principio empezaron a nacer otras enfocadas en resolver problemas de la generación *silver*, pero poco a poco empezaron también a aparecer otras creadas directamente por *silvers* para solucionar problemas tanto de su propia generación como de otras.

En el mundo de la empresa se están dando cuenta de que los trabajadores sénior de cincuenta y cinco o sesenta años de ahora cuentan en muchos casos con una excelente combinación de experiencia y capacidad de aprendizaje, son profesionales que todavía pueden ofrecer diez años muy productivos y están impulsando todo tipo de iniciativas para aprovechar su potencial, como programas de retención de talento, la adaptación de funciones o mentorías intergeneracionales en las que los jóvenes aprendan de los mayores y a la inversa. No voy a analizarlo en profundidad, pero yo, que me muevo por empresas de diferentes sectores, veo infinidad de iniciativas diferentes para aprovechar el talento sénior. Es un tema de moda que seguirá creciendo en los próximos años, porque resulta beneficioso tanto desde el punto de vista reputacional y de responsabilidad social como desde la estricta perspectiva del negocio y la innovación.

Todo apunta a que seguirán apareciendo oportunidades de negocio en diversos ámbitos, desde la tecnología asistencial hasta el ocio para mayores. Muchos perfiles profesionales, como los entrenadores personales o los nutricionistas, se adaptarán para llegar a estos nuevos clientes, y en el mundo laboral las jubilaciones parciales, el autoempleo sénior y el emprendimiento en edades avanzadas seguirán creciendo, convirtiendo la longevidad en un factor dinamizador de la economía, no en un freno. Pero hay otra dimensión, relacionada con el voluntariado y el emprendimiento social, que creo que merece un capítulo aparte.

EMPRENDIMIENTO SOCIAL: LOS MAYORES NOS SALVARÁN

Dixon Chibanda es un psiquiatra de Zimbabwe de cincuenta y largos años que, al ver el aumento de casos de enfermedad mental en su país y la poca cantidad de profesionales para tratarlos, tuvo la siguiente idea: capacitó a abuelas en técnicas básicas de psicología y creó los *friendship benches* o bancos de la amistad, donde las abuelas se sentaban y la gente con problemas que no podía acceder a un profesional iba a hablar con ellas y a recibir una terapia que no era óptima pero que, según demostraron las evaluaciones posteriores, mejoraba significativamente su bienestar. El proyecto fue creciendo, más de 150.000 personas pasaron por los bancos de la amistad, y la organización de fomento del emprendimiento y la innovación social Ashoka está intentando apoyarla para implementarla en otros países.

Fueron las propias responsables de la delegación española de Ashoka quienes, en sus oficinas en la Gran Vía de Madrid, me hablaron del caso del doctor Chibanda, y de infinidad de emprendedores sociales que están lanzando todo tipo de proyectos relacionados con la nueva longevidad, desde algunos más ambiciosos, como un proyecto en Portugal que conecta a personas con necesidades específicas con gente sénior que les pueden ayudar, hasta un grupo de voluntarios en Jaén autodenominado el Equipo A, que se han puesto manos a la obra para mejorar su ciudad. Ashoka ha diseñado un mapa de buenas prácticas en emprendimiento social asociado a la nueva longevidad que resulta inabarcable en este libro. La iniciativa Grandes Amigos ya ha acompañado a más de 1.600 personas mayores que sufren soledad no deseada, Siel Bleu ofrece servicios de movilidad, 26D cubre necesidades de personas mayores LGTBQ+, Oafi ayuda a personas con artritis, Bizipoz fomenta la participación comunitaria y la retención del talento sénior, la Fundación Cuidados Dignos fomenta justo lo que dice su nombre; existen muchísimos más ejemplos de proyectos de emprendimiento social, con y sin ánimo de lucro, que incorporan voluntarios sénior a sus iniciativas.

Fuera del contexto Ashoka, por todo el mundo hay programas de *grandparents for education*, en los que jubilados acuden a escuelas para ayudar en la educación de niños con dificultades, de *volunteers 55+* para ofrecer apoyo en emergencias, actividades comunitarias o acompañamiento a personas mayores, *green gyms* de voluntarios para la restauración de parques y conservación ambiental, en el norte de Italia los *umarell* han creado cuadrillas para vigilar obras y proponer mejoras urbanísticas, y, en este sentido, algunos ayuntamientos ya están creando consejos de mayores o «ventanas del mayor», pero no para recibir quejas o peticiones, sino propuestas y ofrecimientos. Por descontado, tenemos también una infinidad de ejemplos de personas mayores que hacen voluntariado de manera individual sin siquiera llamarlo así. Mi suegra, por ejemplo, trabajó mucho tiempo de administrativa y, tras jubilarse, durante varios años iba cada viernes a ayudar en temas administrativos a la guardería municipal donde habían ido sus tres hijos. Seguro que vosotros también tendréis ejemplos cercanos.

¿Cuál es el mensaje que quiero transmitir? Que el voluntariado o emprendimiento social o participación ciudadana sénior, como queramos llamarle, es fabuloso para todos y debe potenciarse todo lo posible. Por un lado, todos los estudios que se han hecho alrededor de estas iniciativas demuestran que participar en voluntariados mejora la autoestima, la integración social y el estado físico de los mayores, previene la soledad, refuerza la cohesión social y además aporta muchísimo a las necesidades sociales que nos rodean. Insisto, no es solo que personas mayores en buen estado colaboren en la atención a mayores en peor estado, y que eso aligere el gasto social, que sin duda lo hace. El asunto puede ir mucho más lejos y llegar a contribuir a mejoras en muchos otros ámbitos. Decir que «los mayores nos salvarán» es una exageración que me tomo como licencia para el título de este apartado, pero que refleja una idea fundamental: que los mayores ejercerán un papel social cada vez más importante y positivo. Esto puede fomentarse desde iniciativas públicas o desde diferentes tipos de organizaciones, y creo —y esto es controvertido— que también debe ser asumido como una responsabilidad por parte de los propios mayores.

Hacia el envejecimiento participativo

Mi tesis es que la revolución cultural alrededor de la nueva forma de hacerse mayor es más significativa que la que se está viviendo entre los jóvenes. Está claro que los veinteañeros de ahora son diferentes de los de hace tres o cuatro décadas, pero lo son mucho menos que la gente que ahora tiene sesenta o setenta años respecto a cualquier generación anterior.

Hace cuarenta años una persona de setenta era considerada socialmente vieja, independientemente de su estado de salud, y ella misma se sentía como tal. Se les apreciaba por lo mucho que habían luchado y por las condiciones duras que habían superado en la posguerra, la mayoría tenían un rol familiar activo como cuidadores de nietos, y sin duda se les trataba con profundo respeto, pero en general se les percibía como personas con capacidad menguada, poca iniciativa, que ya habían cumplido su labor, con un rol social más bien pasivo, y recibían un trato protector paternalista. Esto empezó a cambiar recientemente, con iniciativas primero para fomentar el envejecimiento saludable y luego el envejecimiento activo, casi siempre enfocadas solo en mejorar el bienestar de los mayores. Un centro de jubilados clásico es un buen ejemplo: se les entretiene, se les ofrecen actividades físicas y cognitivas, se promueve la conexión social, y esto es muy bueno para ellos. Pero creo que este envejecimiento activo no es suficiente, porque de alguna manera se les sigue aislando y estigmatizando, ofreciéndoles espacios diseñados en función de la idea que nos empeñamos en seguir teniendo de ellos. Debemos ser más ambiciosos, comprender el potencial que todavía tiene la gente mayor y fomentar el envejecimiento participativo. Pero participativo de verdad, a gran escala y basado en acciones que, además de ser buenas para ellos, lo sean también para el resto de sociedad.

Lo que propongo es un cambio de mentalidad radical. Lo que estoy planteando es que los mayores debemos asumir que, si la esperanza de vida sigue creciendo y las generaciones del *baby boom* empiezan a jubilarse, no podemos pretender dedicarnos solo a la buena vida y exigir cada vez más recursos para nuestro bienestar. Es cierto que muchos se lo han ganado, pero no es menos cierto que los jóvenes están muy fastidiados, que se han encontrado un mundo con retos salariales y de vivienda enormes y que ellos también necesitan ayuda social. Los mayores actuales tienen tiempo, energía y capacidad para contribuir de manera proactiva y muy beneficiosa en la sociedad, y estoy convencido de que el número de séniors comprometidos y participativos será cada vez mayor.

Ya sé que suena utópico pensar que el voluntariado sénior se convertirá en un movimiento masivo que tenga un impacto transformador, pero el futuro no está escrito y depende de las decisiones que tomemos en el presente. En mi visión de un futuro mejor, visualizo estas asociaciones o brigadas de mayores operando en pueblos o barrios de grandes ciudades, a voluntarios sénior aligerando el gasto social ayudando a otros mayores dependientes, colaborando en escuelas o servicios sociales de su población, organizando actividades culturales o incluso poniéndose manos a la obra para trabajar en jardines públicos, por ejemplo. Todo esto puede vehicularse de muchas maneras y ser liderado por ayuntamientos, por fundaciones o por ellos mismos. A su vez, la participación puede ser totalmente desinteresada, o crearse por ejemplo una especie de «becarios sénior» que participen socialmente a cambio de un pequeño incentivo económico.

Será importante concebir estas tareas como un «extra» que no conlleve sustitución de empleos, pero es perfectamente imaginable que un ayuntamiento saque una convocatoria de voluntariado sénior y aparezca gente diciendo: «Yo he sido cocinero toda mi vida y puedo ayudar en esto»; «Yo he sido enfermera y me ofrezco a dedicar unas horas semanales a cuidados»; «Yo he sido arquitecta y me gustaría restaurar este edificio»; «Yo he sido profesor y puedo organizar clubes de lectura»; «Yo he sido dependienta, carnicero, o lo que sea y me ofrezco a ayudar en lo que se necesite, porque me hace sentir mejor y más acompañada». La imaginación es el límite.

EL RIESGO DE UN CONFLICTO INTERGENERACIONAL

Estoy en un tren junto a Carmen (nombre inventado), jubilada de sesenta y siete años con una pensión pública de 2.400 euros al mes. Añade satisfecha que «además, con el descuento este viaje solo me cuesta 3,75 euros», y de repente me pregunto por qué ella tiene un descuento en el tren y un padre de una familia cuyos ingresos son inferiores no. La respuesta es fácil: es algo que viene heredado, cuando las circunstancias eran muy diferentes. Cambiarlo ahora sería un suicidio político, y, por encima de eso, quienes defendemos el estado del bienestar preferimos pensar en aumentar ayudas, no en quitarlas. Pero no es raro que, al analizar la situación de Carmen, a ese padre de familia que, además de ir apurado paga más impuestos, se le pase por la cabeza que quizá no es del todo justo.

A mí me ocurrió una vez cuando tenía veintiocho o veintinueve años y trabajaba como guionista de *Redes*. Como contratado externo, trabajaba bastantes más horas y cobraba bastante menos que los funcionarios que me rodeaban. No me preocupaba por eso, y en todo caso pensaba que el problema era que yo cobraba poco, no que ellos cobraran demasiado. Pero entonces hubo un ERE y prejubilaron a gente con cincuenta y pocos años, dejándoles con varias décadas por delante y una pensión excelente, que en parte salía de mis impuestos. Un pequeño «no sé si me parece justo» pasó por mi mente. La idea se diluyó rápidamente porque algunos de ellos eran amigos, a mí me iba bien, mis sesgos ideológicos giran hacia la izquierda, y también porque pensé «bueno, ya me tocará».

Pero ahora ya no tengo tan claro que vaya a tocarme, y cuando veo la buena vida que todavía se pegan algunos, sigo resistiéndome a que me parezca mal, sobre todo porque sé que hay muchos otros jubilados en situaciones mucho peores, pero reconozco que algo chirría en este sistema. De hecho, documentándome para este libro, una socióloga del CSIC, que me pidió no citarla en esta afirmación, me dijo que el estado económico actual de los jóvenes es tan precario que «existe un claro riesgo de conflicto intergeneracional». Según ella, esto se debe a dos grandes causas: la primera es que muchos jóvenes culpan —con más o menos razón— a los *boomers* de haber provocado fenómenos como el cambio climático, el encarecimiento de la vivienda y, en definitiva, la situación socioeconómica tan complicada en la que se encuentran los *millennials* y la generación Z. La segunda es directamente lo que comentábamos antes: no les parece bien que los mayores, que acumulan mucha más riqueza que ellos, tengan además tantas ayudas públicas y ellos tan pocas. Por mucho que hayan trabajado muchos años. Más aún cuando encima a los jóvenes y no tan jóvenes se les dice que van a tener que trabajar hasta los setenta años. No lo ven justo. Obviamente, la inmensa mayoría está a favor de que se ayude a los mayores vulnerables o en riesgo de pobreza, pero que se hagan descuentos sistemáticos y encima se paguen viajes del Imserso, eso sí lo pueden considerar excesivo, y algunos llegar a enfadarse. La socióloga del CSIC apunta a que, como los mayores representan una masa de votantes tan grande, no habrá incentivos políticos para corregir este supuesto desequilibrio y que, si además de enfado en los jóvenes esto supone frustración y queja, hay riesgo de que el descontento se empiece a expresar más abiertamente, se vaya expandiendo y el conflicto generacional escale a algo peor.

No estoy defendiendo esta idea, solo planteándola, porque creo que es bueno reconocer que algo de lógica tiene. Por supuesto, hay niños pijos y mayores sin recursos, y una amplia gama de circunstancias individuales de lo más dispares. Pero, en términos generales, la brecha económica entre jóvenes y mayores existe, y es muy favorable a estos últimos. Los mayores de sesenta y cinco tienen más renta que la media del resto de población (no solo de los jóvenes), son quienes claramente acumulan más patrimonio, se encuentran en un menor riesgo de pobreza que los jóvenes, muchos tienen más de un activo inmobiliario además de su vivienda habitual, y no es extraño escucharles hablar con una sonrisa de cuánto se han revalorizado sus propiedades. Los mayores argumentan que han trabajado mucho y se lo han ganado, y de ninguna manera lo pongo en duda. Pero no pretendo valorar esto, sino apuntar a que, más allá de si es cierto o no, los jóvenes sí tienen motivos para argumentar que les está tocando vivir una época muy complicada, que la comparativa con los mayores muestra un desagravio injusto hacia ellos, y que debe haber conversación y debate al respecto. ¿Qué hacer? Escuchando a los expertos, parece que llegará un momento en que otra reforma de pensiones será inevitable; independientemente de eso, considero que los mayores deben asumir que hay algo de cierto en el planteamiento de los jóvenes y adoptar acercamientos proactivos a la solidaridad como los que comentábamos antes.

El principio de solidaridad establece que quien más tiene (dinero, salud, conocimientos, etc.) ayuda al que menos, y aquí hemos dado un giro único en la historia. En el pasado, el principio de solidaridad se traducía en que los jóvenes debían ayudar a los mayores, y parece que ahora ha llegado el momento de pensar que los mayores pueden y deben ayudar a los jóvenes. Este es un papel social radicalmente nuevo que, según creo, es imprescindible para afrontar las delicadas décadas que tenemos por delante y hacer que el envejecimiento poblacional sea sostenible y pase de ser un problema a una oportunidad. Y está más en mano de los sénior que de los jóvenes. Los mayores deben exigir pero también ofrecer, asumir la responsabilidad de participar activamente en el mundo y de contribuir a salvarnos.

Defender el estado del bienestar

«Estado del bienestar» es la expresión que define a un modelo de organización social y económica en el que el Estado asume la responsabilidad activa de proteger y promocionar el bienestar de los ciudadanos, garantizando unos derechos sociales básicos. El derecho a las prestaciones de desempleo, las pensiones, la educación y la sanidad públicas, así como las políticas destinadas a reducir desigualdades, son características básicas del estado del bienestar. Los países nórdicos cuentan tradicionalmente con un estado del bienestar más generoso, ya que recaudan muchos impuestos que se destinan a servicios sociales; en el otro extremo, políticos ultraliberales como el presidente argentino Javier Milei consideran que el Estado es ineficiente, que no se debe obligar a nadie a pagar con impuestos ayudas a otros, que cada uno se debe cuidar por sí mismo y que lo ideal es dejar lo máximo posible en manos del mercado y de la empresa privada.

Estando de acuerdo en que el estado del bienestar llevado al extremo político del comunismo también ha sido un experimento fallido, la verdad es que, antes de la polarización política tan destructiva en la que nos hemos instalado, tanto los partidos de izquierdas como los de derechas asumían convencidos el modelo del estado del bienestar. Quizá unos daban un poco más de peso a la gestión privada que otros, pero el estado del bienestar era un consenso, y es lo que en España nos llevó a grandes hitos que no valoramos suficiente, como tener una sanidad pública excelente en relación con muchos otros países, una universidad pública de gran calidad y uno de los sistemas de pensiones más generosos del mundo.

Viajar es muy recomendable para entender esta perspectiva. Viví en Estados Unidos, y en un momento en que mis ingresos no eran boyantes, tuve que cancelar mi seguro de accidentes —el de salud completa ni siquiera me lo podía permitir— y dejé de jugar al fútbol porque, en caso de lesión y de necesidad hospitalaria, me hubiera arruinado. Recuerdo también que una noche en Quito, durante los meses que pasé en Ecuador, mientras estaba explicando a unos recién conocidos que había sido becado en el MIT, una chica me preguntó dónde había estudiado antes y de qué trabajaba mi padre. Yo respondí que en un taller de reparación de automóviles, y que me licencié en una universidad pública, y ellos dijeron con cara de sorpresa: «Wow... ¿Y cómo llegaste al MIT?». Para ellos, que alguien de procedencia humilde y con formación en escuelas públicas destaque y triunfe es algo excepcional, y para nosotros no lo es en absoluto, o al menos no lo era hace un par de décadas. El mundo está cambiando. La desigualdad entre los ricos y la clase media es cada vez mayor, esto empobrece a dicha clase media, y los movimientos liberales se están haciendo cada vez más extremos, perjudicando a los servicios sociales y poniendo en riesgo el estado del bienestar. Debemos tener en cuenta que las pensiones de jubilación, por ejemplo, son algo relativamente nuevo y que, como tal, sufren cierta fragilidad. Los sesenta y cinco años como edad de jubilación se establecieron primero en Alemania en 1916 (la esperanza media de vida era menor), después Estados Unidos la acogió con su *social security* en 1935, y en España se consolidó en 1967 con la Ley de Seguridad Social. En términos de dimensión histórica, esto no es nada.

No pretendo apoyar con datos empíricos mis planteamientos, porque si lo hiciera seguramente elegiría los que más confirman mi sesgo socialdemócrata. Pero, sin entrar en el partidismo político, que eso es un cáncer social, a nivel ideológico y en el contexto de este libro sí creo que estamos en un momento muy delicado a nivel global en el que debemos defender con convicción el estado del bienestar. No hacerlo nos puede llevar inexorablemente a que el bienestar sea exclusivo de un sector muy pequeño de la población.

Es comprensible que alguien con un sueldo muy bajo que gane 100 y pague 10 de impuestos esté tentado de votar a quien le prometa que pagará solo 5 de impuestos, porque de repente ve un ahorro directo. Pero en el fondo esto es absurdo; debe entender que lo que le conviene en realidad es que los impuestos sean altos, y que quien gane 1.000 pague 200, que quien gane 10.000 pague 4.000, y que todo esto repercuta en unos servicios públicos de calidad, para que después a él no le toque gastar en soluciones privadas a carencias públicas mucho más de esos 5 que se ahorró. Dicho de otra manera: si no hay servicio público de recogida de basuras o de seguridad —pagado con impuestos, en mayor proporción por quienes ganan más— cada uno tendrá que gestionar su basura y su seguridad o contratar a una empresa que lo haga. Al rico le saldrá a cuenta y al pobre no. Un liberal como Milei diría que es lo más justo, pero tú verás lo que te conviene.

Lo que no conviene en ningún caso es declararse a favor o en contra de esto en función del odio que sintamos por el partido político que lo diga. Deberíamos ser más listos que eso. España cuenta con un estado del bienestar sólido, que ha venido siendo mantenido por los sucesivos gobiernos, y que nos ofrece una calidad de educación, sanidad, seguridad, prestaciones y vida espectacular. Me entran ganas de decir que «no nos podemos quejar», aunque no me guste la frase. En cualquier caso, debemos ser conscientes de que el estado del bienestar no es algo que haya existido siempre; aunque a finales del siglo XIX se crearon algunos sistemas de seguros sociales contributivos en países como Alemania (Otto von Bismarck), la expansión y consolidación del estado del bienestar en Occidente se produjo después de la Segunda Guerra Mundial. La historia da muchos tumbos. El estado del bienestar está consolidado, pero no garantizado. Creo que hay muchos motivos para defenderlo, pero, centrándonos en este libro, uno de peso es el envejecimiento demográfico.

Es innegable que el envejecimiento poblacional representa una amenaza a la sostenibilidad del estado del bienestar, en el sentido de que, al dispararse el gasto en pensiones, se reduce el gasto en otras partidas. La solución no es debilitarlo, sino apostar todavía más fuerte. Los ajustes en pensiones y en edad de jubilación serán inevitables, mentalicémonos, pero no pueden ser drásticos. Fomentar el bienestar de los mayores hace que tarden más en necesitar cuidados y atención sanitaria costosa. Además, los séniors también son consumidores, y cuanto más sanos y activos estén, más pueden dinamizar la economía, consumiendo pero también trabajando —y cotizando— por más tiempo o participando en voluntariados. Como dije en el apartado anterior, se prevén fricciones, pero debemos defender el pacto intergeneracional por el que los impuestos de los jóvenes contribuyen a las pensiones de los mayores, cuando los jóvenes actuales sean mayores recibirán el apoyo de los que entonces serán jóvenes, y así sucesivamente. Aunque ahora pueda parecer desajustado, si se rompe este equilibrio será muy difícil de reparar y significará una crisis muy profunda en el modelo del estado del bienestar.

En el ámbito de los valores ético-políticos, el principio de solidaridad y de control de la desigualdad hace que nos sintamos todos más cercanos y unidos en una sociedad más cívica. Una sociedad que cuida a los mayores es más humana y se encuentra más cohesionada que una en la que cada uno va por libre. Como homínidos que somos, por desgracia nos resulta más fácil unirnos por símbolos (una bandera) que por ideas, pero algunos logros sociales, como el pacto intergeneracional o el cuidado de los más vulnerables, nos deberían hacer sentir orgullosos y unidos en la construcción de un mundo que maximiza el bienestar de cuantas más personas mejor.

LA BRECHA DEL ANTIENVEJECIMIENTO BIOTECNOLÓGICO

Cuando visité una clínica privada especializada en antienvejecimiento, de repente, al entrar en una sala, vi a un chico de unos cuarenta y cinco años sentado en un sillón con un catéter en el brazo y un líquido amarillento entrando directamente a sus venas, procedente de una bolsa que colgaba de una percha metálica convencional de hospital. Los responsables de la clínica me dijeron que es un cóctel de vitaminas y otras sustancias para aumentar la energía física y mental, pues el paciente (mejor dicho, cliente) era una persona con buena salud pero tenía un trabajo muy exigente, y las próximas semanas serían durísimas para él, en las que debía estar al máximo de sus capacidades.

Al principio me sorprendió mucho, porque nunca había visto algo así, pero luego lo interpreté como algo no tan diferente a otros tratamientos o intervenciones para mejorar el bienestar que se pueden permitir algunas personas con tiempo y el dinero para pagarlos. Mi escepticismo sistémico me hizo dudar de que tuviera tantos beneficios como los responsables de la clínica prometen, y a mí me daría cierto miedo sufrir algún efecto secundario, pero, como me habían recomendado esa clínica como una de las más serias de España en el creciente negocio del *antiaging*, asumí que, si alguien lo sigue a rajatabla, efectivamente tendrá beneficios. Moderados, quizá, pero beneficios.

Otra historia son las terapias antienvejecimiento mucho más sofisticadas a las que probablemente ya están accediendo ricachones en Estados Unidos, que pueden incluir células madre, parabiosis, filtrado de plasma, senolíticos, terapias con péptidos, optimización hormonal, oxigenación sanguínea, estimulación magnética o eléctrica transcraneal, etc. (algunas también se ofrecen en clínicas españolas). Y quizá pronto llegarán también las terapias génicas y las reprogramaciones celulares. Todo ello puede servir de poco, de mucho o hasta ser perjudicial, pero evitando pasarme de incrédulo, seguro que ya están contribuyendo a que en ocasiones veamos a actores, cantantes, empresarios o millonarios con un aspecto y un estado de salud verdaderamente increíble para su edad. Como este antienvejecimiento biotecnológico es relativamente nuevo, en los próximos años comprobaremos si las intervenciones funcionan o no, si el aspecto juvenil de todas estas personas es más bien estético o si, en cambio, empezamos a verlas superando los noventa o los cien años con una salud y una funcionalidad envidiables.

Está claro que el poder adquisitivo es una fuente de diferencias sociales en cuanto al acceso a educación, medicina, seguridad, bienestar, oportunidades, etc., pero ahora lo está empezando a ser también en cuanto a longevidad y esperanza de vida. Esto siempre ha ocurrido de un modo u otro, lo sé, por factores «indirectos» como la mejor calidad de vida y el acceso a medicina que comentaba, pero estas terapias pueden aumentar de manera radical la brecha en la longevidad de ricos y pobres.

Cuando uno habla con investigadores serios que estudian terapias biotecnológicas para revertir el envejecimiento, siempre comentan que su objetivo real es retrasar la enfermedad y que la aplicación sea lo más universal posible. Pero no podemos ser ingenuos y confiar en que estas terapias personalizadas y de precisión, costosísimas, pensadas no para luchar contra una enfermedad concreta sino para ganar dinero ralentizando el ritmo de deterioro de nuestras células y órganos, estén de inmediato accesibles para todo el mundo. Quizá en muchas décadas se democraticen, pero, en el escenario futuro que contemplo, las terapias antienvejecimiento más potentes llegarán a demostrar eficacia y seguridad en los próximos años, y durante bastante tiempo estarán disponibles solo para unos pocos privilegiados que puedan pagarlo. Creo que es un escenario perfectamente posible, y si sumamos lo que hay ahora con lo que vendrá, no estaremos hablando de cuatro o cinco años de ganancia para quienes tendrán acceso a estas intervenciones biotecnológicas, sino de quince, veinte o incluso más.

Los defensores de estos movimientos casi transhumanistas argumentan que todos estos progresos que pagan los ricos tarde o temprano se democratizan y llegan a la población general. Quizá tienen parte de razón, pero, hasta que eso llegue, creo que tendremos ante nosotros una nueva sociedad con gente mejorada biotecnológicamente y *Homo sapiens* convencionales. Es un asunto complejo, lleno de matices, y creo que necesitaremos un debate serio para afrontarlo. Yo me limito a plantearlo.

Tecnología e IA a tu servicio y no al revés

Si hablamos de futuro, no puedo obviar los impactos de la inteligencia artificial y las innovaciones tecnológicas que implica en la vida de los sénior. Ya hay desarrollos sencillos pero de gran impacto, como la teleasistencia y la telemedicina, que permiten un acompañamiento médico y social más constante y sencillo, o sensores en relojes inteligentes, pulseras de actividad o dispositivos en casa que monitorizan constantes vitales, estados de salud, posibles emergencias, caídas o simplemente situaciones sospechosas. Todo esto, como concluye el *review* «Aging With Artificial Intelligence: How Technology Enhances Older Adults' Health and Independence», publicado en junio de 2025 por investigadores de la Johns Hopkins, aumenta muchísimo el tiempo que las personas mayores pueden vivir de manera independiente en su hogar, mejorando su calidad de vida y reduciendo los costes sanitarios y la carga de los cuidadores. De hecho, los autores llegan a afirmar que «las soluciones de inteligencia artificial en dispositivos portátiles, no portátiles e inalámbricos serán indispensables en las estrategias globales para un envejecimiento saludable».

A decir verdad, el ámbito de la domótica es todavía bastante rudimentario, y los robots asistenciales que nos prometían las películas de ciencia ficción no están entre nosotros, en gran medida porque sus movimientos son todavía muy aparatosos e imprecisos. Sin embargo, cuando integren sensores visuales, acústicos y táctiles y utilicen la IA tanto para moverse de manera más fina como para mostrar capacidades cognitivas, se convertirán en verdaderos vigilantes, cuidadores y hasta compañeros de piso con quienes conversar y sentirnos acompañados.

Antes de seguir por esta línea y explorar los indudables beneficios que la IA y las innovaciones tecnológicas aportarán a nuestra vida cotidiana en el contexto del envejecimiento, me gustaría lanzar algunas reflexiones acumuladas a lo largo de tantos años como divulgador científico. Porque, si bien soy un gran defensor de la tecnología, lo soy todavía más del humanismo. Y si entran en conflicto, tengo tendencia a priorizar lo segundo.

La tecnología no lo cambia todo, por suerte

Cuando escribí *La ciencia del sexo* entrevisté a la antropóloga experta en amor Helen Fisher en su casa en el *upper east side* de Nueva York, y me dijo algo que marcó mi manera de entender el impacto social de la tecnología. Había investigado portales de citas como match.com, y le pregunté si Tinder u otras *apps* de citas estaban transformando las relaciones románticas. Su respuesta fue contundente: «No». En su opinión, transforman la manera en que la gente se conoce, pero solo eso. A partir del encuentro físico, que salten o no chispas, complicidad, deseo o enamoramiento, sigue rigiéndose por los mismos condicionantes biopsicosociales de siempre. La tecnología cambia la manera de hacer ciertas cosas, pero no su esencia.

Algo parecido me había comentado la gran experta en robots sociales del MIT, la socióloga Sherry Turkle. Según ella, los robots sociales (muñecos que expresan emociones y reaccionan con movimientos y sonidos a nuestras acciones) están diseñados para activar nuestros «botones darwinianos», en el sentido de que unos ojos grandes y una sonrisa, aunque sean de una máquina, pueden generar empatía y activar zonas de nuestro sistema límbico que nos generen confianza y bienestar. En sus estudios con niños o gente mayor que usaba estos robots sociales como mascotas o elementos de compañía, la doctora Turkle comprobó que los usuarios tardaban poquísimo en tratarlos con cariño y atribuirles características de seres vivos, pero cuando se les pregunta, tienen clarísimo que están frente a una máquina sin sentimientos, aunque los exprese. Nos podemos dejar engañar porque nos viene bien sentir esa conexión, pero no somos ingenuos. Queremos autenticidad. Yo mismo tuve la oportunidad de conocer en Seúl al robot Paro, una especie de foca blanca programada para reaccionar a tus caricias, seguir tu mirada y hacer sentir acompañados a los pacientes de un hospital o personas en una residencia donde no se pueden tener mascotas. Y bueno; reconozco que por un instante tocó los botones darwinianos de mi sistema límbico, pero después no llegó a convencer a mi corteza cerebral.

Digo esto porque en ocasiones dudo si la tecnología y la IA están transformando el mundo de una manera tan profunda como en ocasiones decimos. Soy de la generación que descubrió internet en la universidad, y cuyos profesores hacían clases con diapositivas de plástico que iban poniendo encima de proyectores. Las formas y las herramientas del aprendizaje han cambiado mucho, pero no sé si la esencia. Podemos pedir comida con una *app*, pero comemos al fin y al cabo, y si queremos celebrar algo nos juntamos con amigos, como siempre. Y podría seguir: las casas siguen teniendo la misma estructura básica, la gran mayoría de los coches queman gasolina, todavía nos gusta escuchar a gente hablar, ya sea en *podcast* o en radio, los niños siguen —por suerte— yendo a jugar a los parques, más sofisticados que los nuestros, pero parques al fin y al cabo, y pagamos un pastón para ver un concierto en directo aun cuando se puede acceder a la música gratis *online*. Incluso mucha gente sigue prefiriendo los libros en papel a los electrónicos.

En cambio, los autores de un libro titulado *Abundancia* plantean qué pasaría si alguien se durmiera en el Nueva York de 1875 y despertara treinta años después. Descubriría la luz eléctrica, los rascacielos, la aspirina, el baloncesto, los coches, las hamburguesas, la coca cola, los grandes almacenes, las cámaras Kodak, las películas, y que los hermanos Wright habían logrado ya el primer vuelo a motor. Ahora estamos inmersos en la revolución digital, pero el mundo físico cambió mucho más en esos treinta años que en los últimos. No sé qué es más significativo.

Tampoco quiero menospreciar el impacto de internet, los móviles o la inteligencia artificial, faltaría más. Es claramente transformador, desde el diagnóstico médico hasta el teletrabajo, y prácticamente en todos los campos que podemos analizar. Pero la tecnología es positiva cuando la utilizamos para mejorarnos la vida, no cuando nos arrastra adonde ella o sus creadores quieren, como es el caso de las redes sociales. No debemos perder de vista nuestra humanidad, y es preciso recordar que hay cosas que la tecnología no puede sustituir. Si llega el día que alguien prefiere como mascota a la foca Paro, argumentando que no gasta en comida ni la tiene que sacar a hacer pis ni se morirá dándole un disgusto, estaremos perdidos y completamente infantilizados.

Con la inteligencia artificial ocurre algo parecido. Los beneficios que se esperan de ella en los ámbitos sanitarios, energéticos, industriales, de gestión de emergencias o de descubrimientos científicos son inconmensurables, y en el aspecto cotidiano yo estoy entusiasmado con ChatGPT. Pero, a modo de ejemplo, en junio de 2025 el *Wall Street Journal* publicó un artículo con el título «La gran amenaza de la IA: jóvenes que no pueden pensar», analizando el fenómeno de la «externalización cognitiva», que nos está afectando a todos, pero quizá de manera más profunda a los jóvenes que no tienen un pasado analógico. Podemos adoptar una perspectiva pragmática y argumentar que la IA sabe más y decide mejor que nosotros, y que por eso es conveniente apoyarnos en ella. Pero, si hacemos esto, corremos el riesgo de volvernos más dependientes de la tecnología y un poco menos humanos. Además, todas las recomendaciones de los expertos van en la dirección opuesta: debemos construir una tecnología más humana y que juegue a nuestro favor, no al revés.

Las tecnologías que mejorarán nuestra vida

Habiéndome quedado a gusto con esta advertencia sobre el uso descontrolado de la tecnología, vuelvo al mensaje del *review* con el que abrí este apartado: con cabeza, incorpora a tu vida toda la IA y la tecnología que puedas, porque su potencial para mejorar tu vida es descomunal.

Como comentaba, el uso de *wearables* e incluso de sensores subcutáneos que recogen constantemente datos de todo tipo y los analizan con herramientas de IA nos dará una información valiosísima para monitorizar nuestra salud, pero también para identificar patrones ocultos como, por ejemplo, que cierta comida nos siente mal, que dormimos mejor los días que hacemos determinada actividad, que la dosis de un fármaco debería ajustarse, etc. Será una especie de medicina personalizada en tiempo real y mucho más detallada. Con los análisis genéticos dispondremos de herramientas predictivas de nuestro riesgo ante ciertas enfermedades, y habrá pruebas precisas de salud cerebral y cognitiva que nos permitirán actuar de manera individualizada para retrasar el deterioro y la discapacidad.[6] El gran elefante en la habitación de este asunto es la privacidad y el riesgo de que terceros puedan acceder a una información tan sensible. Ojalá se solucione pronto, porque cuanto más tardemos en expandir estas tecnologías, más años de vida en calidad estaremos perdiendo.

En el ámbito de la robótica, ya expliqué que tendremos robots más o menos humanoides en casa ofreciéndonos ayuda, vigilancia, cuidado, compañía y hasta una conversación inteligente que será cada vez más similar a la de un amigo a medida que le cuentes —y vaya recordando y procesando— cosas sobre tu familia, pasado, gustos o aspiraciones vitales. En la parte de robótica asistencial, hace unos años visité un laboratorio de investigación que construía robots capaces de hacer tareas domésticas como planchar y doblar la ropa, e incluso había algunos que te ayudaban a ponerte los zapatos y la chaqueta. Para alguien con problemas de movilidad pueden ser muy útiles, pero si os soy sincero, cuando los probé lo hacían fatal y me entró miedo de que me rompieran un brazo. Mejorarán, sin duda, y también los tendremos en casa, junto con exoesqueletos mejorados con IA que ayudarán a caminar, levantarse de la silla o llevar cargas a las personas que lo necesiten.

Muchas personas que ahora tienen más de ochenta años pertenecen a la generación que llegó tarde al mundo digital y no son muy hábiles con los teléfonos móviles o las gestiones *online*. Pero esto cambiará rapidísimo. Quienes ahora tenemos cincuenta, sesenta o incluso setenta hemos desarrollado ya altas capacidades digitales y las aprovecharemos al máximo, buscando información en las diferentes inteligencias artificiales, tutoriales *online* para nuestros programas de ejercicios, y todo lo que necesitemos.

Los dispositivos de realidad virtual siguen prometiendo que llegarán de manera masiva a los usuarios en breve (llevan diciéndolo años); cuando ocurra, se multiplicarán las posibilidades de ocio y de socialización virtual. Aun así, no quiero convertir este texto en un Black Mirror ni extenderme demasiado. Es indudable que hay muchas industrias pensando y diseñando tecnologías específicas para usuarios sénior, algunas con una vocación más sanitaria y asistencial y otras con propósitos más comerciales, y en los próximos años veremos cosas que ahora ni siquiera imaginamos. Pero el mensaje es el mismo: merece muchísimo la pena aprovechar las posibilidades que la tecnología nos ofrece, y debemos tener una actitud positiva hacia ella, pero siempre teniendo muy claro que la tecnología debe cubrir nuestras necesidades, no a la inversa.

EL FIN DEL EDADISMO

En octubre de 1984, durante el segundo debate televisado entre los candidatos a presidente de Estados Unidos (el demócrata Walter Mondale y el republicano Ronald Reagan, que se presentaba a la reelección) se produjo uno de los momentos más memorables en este tipo de debates. El periodista que lo moderaba le hizo notar a Reagan que era ya el presidente de mayor edad en la historia del país, y que incluso gente de su propio partido lo había notado cansado durante el primer debate. Insistió en que su cargo era muy exigente y en que hubo presidentes como Kennedy que, en momentos de crisis, dormían muy pocas horas, y le preguntó directamente: «¿Tiene alguna duda sobre si sería capaz de desempeñarse en circunstancias similares?».

Ronald Reagan tenía setenta y tres años, y el equipo de campaña de Mondale había utilizado su edad como estrategia para intentar debilitar su imagen y poner en duda su capacidad de liderazgo. Reagan sabía que el presentador iba a sacar el tema durante el debate, y preparó bien su respuesta. Mirándole fijamente, con gran seguridad y convicción, pero también un cierto tono irónico creciente, respondió: «De ninguna manera. Y quiero que sepan que no usaré la edad como estrategia de campaña, y no voy a explotar con fines políticos la juventud e inexperiencia de mi oponente». Mondale tenía ya sesenta y seis años y había sido vicepresidente con Jimmy Carter, con lo que, obviamente, era una broma que hizo reír durante varios segundos a todos los asistentes, incluido al presentador y al propio Mondale, quien, años más tarde, reconoció durante una entrevista: «En ese momento supe que había perdido las elecciones».

La magistral respuesta de Reagan le hizo ganar el debate, gracias a su enorme simpatía y a su capacidad de conectar con la gente, y porque fue capaz de mostrar una gran agilidad mental que desmontó de cuajo el argumento edadista que se esgrimía en su contra. Pero la frase también pasó a la historia como una manera de mostrar confianza y poner en valor las capacidades de los mayores. De hecho, tras las risas, Reagan se envalentonó y quiso rematar su jugada maestra con una frase que no fue tan afortunada: «Me gustaría añadir que, si no fuera por los mayores que corrigen los errores de los jóvenes, no existiría el estado (Minnesota)», dijo, mostrando un cierto edadismo hacia los jóvenes que, para fortuna suya, no trascendió.

El término «edadismo» o *ageism* fue creado por el médico y gerontólogo Robert N. Butler en 1969, en un artículo científico en el que lo definió como «un proceso de estereotipar y discriminar a las personas por el hecho de ser viejas, como el racismo o el sexismo». Butler, que fue el primer director del Instituto Nacional del Envejecimiento del NIH, denunció que la sociedad percibía la vejez como una enfermedad o una carga, lo que generaba la exclusión social, profesional y emocional de los mayores.

El concepto fue evolucionando, incluyendo además la discriminación hacia cualquier grupo de edad, y también se identificaron varios subtipos de edadismo, como el explícito, el microedadismo, el paternalista, el inconsciente o el autoinfligido. Aun así, nunca terminó de considerarse un problema importante hasta hace relativamente poco. De hecho, no fue hasta 2022 que la RAE lo incluyó en el diccionario. Socialmente, parece una discriminación más sutil y «tolerable» que otras más evidentes como el machismo o el racismo, pero no debemos desdeñarlo.

La gran socióloga de Princeton Susan Fiske, cuyo trabajo sobre estereotipos, prejuicios y discriminación ya comentamos en el capítulo 1, también investigó el edadismo. Su planteamiento básico es que, en un mundo tan complejo en el que cada día interactuamos con personas recién conocidas, es normal que nos apresuremos a estereotipar a los individuos a partir de la poca información que disponemos de ellos, como el aspecto, la edad aparente, la manera de vestir, de hablar, etc. En este sentido, es «normal» que en los años ochenta el estereotipo de alguien de setenta y tres años fuera el de una persona quizá demasiado mayor para ser candidato a liderar durante cuatro años un país como Estados Unidos. Pero la diferencia entre un estereotipo y un prejuicio es fundamental aquí, porque el estereotipo es una apreciación genérica que puede tener más o menos sentido (los mayores, de media, disponen de menos energía que los jóvenes), pero el prejuicio es la aplicación indiscriminada de los estereotipos a los individuos (sería, por ejemplo, ver a un mayor y considerar inmediatamente que tiene poca energía), y eso nunca es justo.

De nuevo, como orientación básica frente a un desconocido puede estar justificada, pero en el caso de Ronald Reagan el presentador tenía muchos más elementos además de la edad —y por encima incluso de ella— para juzgar si Reagan estaba en plenas capacidades para ser presidente o no. Prejuzgar a alguien atribuyéndole automáticamente las características del grupo del que forma parte es mucho menos tolerable. Como ya he comentado varias veces, las diferencias intragrupales suelen ser mayores que las diferencias intergrupales, y si bien las generalizaciones pueden ser ciertas de manera estadística, nunca son válidas para prejuzgar a una persona, y mucho menos se debería caer a partir de ahí en la discriminación. Aunque es complicado, porque el cambio cultural que estamos viviendo respecto a la manera de percibir la tercera edad es tremendamente rápido.

Tipos de edadismo

Justo el domingo antes de escribir estas líneas hablé con el escritor Juanjo Millás al salir de su sección de *A vivir* en la Cadena Ser, durante los diez minutos antes de que empezara nuestra sección de ciencia. Le comenté la tesis de este libro sobre la nueva manera de envejecer, y de repente me dijo algo parecido a: «Sí, sí…, yo lo noto. A ratos me da apuro sentirme tan bien y hacer tantas cosas. Voy a cumplir ochenta años, y a veces pienso: "¡apártate ya!", como si lo pensaran otros desde fuera, pero también como si me lo dijera yo a mí mismo».

Es una idea interesante, porque muestra dos tipos de edadismo: el externo, por el cual la gente podría pensar que a su edad ya debería retirarse y dar paso a jóvenes, y el autoinfligido, que consistiría en creerse uno mismo que quizá debería ser así. Pero no deberíamos caer ni en lo uno ni en lo otro porque, para lo que hace Juanjo, lo que cuenta no es la edad sino la capacidad. Y lo hace muy bien. De hecho, añadió eso tan típico de que a su padre con menos años se le veía mucho más viejo, y que él nunca se hubiera imaginado estar así a los ochenta, y le dije: «Es que vosotros sois los que estáis viviendo el gran cambio. Los que ahora tenéis entre setenta y ochenta y cinco años sois quienes estáis notando esta enorme diferencia respecto a la generación anterior, y por eso tienes esa sensación de "sorpresa" de estar llevando una vida tan activa. Cuando yo llegue a tu edad, ya no lo veré como algo tan extraño, porque tengo referencias como la tuya».

Os estoy citando edadismos muy sutiles, pero obviamente hay otros más explícitos, como retirar presentadores de televisión cuando cumplen cierta edad —especialmente mujeres, mezclándose con sexismo— o, en el ámbito de la empresa, forzar jubilaciones o tomar decisiones solo en función de la edad de los trabajadores. Esto debería ser inadmisible, porque alguien puede ser un empanado o un currante tanto a los treinta como a los sesenta. Que la edad, el género o la raza se utilicen de manera prejuiciosa para tomar decisiones que perjudican o excluyen a algún colectivo es una discriminación en toda regla.

También existen los microedadismos, como hablar de manera infantilizada a un mayor asumiendo que no capta bien las cosas, o hacer bromitas peyorativas totalmente fuera de lugar. Hay un edadismo paternalista o benevolente que da mucha rabia, porque trata a los mayores —en ocasiones también de manera sexista a las mujeres— con un exceso de amabilidad, como si fueran personas débiles que necesitan nuestra ayuda. Cuando es el caso, gracias, pero si no, déjense de ñoñerías, por favor. Por sectores, el edadismo en la salud es de los más documentados. Hay ensayos clínicos y farmacológicos que no cuentan con séniors, siendo quienes más lo van a utilizar, se ha constatado que la atención clínica y el diagnóstico suelen ser peores que los recibidos en edades más jóvenes, y hay límites de edad para ciertos tratamientos o trasplantes. Insisto: puede sonar lógico que se prioricen tratamientos costosos a personas más jóvenes, pero la edad cronológica no debe ser lo único que cuente, porque cada vez habrá más personas mayores que, por sus características físicas y cognitivas, tendrán una edad prospectiva larga y merecerán ese tratamiento. Aquí también desempeña un papel el edadismo internalizado o autoinfligido, cuando uno mismo asume como normal que le duela algo, que su edad «ya no merece la pena» o que toca apartarse para dejar paso a los más jóvenes. Si uno se encuentra vital y con fuerzas, de ninguna manera debe hacerlo. En esto, Ronald Reagan fue un ejemplo.

El edadismo está más extendido socialmente de lo que pensamos. En los medios y la cultura popular, en el mundo laboral, en el entorno sanitario, en algunas instituciones y servicios públicos, en la vida cotidiana y en nuestras propias creencias. Para muchos es un problema creciente; sin embargo, tengo la impresión de que en las próximas décadas irá disminuyendo poco a poco, y de que probablemente ya empieza a ocurrir.

El fin del edadismo

Lamentablemente, cuando me puse a buscar artículos científicos para comprobar si mi intuición era cierta y el edadismo muestra signos de estar ya disminuyendo, la conclusión mayoritaria es que no. Los estudios lo definen como un fenómeno muy heterogéneo, y aunque describen intervenciones políticas y sociales que ciertamente han demostrado reducirlo en contextos determinados, y está clarísimo que hay más concienciación, las investigaciones lo siguen considerando como un fenómeno estable y todavía no aprecian un descenso significativo. Yo sigo creyendo que se reducirá, y os explico por qué.

Primero, porque en los últimos años cada vez hay más personas, instituciones, empresas y agentes sociales que se lo están tomando muy, pero que muy en serio. La propia Organización Mundial de la Salud publicó en 2021 un informe sobre edadismo que puso el tema sobre la mesa, y por todos lados están emergiendo todo tipo de iniciativas muy bien diseñadas para afrontarlo. Hay políticas de empleo inclusivo dirigidas a mayores, intervenciones educativas a muchos niveles, programas de encuentros intergeneracionales, campañas de concienciación ciudadana, un cambio significativo en el discurso público e infinidad de acciones de ámbito local con impacto profundo. El edadismo se está visibilizando y denunciando cada vez más, y hay más proyectos encaminados a corregirlo.

Pero yo creo que el factor que contribuye más profundamente a su disminución es precisamente el cambio cultural que se está produciendo en la percepción social de los mayores y en su propia apreciación de sí mismos. Por un lado, estamos cada vez más rodeados de cantantes, escritoras, expolíticas y personajes públicos sénior con una actitud y un estado admirables, con quienes ya es imposible ser edadista. Siempre hubo personas excepcionales en este sentido, pero el caso es que ahora ya no son una excepción. Hay infinidad de famosos, pero también personas convencionales de más de sesenta y setenta años que están de maravilla, con gran salud y vitalidad, activos, independientes, seguros de sí mismos, disfrutones, digitales, con elevado nivel cultural y hasta guapetones, que están mostrándonos una nueva manera de hacerse mayor. Tanto su imagen como lo que nos evocan es muy diferente a lo que ocurría en generaciones anteriores, y además nos estamos acostumbrando a verlos, porque los medios y la publicidad no los esconden como antes. Realmente, creo que los *sexigenarios* están transformando el estereotipo de persona mayor que todos teníamos en mente, y esto nos conduce directamente a una visión y un trato externo mucho menos negativo y edadista, que, según creo, seguirán mejorando con el tiempo.

Entre otras cosas, como digo, esto se debe al cambio de percepción que los séniors están teniendo también sobre sí mismos. Hay una creciente masa de gente con sesenta, setenta u ochenta años en *shock* por verse y sentirse tan bien, y que bajo ningún concepto se consideran viejos o socialmente desvinculados, sino todo lo contrario. Se sienten empoderados y con ganas de exprimir al máximo esta etapa de la vida tan plácida, interesante y llena de oportunidades que la mayoría no esperaba. El edadismo autoinfligido se está reduciendo, y eso también acelera el cambio social. De verdad considero que esto seguirá progresando, y que nos dirigimos hacia el fin del edadismo, al menos en esta tercera edad que se abre como una etapa potencialmente maravillosa, previa a la fragilidad y la dependencia. Ser edadista empieza a tener algo de absurdo, ya que todos pasaremos por ahí, pero sobre todo porque el gran cambio cultural ya se ha producido.

Los mayores de hoy se han encontrado de golpe esta situación sin que nadie les avisara, y el cambio no ha pillado preparado a todo el mundo. Sin embargo, quienes ahora tenemos cincuenta los observamos con admiración y hasta con ilusión, pensando que nosotros podremos estar igual o incluso mejor cuando lleguemos a tener su edad. Sé que puede haber un poco de ingenuidad en mis palabras, pero estoy convencido de que tenemos razones para mirar hacia el futuro con optimismo y sentirnos motivados para prepararnos a los diferentes niveles analizados en este libro. Nos queda por delante un colorido abanico de posibilidades gracias a esta nueva longevidad, y debemos hacer el ejercicio de preguntarnos de manera convencida eso que siempre se les dice a quienes tienen mucha vida por delante: «¿Qué quieres ser de mayor?».

Epílogo

El futuro no está escrito

La primera vez que reflexioné a fondo sobre qué quería ser de mayor fue un verano a mis quince años, en una granja de gallinas. Debió ser a finales de junio. Yo era un chaval de pueblo muy normal, que cursaba BUP y no llevaba ninguna asignatura para septiembre, y que tenía todo julio y agosto por delante. Una tarde, conversando con un amigo, me dijo que se había enterado de que buscaban gente para trabajar cargando camiones de gallinas, y me preguntó si me interesaba. Pagaban 700 pesetas la hora, lo cual a finales de los ochenta no estaba nada mal. El trabajo serían unas seis o siete horas seguidas, se empezaba temprano por la mañana, podía hacerse a diario si se quería, y era muy simple: se trataba de formar parte de una especie de cadena humana en la que una primera persona ya experimentada cogía las gallinas de las jaulas de la granja, sujetaba tres en cada mano agarrándolas por las patas boca abajo, y las pasaba a alguien que las cogía de la misma manera, caminaba con ellas unos diez o quince metros hasta dárselas a la siguiente persona de la cadena, y regresaba a por seis gallinas más. Dicha cadena la formaban un total de seis o siete personas, yo estaría por el medio, y al final había un último chico que las iba colocando en las jaulas del camión.

Hombre, divertido no era, pero siete horas a 700 pesetas eran casi 5.000 pelas. Yo no tenía ninguna necesidad económica, pero mi moto era poco glamurosa (una Mobylette de 49cc), y si trabajaba dos meses en esto podría ganar lo suficiente para comprarme una Rieju o alguna otra mucho más *cool*. Así que fui con mi amigo y pasé unas tres horas seguidas caminando con gallinas en las manos, con diez minutos de pausa para comer algo y que el camión cambiara de lado, y tres horas más hasta terminar el trabajo. Después de eso nos dieron un sobrecito con el dinero, y yo salí contento y no especialmente cansado, pensando que todavía tenía toda la tarde por delante.

Pero al poco rato, cuando me tocó decidir si volvería al día siguiente, me entraron las dudas: ¿merece la pena? Allí había gente para la que ese era su trabajo «de verdad». Recuerdo perfectamente al chaval que cargaba el camión y dirigía el cotarro, de pelo largo y unos veintipocos años, a quien el jefe le dio un sobre, diciéndole: «¿Cómo están tus hermanos? Puse un extra; dáselo a tu madre, ¿vale?». Me monté mi película interpretando que ese chico era de origen muy humilde y asumía el papel de cabeza de familia, posiblemente a causa de un padre ausente, y era quien llevaba el sueldo a su hogar. Yo también era de familia humilde, pero no tanto. Vivíamos sin lujos, pero en realidad a mí no me faltaba de nada, ni a mis padres tampoco. De repente, trabajar para comprarme una moto más bonita que la que tenía me pareció una frivolidad. Sé que esto es una valoración muy subjetiva, pero creo que ese momento condicionó en mí un rechazo a trabajar para ganar dinero con el que comprar cosas superficiales e innecesarias. Podía ahorrar para hacer un viaje si me hacía mucha ilusión, para salir con amigos, o evidentemente para comprarme unas zapatillas de fútbol nuevas cuando se rompieran las viejas. Pero teniendo ya mi Mobylette, que además era de las molonas de sillín largo, pasarme todo el verano cargando gallinas para hacerme el chulo con una moto de cross carecía de todo sentido. Decidí no volver a la granja, pintar mi Moby de gris, pasearme orgulloso con ella, y aprovechar el verano consciente de lo afortunado que era por no tener que cargar gallinas.

Pero también hice una segunda consideración, quizá más profunda. Resulta que no lograba olvidar la imagen de ese chico de pelo largo encaramado al camión, a quien el jefe le dio el sobrecito, y que seguramente hacía ese trabajo cada día de la semana. Parecía un muy buen chaval, digno, currante, majete, pero de repente tuve una sensación incómoda: no quería ser como él. Yo vivía en un pueblo, no me iba mal en los estudios, pero ni mucho menos tenía un futuro garantizado. Nadie de mi familia había ido a la universidad, y la mayoría de trabajos que veía a mi alrededor eran poco cualificados. ¿Quién me decía a mí que, si mi adolescencia se descarriaba, dentro de unos años no estaría yo cargando gallinas o haciendo cualquier trabajo manual, noble sin duda, pero que me resultaba menos estimulante y más sacrificado a nivel físico de lo que había imaginado? De repente entendí, por mucho que ya me lo hubieran advertido padres y profesores, que el futuro no está escrito, que depende de las decisiones que tomemos a muchos niveles diferentes, y que mi camino debía ser estudiar y tomarme en serio mi formación. De manera inocente todavía, pues era un crío, me estaba planteando qué quería ser de mayor más allá de perseguir una profesión u otra o ganar más o menos dinero. Estaba analizando más bien en quién quería convertirme y qué estatus social o tipo de vida aspiraba a tener.

Desde entonces, como todos, he tenido otros momentos para pensar detenidamente quién quería ser de mayor. Recuerdo por ejemplo la gran decisión de dejar el doctorado para dedicarme a la divulgación científica, o las dudas rozando los cuarenta sobre si tener hijos o no, pero en realidad no sé si hubo tantísimos más. Me explico. Si soy sincero, creo que fui por la vida reaccionando a las oportunidades y circunstancias que el destino me ponía delante, y tomando decisiones pensando más en el corto y medio plazo que en el largo. Ahora es diferente. No sé qué implicaciones habrá tenido en ti leer este libro, ojalá muchas y positivas, pero lo que sí puedo decirte es que para mí ha significado un aprendizaje excepcional. Porque escribir un libro, al menos si se hace a conciencia, te transforma. Empiezas con una idea simple en mente, pero luego son muchísimas horas de documentación, reflexión, descubrimiento, encuentros con personas de todo tipo, conversaciones frecuentes sobre el tema con amigos y conocidos, autoconocimiento, y no paras de acumular ideas, datos y conceptos que poco a poco, de manera sutil pero constante, van calando, te vas impregnando de ellas, hasta que un día te das cuenta de que estás en un punto muy distinto de aquel en el que empezaste, y que te has convertido en el personaje aspiracional que estás describiendo. Me pasó con *La ciencia del sexo*, que lo empecé porque me parecía un tema supercurioso, y sin preverlo terminó significando una transformación vital en mi manera de concebir las relaciones, la sexualidad, el deseo y el apego. Y lo mismo con mi primer libro, *El ladrón de cerebros*, cuya motivación inicial era simplemente la satisfacción de recopilar las historias y reflexiones científicas que llevaba acumulando desde hacía años, y al final definió mi personalidad y estilo como divulgador. Porque se interioriza de verdad.

Os cuento una anécdota de un día a las pocas semanas de empezar a escribir este libro, cuando ya tenía la tesis clara y me sentía convencido de que, entre otras cosas, de mayor quería estar lo más sano posible. Resulta que estaba con mi hija Eva luchando para que se comiera su fruta, casi adoctrinándola sobre lo importante que era comer bien para estar sana y fuerte de mayor, y de repente me di cuenta de que yo, por esa típica mezcla de prisas y excusas, me había comido un sandwich y llevaba días saltándome la rutina de ejercicios que me había marcado. ¿Os ha pasado algo parecido? De hecho es habitual ver a padres muy preocupados por restringir el uso de pantallas en sus hijos, pero que a su vez están enganchadísimos al teléfono y revisan cualquier cosa a la mínima oportunidad. ¿Qué está ocurriendo? Pues que información tenemos de sobra, pero hábitos no, y que somos mucho mejores dando consejos a los demás que aplicándolos en nosotros mismos. Nos preocupamos muchísimo de que nuestros hijos hagan ejercicio, estudien, se rodeen de buenas compañías y se pregunten qué quieren ser de mayores, convencidos de que esto definirá sus próximos veinte, treinta o cuarenta años, pero nosotros mismos, teniendo tanto o más tiempo por delante, vamos siguiendo inercias y solventando marrones pasajeros de manera errática. Bueno, quizá estoy sesgado por mi propia experiencia, porque yo al menos sí era así. Ahora, en cambio, el proceso de documentarme y escribir este libro significó un crecimiento personal que sinceramente no esperaba. No explicaré los detalles del plan de vida que he creado, pero sí diré que soy mucho más consciente de aspectos que antes estaban sepultados por el día a día; he mejorado hábitos a muchos niveles diferentes, he identificado varios escenarios en los que creo que sería feliz, y eso me ofrece un muy valioso optimismo no ingenuo y sentido de dirección hacia las etapas vitales que se avecinan. Confieso que cuando al principio de documentarme vi esos artículos científicos mostrando una curva de felicidad en forma de U, indicando que a partir de los cincuenta y cinco años el bienestar aumenta, yo también me los tomaba de manera un poco escéptica, pero ahora, como recién cincuentón, lejos de pensar que todo empezará poco a poco a decaer, de repente tengo la sensación de que, si sigo las enseñanzas aprendidas, pueden venir unas fases vitales espléndidas con unos índices de satisfacción y realización personal todavía más elevados. No sabes lo que me gustaría que a ti te haya ocurrido algo similar tras haber leído este libro, que te haya gustado, entretenido y estimulado, pero también servido para aprender y para ofrecerte una buena dosis de positividad, herramientas y motivación con la que pasar a la acción y mejorar tu vida desde ahora mismo. Como pensé en la granja de gallinas, el futuro sigue sin estar escrito, y ciertamente el azar es caprichoso, pero nuestras decisiones pueden hacer que ciertos escenarios futuros sean mucho más probables que otros.

Con esta nueva longevidad que ya estamos viviendo y que seguirá evolucionando a ritmo vertiginoso, nos vienen años muy pero que muy interesantes. Las etapas y ritmos vitales se están reconfigurando, la vejez diluyendo, los mayores de hoy ya son muy diferentes a los de una generación anterior, los del futuro lo seremos más todavía, y aunque nos cueste asumirlo debido a herencias culturales, estadísticamente tenemos una edad prospectiva bastante más larga y con mayor calidad de la que imaginamos. Debemos mirar más hacia el futuro que hacia el pasado, armarnos de confianza e ilusión y, juntando optimismo con conocimiento y proactividad, prepararnos para intentar lograr ser lo más sanos, felices y comprometidos posible. Y si no lo conseguimos, no pasa nada, simplemente el hecho de intentarlo ya nos hará vivir mejor. Por el futuro, pero también por el presente, te lo pregunto de nuevo, y quizá no por última vez: ¿qué quieres ser de mayor?

Notas

INTRODUCCIÓN

1. Rippon, I. y Steptoe, A. (2015). «Feeling Old *vs* Being Old: Associations Between Self-Perceived Age and Mortality», *JAMA Intern Med.*, vol. 175, n.° 2, pp. 307-309.

2. Fries, J. F., Bruce, B. y Chakravarty, E. (2011). «Compression of Morbidity 1980-2011: A Focused Review of Paradigms and Progress», *J Aging Res.*, 261702.

3. Olshansky, S. J. y Carnes, B. A. (2019). «Inconvenient Truths About Human Longevity», *The Journals of Gerontology: Series A*, vol. 74, n.° 1, pp. S7-S12.

1. EL ESPÍRITU NO SE ARRUGA

1. Wettstein, M. *et al.* (2024). «Postponing Old Age: Evidence for Historical Change Toward a Later Perceived Onset of Old Age», *Psychology and Aging*, vol. 39, n.° 5, pp. 526-541.

2. «Benchmarking progress in non-communicable diseases: a global analysis of cause-specific mortality from 2001 to 2019», *The Lancet*, septiembre de 2025, vol. 406, n.° 10509, pp. 1255-1282.

3. Blanchflower, D. G. y Oswald, A. J. (2008). «Is well-being U-shaped over the life cycle?», *Soc Sci Med*, vol. 66, n.° 8, pp. 1733-1749.

4. Chen, Y. *et. al.* (2022). «National Data on Age Gradients in Well-being Among US Adults», *JAMA Psychiatry*, vol. 79, n.° 10, pp. 1046-1047.

5. Carstensen, L. L. (2021). «Socioemotional Selectivity Theory: The Role of Perceived Endings in Human Motivation», *Gerontologist*, vol. 61, n.° 8, pp. 1188-1196.

6. Sanderson, W. C. y Scherbov, S. (2010). «Demography. Remeasuring aging», *Science*, vol. 329, n.° 5997, pp. 1287-1288. Doi: 10.1126/science.1193647.

7. Carstensen, L. L. (2021). «Socioemotional Selectivity Theory: The Role of Perceived Endings in Human Motivation», *Gerontologist*, vol. 61, n.° 8, pp. 1188-1196. Doi: 10.1093/geront/gnab116; Carstensen, L. L., Isaacowitz, D. M. y Charles, S. T. (1999). «Taking time seriously: A theory of socioemotional selectivity», *American Psychologist*, vol. 54, n.° 3, pp. 165-181.

8. Rubin, D. C. y Berntsen, D. (2006). «People over forty feel 20% younger than their age: subjective age across the lifespan», *Psychon Bull Rev*, vol. 13, n.° 5, pp. 776-780.

9. Allen, J. O. et al. (2024). «How old do I look? Aging appearance and experiences of aging among U.S. adults ages 50-80». *Psychol Aging*, vol. 39, n.° 5, pp. 551-564.

10. Heimrich, K. G., Prell, T. y Schönenberg, A. (2022). «What Determines That Older Adults Feel Younger Than They Are? Results From a Nationally Representative Study in Germany», *Front Med*, vol. 9.

11. Blöchl, M., Nestler, S. y Weiss, D. A. (2021). «Limit of the subjective age bias: Feeling younger to a certain degree, but no more, is beneficial for life satisfaction», *Psychol Aging*, vol. 36, n.° 3, pp. 360-372.

12. Wettstein, M. et al. (2021). «Feeling younger as a stress buffer: Subjective age moderates the effect of perceived stress on change in functional health», *Psychol Aging*, vol. 36, n.° 3, pp. 322-337.

13. Dreher, R. et al. (2016). «Quality of Life and Aesthetic Plastic Surgery: A Systematic Review and Meta-analysis», *Plast Reconstr Surg Glob Open*, vol. 4, n.° 9, e862.

14. Stanford Center for Longevity (s.f.). *Life Planning in the Age of*

Longevity: Insights for Boomers, <https://longevity.stanford.edu/life-planning-in-the-age-of-longevity-insights-for-boomers/>.

15. American Psychological Association (2018). *Life Plan for the Life Span*, <https://www.apa.org/pi/aging/lifespan.pdf>.

16. Klein, H. J., Wesson, M. J., Hollenbeck, J. R., Alge, B. J. (1999). «Goal commitment and the goal-setting process: conceptual clarification and empirical synthesis», *J Appl Psychol.*, vol. 84, n.° 6, pp. 885-896.

2. Psicología: el gran cambio de mentalidad

1. Ouwehand, C., De Ridder, D. T. y Bensing, J. M. (2007). «A review of successful aging models: proposing proactive coping as an important additional strategy», *Clin Psychol Rev.*, vol. 8, pp. 873-884.

2. Mansell, P. C. y Turner, M. J. (2023). «The mediating role of proactive coping in the relationships between stress mindset, challenge appraisal tendencies, and psychological wellbeing», *Front Psychol.*, vol. 14; Sohl, S. J. y Moyer, A. (2009). «Refining the Conceptualization of an Important Future-Oriented Self-Regulatory Behavior: Proactive Coping», *Pers Individ Dif.*, vol. 47, n.° 2, pp. 139-144.

3. Karlsen, I. L., Borg, V. y Meng, A. (2022), «Exploring the Use of Selection, Optimization, and Compensation Strategies Beyond the Individual Level in a Workplace Context - A Qualitative Case Study», *Front Psychol.*, vol. 13.

4. Freund, A. M., Ritter, J. O. (2009). «Midlife crisis: a debate», *Gerontology*, vol. 55, n.° 5, pp. 582-591.

5. Okuzono, S. S. *et al.* (2022). «Ikigai and subsequent health and wellbeing among Japanese older adults: Longitudinal outcome-wide analysis», *Lancet Reg Health West Pac.*, vol. 21.

6. Tanno, K. *et al.* (2009). «Associations of ikigai as a positive psychological factor with all-cause mortality and cause-specific mortality among middle-aged and elderly Japanese people: findings from the Japan Collaborative Cohort Study», *J Psychosom Res.*, vol. 67, n.° 1, pp. 67-75.

7. Freund, A. M. *et al.* (2021). «Motivation and Healthy Aging: A Heuristic Model», *J Gerontol B Psychol Sci Soc Sci.*, vol. 76, n.º 2, pp. S97-S104.

8. Freund, A. M. (2020). «The bucket list effect: Why leisure goals are often deferred until retirement», *Am Psychol.*, vol. 75, n.º 4, pp. 499-510.

9. Bejan, A. (2019). «Why the Days Seem Shorter as We Get Older», *European Review*, vol. 27, n.º 2, pp. 187-194; Bruss, F. y Rüschendorf, L. (2009). «On the Perception of Time», *Gerontology*, vol. 56, pp. 361-370; Winkler, I. *et al.* (2017). «Has it really Been that Long? Why Time Seems to Speed up with Age», *Timing & Time Perception*, vol. 5, n.º 2, pp. 168-189.

10. Damian, R. I. *et al.* (2019). «Sixteen going on sixty-six: A longitudinal study of personality stability and change across 50 years», *J Pers Soc Psychol.*, vol. 117, n.º 3, pp. 674-695.

11. Costa, P. T. Jr., McCrae, R. R. y Löckenhoff, C. E. (2019). «Personality Across the Life Span», *Annu Rev Psychol.* 2019, vol. 70, pp. 423-448.

12. Beadle, J. N. y De la Vega, C. E. (2019). «Impact of Aging on Empathy: Review of Psychological and Neural Mechanisms», *Front Psychiatry*, vol. 10, p. 331.

13. Orth, U., Krauss, S. y Back, M. D. (2024). «Development of narcissism across the life span: A meta-analytic review of longitudinal studies», *Psychol Bull.*, vol. 150, n.º 6, pp. 643-665.

14. Luo, J. *et al.* (2024). «The effects of socioeconomic status on personality development in adulthood and aging», *J Pers.*, vol. 92, n.º 1, pp. 243-260; De Young C. G., *et al.* (2022). «Personality Neuroscience: An Emerging Field with Bright Prospects», *Personal Sci.*, vol. 3, e7269.

3. SALUD: LOS PILARES DE LA LONGEVIDAD

1. Argentieri, M. A. *et al.* (2025). «Integrating the environmental and genetic architectures of aging and mortality», *Nat Med.*, vol. 31, pp. 1016-1025.

2. Shen, X. *et al.* (2024). «Nonlinear dynamics of multi-omics profiles during human aging», *Nat Aging*, vol. 4, pp. 1619-1634.

3. López-Otín, C. *et al.* (2023). «Hallmarks of aging: An expanding universe», *Cell.*, vol. 186, n.º 2, pp. 243-278.

4. Chow, L. S. *et al.* (2022). «Exerkines in health, resilience and disease», *Nat Rev Endocrinol*, vol. 18, pp. 273-289.

5. Martínez-Velilla, N. *et al.* (2019). «Effect of Exercise Intervention on Functional Decline in Very Elderly Patients During Acute Hospitalization: A Randomized Clinical Trial», *JAMA Intern Med.*, vol. 179, n.º 1, pp. 28-36.

6. Wang, T., Laher, I. y Li, S. (2024). «Exercise snacks and physical fitness in sedentary populations», *Sports Med Health Sci*, vol. 7, n.º 1, pp. 1-7; Islam, H., Gibala, M. J. y Little, J. P. (2022). «Exercise Snacks: A Novel Strategy to Improve Cardiometabolic Health», *Exerc Sport Sci Rev.*, vol. 50, n.º 1, pp. 31-37.

7. Mander, B. A., Winer, J. R. y Walker, M. P. (2017). «Sleep and human aging», *Neuron*, vol. 94, n.º 1, pp. 19-36.

8. Carroll, J. E. e Irwin, M. R. (2019). «Sleep and biological aging: a review», *Curr Opin Psychol*, vol. 18, n.º 1.

9. Livingston, G. *et al.* (2020). «Dementia prevention, intervention, and care: 2020 report of the *Lancet* Commission», *The Lancet*, vol. 396, n.º 10248, pp. 413-446.

10. Livingston, G. *et al.* (2024). «Dementia prevention, intervention, and care: 2024 report of the *Lancet* Commission», *The Lancet*, vol. 404, n.º 10452, pp. 572-628.

11. Jessen, F. *et al.* (2020). «The characterisation of subjective cognitive decline», *Lancet Neurol.*, vol. 19, n.º 3, pp. 271-278.

12. Finger Study, <https://fbhi.se/the-finger-study/>.

13. Kim, D. H. y Rockwood, K. (2024). «Frailty in Older Adults», *N Engl J Med.*, vol. 391, n.º 6, pp. 538-548.

14. Álvarez-Bustos, A. *et al.* (2022). «Role of sarcopenia in the frailty transitions in older adults: a population-based cohort study», *J Cachexia Sarcopenia Muscle*, vol. 13, n.º 5, pp. 2352-2360.

15. Novelle, M. G. (2016). «Metformin: A Hopeful Promise in Aging Research», *Cold Spring Harb Perspect Med.*, vol. 6, n.º 3, a025932.

16. Blagosklonny, M. V. (2019). «Rapamycin for longevity: opinion article», *Aging*, vol. 11, n.° 19, pp. 8048-8067.

17. Dhokia, V. *et al.* (2024). «A second generation of senotherapies: the development of targeted senolytics, senoblockers and seno-reversers for healthy ageing», *Biochem Soc Trans.*, vol. 52, n.° 4, pp. 1661-1671.

4. Entorno: crear un mundo a tu medida

1. Granovetter, M. S. (1973). «The Strength of Weak Ties», *American Journal of Sociology*, vol. 78, n.° 6, pp. 1360-1380.

2. Pezirkianidis, C. *et al.* (2023). «Adult friendship and wellbeing: A systematic review with practical implications», *Front Psychol.*, vol. 14.

3. Holt-Lunstad, J., Smith, T. B. y Layton, J. B. (2010). «Social relationships and mortality risk: a meta-analytic review», *PLoS Med.*, vol. 7. n.° 7.

4. Brent, L. J. et al. (2014). «The neuroethology of friendship», *Ann NY Acad Sci.*, vol. 1316, n.° 1, pp. 1-17; Seyfarth, R. M. y Cheney, D. L. (2012). «The evolutionary origins of friendship», *Annu Rev Psychol.*, vol. 63, pp. 153-177.

5. Kochendorfer, L. B. y Kerns, K. A. (2020). «A Meta-Analysis of Friendship Qualities and Romantic Relationship Outcomes in Adolescence», *J Res Adolesc.*, vol. 30, n.° 1, pp. 4-25.

6. Chan, D. y Cheng, G. (2004). «A Comparison of Offline and Online Friendship Qualities at Different Stages of Relationship Development», *Journal of Social and Personal Relationships*, vol. 21, n.° 3, pp. 305-320.

7. Vallor, S. (2012). «Flourishing on facebook: virtue friendship & new social media», *Ethics and Information Technology*, vol. 14, pp. 185-199.

8. Davidson, O. B. *et al.* (2010). «Sabbatical leave: who gains and how much?», *J Appl Psychol.*, vol. 95, n.° 5, pp. 953-964.

9. Asenjo, M. A., *et al.* (1998). «Impact of sabbatical leave on hospital and university promotions», *Med Clin (Barc).*, vol. 111, n.° 10, pp. 378-379.

10. Linnell, D. S. y Wolfred, T. (2009). *Creative Disruption: Sabbaticals for Capacity Building and Leadership Development in the Nonprofit Sector*, CompassPoint-Third Sector New England.

11. Mosconi, G. *et al.* (2023). «Transition to retirement impact on risk of depression and suicidality: results from a longitudinal analysis of the Survey of Health, Ageing and Retirement in Europe (SHARE)», *Epidemiology and Psychiatric Sciences*, vol. 32, e34.

12. Zhai, L. *et al.* (2022). «Involuntary Retirement and Depression Among Adults: A Systematic Review and Meta-Analysis of Longitudinal Studies», *Front Psychiatry*, vol. 13, 747334.

13. Ugwu, L. E., Ajele, W. K. e Idemudia, E. S. (2024). «Paradox of life after work: A systematic review and meta-analysis on retirement anxiety and life satisfaction», *PLOS Glob Public Health*, vol. 4, n.º 4, e0003074.

14. Nazar, G. *et al.* (2025). «How does retirement really affect physical health? A systematic review of longitudinal studies», *Ageing and Society*, vol. 45, n.º 9, pp. 1925-1942.

15. Carrere, J. *et al.* (2020). «The effects of cohousing model on people's health and wellbeing: a scoping review», *Public Health Rev*, vol. 41, p. 22.

16. Velaithan, V. *et al.* (2024). «The Association of Self-Perception of Aging and Quality of Life in Older Adults: A Systematic Review», *Gerontologist*, vol. 64, n.º 4, gnad041.

17. Wu, Y. L. y Chao, S. R. (2023). «The Effects of a Beauty Program on Self-Perception of Aging and Depression among Community-Dwelling Older Adults in an Agricultural Area in Taiwan», *Healthcare* (Basel), vol. 11, n.º 10, p. 1377.

18. Requena, F., Ayuso, L. *et al.* (2018). «La gestión de la intimidad en la sociedad de la información y el conocimiento. Parejas y rupturas en la España actual», GESTIM-BBVA.

19. Lemaître, J. F. *et al.* (2020). «Sex differences in adult lifespan and aging rates of mortality across wild mammals», *Proc Natl Acad Sci USA*, vol. 117, n.º 15, pp. 8546-8553.

20. Dattani, S. y Rodés-Guirao, L. (2023). «Why do women live longer than men?», <https://ourworldindata.org/why-do-women-live-longer-than-men>.

21. Austad, S. N. y Fischer, K. E. (2016). «Sex Differences in Lifespan», *Cell Metab.*, vol. 23, n.º 6, pp. 1022-1033.

22. Zarulli, V. *et al.* (2018). «Women live longer than men even during severe famines and epidemics», *Proc Natl Acad Sci USA*, vol. 115, n.º 4, e832-e840.

23. Huang, Y. *et al.* (2023). «Getting Over Past Mistakes: Prospective and Retrospective Regret in Older Adults», *J Gerontol B Psychol Sci Soc Sci.*, vol. 78, n.º 3, pp. 469-478.

24. Rutledge, J. A., Williams, J. D. y Barlow, M. A. (2024). «The relationship between life regrets and well-being: a systematic review», *Front Psychol.*, vol. 15.

25. Newall, N. E. *et al.* (2009). «Regret in later life: exploring relationships between regret frequency, secondary interpretive control beliefs, and health in older individuals», *Int J Aging Hum Dev.*, vol. 68, n.º 4, pp. 261-288.

26. Holland, J. M. *et al.* (2014). «Bereavement-related regret trajectories among widowed older adults», *The Journals of Gerontology*, vol. 69B, n.º 1, pp. 40-47.

27. Shin, E. *et al.* (2023). «Effects of reminiscence therapy on quality of life and life satisfaction of the elderly in the community: a systematic review», *BMC Geriatr.*, vol. 23, n.º 1, p. 420.

28. Christopoulos, K. (2023). «Religion and survival among European older adults», *Eur J Ageing.*, vol. 20, n.º 1, p. 42.

29. Dreier, J. P. *et al.* (2018). «Terminal spreading depolarization and electrical silence in death of human cerebral cortex», *Ann Neurol.* vol. 83, n.º 2, pp. 295-310.

30. O'Connor, M. F. *et al.* (2008). «The neural basis of grief», *NeuroImage*, vol. 40, n.º 1, pp. 495-505.

31. Nielsen, M. K. *et al.* (2017). «Prolonged grief disorder: New evidence and clinical guidelines», *The Lancet Psychiatry*, vol. 4, n.º 11, pp. 916-924.

5. FUTURO: HACIA UNA NUEVA SOCIEDAD

1. Bennet, J. *et al.* (2025). «Benchmarking progress in non-communicable diseases: a global analysis of cause-specific mortality from 2001 to 2019», *The Lancet*, vol. 406, n.° 10509, pp. 1255-1282.

2. Straka, J., Šídlo, L. y Kulhánová, I. (2024). «Trends in Healthy Life Years Between 2005 and 2019 in 31 European Countries: The Compression or Expansion of Morbidity?», *Int J Public Health*, vol. 69, n.° 1607574.

3. Beard J. R. *et al.* (2022). «Intrinsic Capacity: Validation of a New WHO Concept for Healthy Aging in a Longitudinal Chinese Study», *J Gerontol A Biol Sci Med Sci.*, vol. 77, n.° 1, pp. 94-100.

4. Souto Barreto, P. *et al.* (2024). «Real-life intrinsic capacity screening data from the ICOPE-Care program», *Nat Aging*, vol. 4, pp. 1279-1289.

5. Scott, A. J. (2021). «The longevity economy», *Lancet Healthy Longev.*, vol. 2, n.° 12, e828-e835.

6. McDaniel, L. *et al.* (2025). «Aging With Artificial Intelligence: How Technology Enhances Older Adults' Health and Independence», *J Gerontol A Biol Sci Med Sci.*, vol. 80, n.° 7, glaf086.

«Para viajar lejos no hay mejor nave que un libro».

EMILY DICKINSON

Gracias por leer este libro.

En **penguinlibros.club** encontrarás las mejores recomendaciones de lectura.

Únete a nuestra comunidad y viaja con nosotros.

penguinlibros.club

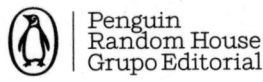